脾肾同调 攻治肾病及疑难杂症

国家级名老中医

高惠然 学术经验录

李林运 卞华 赵青春 ◎ 主编

中国中医药出版社
·北京·

U0308689

图书在版编目（CIP）数据

脾肾同调攻治肾病及疑难杂症：国家级名老中医高熙然学术经验录/
李林运，卞华，赵青春主编．—北京：中国中医药出版社，2022.5
ISBN 978-7-5132-6208-8

Ⅰ．①脾…　Ⅱ．①李…　②卞…　③赵…　Ⅲ．①肾病（中医）—中医
　临床—经验—中国—现代　Ⅳ．①R256.5

中国版本图书馆 CIP 数据核字（2020）第 069275 号

中国中医药出版社出版
北京经济技术开发区科创十三街 31 号院二区 8 号楼
邮政编码　100176
传真　010-64405721
河北省武强县画业有限责任公司印刷
各地新华书店经销

开本 710×1000　1/16　印张 15.5　字数 276 千字
2022 年 5 月第 1 版　2022 年 5 月第 1 次印刷
书号　ISBN 978-7-5132-6208-8

定价　68.00 元
网址　www.cptcm.com

服 务 热 线　010-64405510
购 书 热 线　010-89535836
维 权 打 假　010-64405753

微信服务号　zgzyycbs
微商城网址　https：//kdt.im/LIdUGr
官 方 微 博　http：//e.weibo.com/cptcm
天猫旗舰店网址　https：//zgzyycbs.tmall.com

如有印装质量问题请与本社出版部调换（010-64405510）

编 委 会

序

我与高君之相识，在二十世纪八十年代初。高君赴上海中医学院（今上海中医药大学）附属曙光医院进修，我时任大内科副主任，见到进修名单时，"惠然"两字跃然眼前，有一种惠施之悦。辞"惠然"，出《诗经》；名"惠然"者，必出于书香门第。其后，我查房，他记录；我门诊，他抄方；我指导急救，他做助手。有疑难病例，共同研讨，拟治疗方案；有学术活动，一起参加，习经典。一九八三年后，中华中医药学会中医肾病分会召开年会，他每次都参加，送论文、听演讲、小组发言，协助会务组工作，我俩亦有小聚。其实我对每位进修生、研究生和本科生都一视同仁，然高君之刻苦、认真、好学之学风，为人之厚道，虚心、尊师之德行，实为惠然全矣！

二十世纪九十年代中期，我退休后移居悉尼，遂和高君失去联络二十年。至二零一五年，一位从河南来澳洲就诊的患者谈及高教授。我出于对高君之尊重，上网搜索，非常惊喜。岁月流逝，高君已成高老，在学术上颇有造诣，已经是全国老中医药专家学术经验继承指导老师、河南省名老中医，并成立了高惠然全国名老中医药专家传承工作室，创建中华肾病网，为60余个国家1700余例国外肾病患者义诊，誉满欧美，使我意想不到的是，每次国家级、省级、地区级报刊报道，他必提到"从师张天教授"，忠厚真诚感动了我。我改了数十年不主动与人联系的习惯，联通了高君，真所谓"惠子知我，夫何间然"。

夫中医药治疗肾脏病者，全国人才辈出，有尊《素问》《灵枢》者，有敬《千金方》者，有循东垣《脾胃论》者，有守景岳《杂证谟》者，而用经方治疗肾脏病者，高惠然翘楚者也。惠然生在医圣故里、医学世家，悬壶南阳中医院。其专家工作室，传承张仲景医理，妙用经方治疗肾病，长期开展学术传承示教活动，内容广泛，提升理论，创新学术；改良剂型，制成成药，应用于临床，分析病例，总结疗效，申请专利。对慢性肾功能衰竭，研制出口服、药浴、结肠点滴等多种给药途径之仲景系列方，博施济众，喜称"穷人疗法"。此正合张机《伤寒论·序》"上以疗君亲之疾，下以救贫贱之厄"。

張天

2021 年 8 月

张天，教授，中华中医药学会肾病分会首届主任委员，原上海中医药大学肾病治疗中心主任，上海中医药大学附属岳阳医院院长。

前言

为了更好地发展中医药事业，弘扬张仲景学术思想，继承全国名老中医的宝贵临床经验和学术思想，我们在跟随全国名老中医药专家高惠然教授临证学习中，整理了高教授的学术思想、临床经验及医案医话，编写成本书。

全书分五章及附录。第一章主要简介高惠然教授的学术成就和高教授所跟十余位名师的主要学术思想和独特专长，更好地体现了中医师承的"承上"之意，丰富了高教授的学术渊源。第二章简介高惠然教授的学术思想与验方精选，总结了高教授的学术特色和治疗肾衰的五种独特方法，以及高教授的常用经验方，分别为"肾主水""肾主精""肾主骨""肾开窍于耳，主生长发育和生殖"经验方的适应证。第三、四章为医案精选，是全书的重要章节，涵盖肾系病及疑难杂症，共计111例验案，内容丰富翔实，每个案例都有主诉，现病史，舌脉象及各种检查，中、西医诊断，中医辨证，中医治则，理法方药，更难能可贵的是每个医案后的按语根据病情引经据典，分析病因病机、辨证论治、理法方药，言之有理。第五章为高徒跟师学习心得体会，包括跟师心得和读经典体会等。附录为高惠然教授科研成果和高惠然全国名老中医药专家工作室示教纪要。

高惠然老中医在50余年的从医生涯中积累了丰富的临床经验，限于作者水平，未必能全面反映，加之时间仓促，不足之处在所难免，尚希广大读者批评指正，以便再版时修订。

编委会
2021年10月

目录

第一章

博采众师，为我所用——名医之路

第一节　名医风采

高惠然，河南南阳人，1950年10月1日生于儒医世家。河南省南阳市中医院主任中医师，河南中医药大学硕士研究生导师，河南省南阳张仲景基金会理事长，第四批全国老中医药专家学术经验继承指导老师，全国名老中医药专家传承工作室导师。1969年随外祖父郑一英老中医和中西医结合专家杨庭栋教授习医。1976年，于江西中医学院中医系毕业后多次赴上海中医学院和北京协和医学院深造。历任河南省南阳市中医院肾内科主任、分院院长等职。兼任中华中医药学会肾病分会委员、河南省中医肾病学会常委、中华肾病网肾内科首席专家、香港国际中医药大学肾病课题组教授、香港医药出版社特邀编辑、世界中医药学会联合会康复保健专业委员会常务理事等。师从张天教授（我国著名中医肾病专家、中华中医药学会肾病分会首届主任委员、上海中医药大学肾病治疗中心主任、上海中医药大学附属岳阳医院院长）研究肾病，并深得真传。高教授勤览医书，博采众长，治学严谨，精于临床，尤其对慢性肾衰竭、尿毒症、各型肾炎、糖尿病肾病、肾结石、肾绞痛等肾脏疾病有着精深研究，并创制独特疗法。研制仲景肾复康系列中药，主持完成省、厅、市重点科研项目5项，获得香港紫荆花医学成就奖1项、国家专利2项、省科技进步三等奖1项，厅、地、市科技进步二等奖9项、市自然科学一等奖1项。发表科研论文60余篇，出版学术著作6部。参加国际学术交流9次，其中"非透析疗法治疗慢性肾衰的研究"于1998年6月在美国洛杉矶第四届世界传统医学大会及科技大奖赛上荣获金奖。2000 年 1 月应邀赴马来西亚讲学，并参加第二届世界中西医学术论坛年会，会后在马来西亚槟城参加了国际慈善义诊活动，受到了新、马、泰患者的一致好评。2001 年 8 月与瑞士医学专家爱德·可莱尔教授合作，成功创建中华肾病网（www.drgaohuiran.com），开启国际互联网远程医疗服务，成功地为美、英、德、法、意、奥、俄、瑞士等 60 余国 1700 余位国外患者远程义诊，使仲景系列方药的独特疗效享誉海外。高教授的临床业绩被《健康报》《中国医药报》《中国中医药报》《医药信息论坛报》《世界传统医药》，以及中国网、搜狐、网易等 20 余家报刊和新闻媒体报道。高教授被授予河南省跨世纪学术技术带头人、河南省卫生系统先进工作者、南阳市专业技术拔尖人才等荣誉称号。

第二节　博采众师

一、师从张天教授确定研究肾病大方向

1982 年，高教授被选送到上海中医学院附属曙光医院进修学习，有幸跟师我国著名中医肾病专家张天教授，接触大量肾脏病患者，聆听恩师治疗各种肾脏病的辨证论治思路和理法方药特色。高教授由此理解在中医药治疗慢性肾功能衰竭中，辨证多以脾肾两虚，浊毒瘀阻为主，且具有以本虚标实，以实为重的特点，故治当标本兼治，扶正降浊，排毒祛邪为先，"邪去正自安"，且第一次认识到大黄在攻治肾衰竭尿毒症中的重要功效；在治疗慢性肾脏病蛋白尿中，张天教授更有奥旨密方真传：蛋白尿与"精微、精气、肾元、肾气"密不可分，肾脏病蛋白尿中蛋白属肾脏营血中之精微物质。张天教授常用的消蛋白尿经验方疗效确切，被誉为"消白五方"，高教授灵活运用于临床实践；"当归通肾气"是张天教授当年的亲传，使高教授临床中受益 30 余年，常用于肾结石、肾积水、肾绞痛、肾病综合征、低蛋白血症、肾衰竭及重感冒、肺部感染等病，是教科书中学不到的绝妙之处。1982 年，正值张天教授筹备成立中华中医药学会肾病分会的关键时期，张天教授常常奔波于北京、南京、成都、武汉、昆明等全国各中医学院。1983 年，中华中医药学会肾病分会成立大会暨首届全国学术交流大会——著名的"昆明会议"召开，会上张天教授当选为主任委员。其后，张天教授组织制订《肾脏病中药新药临床研究指导原则》（肾脏病部分）等指导性文件。张天教授还主编了《实用中医肾病学》，参编《中医临床肾脏病学》等大型

专著，这些著作都成为高教授研究肾病的重要文献。张天教授为中医肾病学的建设和发展做出了重大贡献。其间高教授有幸替张天教授应诊大量肾病患者，日门诊量达80余例，高教授当年还是主治医师，这样的门诊量是一个严峻的考验和磨炼。跟诊期间，高教授还撰写了很多医案医话和总结文章，在呈上修改时，张天教授感慨地写了评语："你努力学习的刻苦精神非常可嘉，将来在学术上定能成功！"这对于高教授来说是极大鼓舞，数十年难以忘怀，至今仍珍藏完好。高教授还随张天教授参加了全国中医肾病第六次"南京会议"，在曙光医院院刊《医学情报通讯》，以及《新中医》《江苏中医杂志》《浙江中医杂志》《江西中医药》《山西中医》《中医杂志》等发表了10余篇文章。张天教授还常把在上海举行的大型学术研讨会的参会门票送给高教授，这令高教授受益匪浅，为高教授从事中医肾病临床研究工作奠定了良好的基础。

附：张天教授学术简介与脏腑用药录精选

1. 张天教授论肾脏病蛋白尿病机 为了更好地传承张天教授治疗肾病的宝贵经验，特总结张天教授治疗肾脏病蛋白尿的临床经验，具体内容如下。

肾脏病蛋白尿中的蛋白，中医认为属肾脏营血中的精微物质，与"精微、精气、肾元、肾气"密切相关。

（1）精微：出自《黄帝内经》。水谷入于脾胃，在命门之火作用下，生化、化生、生生化化而成。精微物质，营血之精微物质，包括糖、脂肪、蛋白质、电解质及微量元素等。精微物质，或谓水精，是人类生存及活动的基本能量和动力。

（2）精气：精气者，充身体者也。凡血液中之精微物质，如各类激素、维生素、氨基酸、核酸等，皆属精气。

精气与邪气是相对之物。过量之精气，也可成为邪气。凡血液中存在的异类物质，如重金属，细菌、病毒及其毒素，新陈代谢产生的有毒物质，如尿素氮、肌酐等，免疫过程中所产生的沉积物等，皆属邪气。《素问·玉机真脏论》曰："邪气胜者，精气衰。"

肾脏之精微物质，其根本来源是水谷精微；水谷精微在命门元气作用下，输送到肾，供肾所养、所润、所司。

（3）肾元：指肾中元气，包括先天的肾精，也包括营血精微等后天物质。

（4）肾气：指肾元化生之气，来于先天，后天需要精微物质的充养，十六七岁时肾脏的功能发育完全，谓"肾气盛"。

因肾元、肾气之制约固守，肾脏精微物质不能外泄，故曰"肾者，封藏之本也"，出自《素问·六节藏象论》。

若元气、肾气内损、不固、失摄，肾脏精微物质蛋白质会外泄。肾脏肾小球、肾小管等组织结构损伤，属肾元耗损。肾脏肾小球、肾小管等泌尿功能损伤，属肾脏真气之耗损。

2. 张氏消白五方

（1）补肾气汤

组成： 生或熟干地黄 10~15g，或加至 30~60g，怀山药 10g，枸杞子 10~15g，生或炙甘草 5g，云茯苓 10~30g，陈山茱萸肉 5g，麦冬或天冬 10g，牡丹皮 5g，生或炒白术 10~20g，广陈皮 5g。

功效： 增强肾之气化滤过功能。

加减： 蛋白尿兼有血尿者，加仙鹤草 10~30g，地黄用生鲜地黄，或加紫草 10~15g，茜草 10~15g。时常患感冒者，加生黄芪 15g，青防风 5g，甘草用炙甘草。时常咽喉红痛者，加苦桔梗 10~15g，甘草用生甘草，加量至 10~15g。时常患乳蛾红肿者，加金银花 10~30g，野菊花 10~15g。有低热者，加地骨皮 10~15g，淡黄芩 10g。

（2）肾元汤

组成： 生或熟干地黄 10~15g，或加至 30~60g，怀山药 10g，枸杞子 10g，陈山茱萸肉 5g，生或炙甘草 5g，厚杜仲 10g，川续断肉 10g，巴戟天 10~15g，小茴香 5g，缩砂仁 3~6g。

功效： 修损伤，补肾元。

加减： 蛋白尿兼有晨起时眼睑肿，下午时足肿者，加生黄芪 15~30g，汉防己 10g。汉防己不宜重用，不宜长期应用，必用生姜 2 片，大枣 10g 以减其小毒。若中焦虚寒，喜热饮，遇冷即胃痛者，加淡干姜 5g，淡吴茱萸 5g。若下焦虚寒，四肢发冷，小便清长者，加上官桂或桂心 3~5g，淡附块 3~5g。淡附块不宜重用，不宜长期应用，若必用或需重用，须加同剂量的生甘草、蜂蜜，先煎 20 分钟，以减其毒。

（3）补肾养血汤

组成： 生或炙黄芪 10~15g，或加至 30~60g，怀山药 10g，枸杞子 10g，陈山茱萸肉 5g，生或炙甘草 5g，生或熟干地黄 10~15g，厚杜仲 10g，全当归或当归身 10g。

功效： 补肾养血，增加肾脏血流量。

加减： 蛋白尿兼有面色无华，而血色素、红细胞正常者，加潞党参 10~15g，炒白术 10g，白茯苓 10g。若纳食不馨，加姜半夏 10g，广陈皮 5g。进食后胃脘胀，嗳气者，加广木香 5g，缩砂仁 3g。食欲虽好，而神疲乏力者，加制黄精 10~15g，六神曲 10g。胃逆流泛酸，口苦者加小川连 6g，淡吴茱萸 2g，象贝母 10~15g，去山茱萸。舌苔白腻，口淡者，加炒苍术 10g，川厚朴 5g。

（4）补肾活血汤

组成：人参或党参或太子参 10~15g，生或炒白术 10g，茯苓或茯神 10g，生或炙甘草 5g，生或熟干地黄 10~15g，全当归或当归尾 10g，生川芎或炒川芎 10~30g，赤芍药 10g，紫丹参 15~30g，泽兰叶 15~30g。

功效：补肾活血，适用于溶解肾增生的纤维组织。

加减：蛋白尿兼肾小球少量或部分硬化者，加燀桃仁 10g，杜红花 5~10g。肌骨疼痛，部位不定，加广郁金 10g，炒延胡索 10~15g。腰酸腿无力者，加金毛狗脊 10g，川续断肉 10g，或厚杜仲 10g，川牛膝 10g。小关节酸痛，固定不移者，加羌活 5g，独活 5~10g，青防风 5g。大关节酸痛，红肿者，加生地黄 15~30g，海风藤 15~30g，忍冬藤 15~30g。

（5）补肾固精汤

组成：生或熟干地黄 10~15g，或加至 30~60g，怀山药 10g，枸杞子 10g，陈山茱萸肉 5g，生或炙甘草 5g，厚杜仲 10g，肉苁蓉 10g，桑螵蛸 10~15g，北芡实 10~15g，金樱子 10~15g。

功效：调节肾之封藏、重吸收功能。

加减：蛋白尿兼有夜尿增多者，加覆盆子 10g，菟丝子 10g。若小便频数，非感染者，加淫羊藿 15~30g，仙茅 10g，仙茅不宜长期用或重用，若必用或重用，须与同剂量的生甘草同煎。小便淋沥，非感染者，加桂枝 3~6g，猪苓 10g。小便混浊者，加粉萆薢 10~30g，益智仁 10g。小便有精液者，加桑寄生 10g，远志 3~5g，远志不宜长期用或重用，若必用或需重用，须与同剂量的五味子同煎。小便失禁者，加煅龙骨 15~30g，煅牡蛎 15~30g，先煎 20 分钟。

二、师从张羹梅教授掌握胃脘痛的治疗方法

张羹梅是上海中医药大学附属曙光医院的名老中医，是全国著名的中医消化病专家，与张伯臾、张赞臣并称为"上海三张"，高教授有幸于 1983 年跟随张老侍诊学习，系统地学习了张羹梅教授治疗胃脘痛的宝贵临床经验。

高教授在随诊张羹梅教授过程中，发现张老辨证分型明确，处方配伍精当，重视用药剂量，同一种药，用量不同则作用不同；在治疗萎缩性胃炎中擅用"反佐法"，如胃酸缺乏者用制酸药瓦楞子，反而会使胃酸升高。除药物外，精神因素和饮食禁忌也很重要，如一例老年晚期胃癌患者在某医院明确诊断后手术治疗，术中发现已多处转移，念其年迈体弱，无法切除，又缝合关腹，嘱咐家人告其病灶已经手术切除，找中医调理一下以延续生命，其子带患者求治于张羹梅教授，张老处以"张氏健脾汤"加减，患者以此方连续服用一年，见其红光满面、

精神焕发，重做各种检查提示癌灶全部消失。此案因患者不知是癌，家人瞒其手术成功，再经名医中药、饮食调理一年，竟然康复，说明精神因素（情绪乐观）全关重要。另有一例"嚼舌症"更是奇案，患者牙关紧闭咬舌数日不能开口，导致舌瘀肿如紫色石榴状，辗转各大医院急诊科和耳鼻喉科均无法张口，请求张羹梅教授会诊，采用中医鼻饲开窍取嚏法，使患者打一个喷嚏，瞬间"张口救舌"。

附：张羹梅教授治胃脘痛经验

张羹梅将胃脘痛分为七型。

1. 脾失健运（脾气虚弱）型，治以健脾益气，方药为张氏健脾汤（党参、白术、茯苓、姜半夏、陈皮、川黄连、吴茱萸、炒白芍）。

2. 中气下陷型，治以补中益气，方药为张氏健脾汤加黄芪、升麻。

3. 脾胃虚寒型，治以温中散寒，方药为健脾汤加良附丸。

4. 脾不统血型，治以健脾摄血，方药为健脾汤加白芍炭、当归炭、三七粉等。

5. 胃阴亏损型，治以健脾养胃，药用太子参、川石斛、川黄连、吴茱萸、炒白芍、炙甘草、白术等。

6. 肝气犯胃型，治以疏肝理气、和胃降逆，药用旋覆花、代赭石、姜半夏、广陈皮、佛手片、郁金、川黄连、吴茱萸等。

7. 胃火上炎型，治以清泻胃火，药用川黄连、川黄柏、蒲公英、山栀子、云茯苓、炒白芍等。

高教授在跟师张羹梅教授临床学习时特记录典型案例如下。

案一　胃脘痛（胃窦炎，胃潴留）

患者虞某，男，16岁。1982年8月2日初诊。胃脘胀痛，嘈杂不适一年余。1981年有上消化道出血史，曙光医院及华山医院CT示：胃窦炎，胃潴留，胃炎，轻度胃下垂，十二指肠球部畸形。舌质偏红，舌苔薄不腻，脉细数。

西医诊断：胃窦炎，胃潴留。

中医诊断：胃脘痛。

辨证：脾失健运，胃失和降。

治法：健脾益气，和胃降逆。

处方：党参12g，白术10g，茯苓12g，白芍15g，川黄连3g，吴茱萸1.5g，姜半夏9g，陈皮6g，炒谷芽12g，炒麦芽12g，煅瓦楞子30g，珍珠母30g，牛膝15g，炙甘草4.5g，7剂，水煎服，日1剂，水煎2次，分2次温服。

二诊（8月9日）：药后胃痛已止，纳食尚可，大便2日一行，唯脘部有胀气。舌质红，舌苔薄白，脉弦。守上方去牛膝、珍珠母，加当归9g，佛手6g。

三诊（10月12日）：上方服至1982年10月11日，胃痛未发，唯时有嗳气，舌质偏红，苔薄白，脉细弦。改健脾养阴，和胃降逆法。

处方： 党参12g，白术10g，白芍10g，茯苓12g，川石斛15g，姜半夏9g，陈皮6g，炙黄芪12g，佛手6g，蒲公英20g，川黄连3g，吴茱萸1.5g，旋覆花9g，代赭石30g，炙甘草4.5g。

守此方一直服至1983年2月10日，诸症消失，无任何不适。复查CT示胃、十二指肠球部未见明显器质性病变。

案二 梅核气（喉咽神经官能症）

患者祝某，男，56岁。1983年3月16日初诊。咽喉部异物感已久，尤以低头为甚。舌红，苔根薄黄腻，脉细弦。

辨证： 肝气郁滞，痰湿内阻。

治法： 疏肝解郁，化痰除湿。

处方： 川厚朴花4.5g，旋覆花9g，绿萼梅6g，玫瑰花2g，佛手花4.5g，玳玳花3g，法半夏9g，陈皮6g，茯苓12g，甘草4.5g，左金丸3g（分10次含服）。7剂，水煎服，日1剂，水煎2次，分2次温服。

二诊（3月23日）：上药服后觉咽喉部舒服，低头时亦无自觉症状。舌红，有瘀斑，苔根薄黄腻，脉细弦。继用原意，兼以化瘀处之。守上方加赤芍、白芍各9g，连续服14剂而告愈。

三、师从万希文教授领悟运用仲景《伤寒》方论治内科疑难杂症

万希文是上海中医药大学附属曙光医院的名老中医，早年拜于江南名医周海文门下，尽得亲传，其勤求古训，精究方术，造诣颇高，在运用仲景《伤寒》经方论治内科疑难杂症和"寒温并用"（《伤寒》方与《温病》方合用）治疗高血压合并热病方面具有独特经验，高教授有幸从师学习，亲聆教诲，深有体会。在2005年冬的一个深夜，高教授正在电脑前处理一例瑞士远程患者时，电脑邮箱中突然收到一封来自上海的邮件，是万希文教授的外孙女季唯一发来的一封感谢信，此时万希文教授已经仙逝，细心的外孙女在悲痛之余整理万老的遗物时，发现万希文教授珍藏了多年，高教授为他整理的验案和发表在《新中医》（1985年）和《浙江中医杂志》（1987年）上的文章，还有高教授与他的来往书信等，季唯一代表万老全家深表感谢，并邀请高教授来沪做客，定尽地主之谊！

附：随诊万希文教授验案心得

今选随诊万希文教授临诊中所遇验案数则，介绍如下，以见一隅，并以此怀念万希文教授。

案一 温心阳，益气阴，治愈病窦

患者王某，女，54 岁。1982 年 5 月 19 日初诊。有高血压及冠心病史多年，外院诊为病态窦房结综合征，阿托品试验阳性，心电图曾提示室性早搏，完全性右支传导阻滞。经阿托品治疗两年余，疗效差，目前服阿托品仍心率缓慢，夜间平静时心率每分钟 40 次左右，白天活动后心率每分钟 50 次左右。今做心电图示：窦性心动过缓（心率 51 次/分），低压趋势。

诊见头昏乏力，气短口干，面色萎黄，舌质红苔薄，脉迟。

辨证： 心阳不振，气阴不足，此乃心阴、心阳、心气皆虚之证，心阴虚则心失所养，心阳虚，心气虚则鼓动无力，故见心动过缓之症。

治法： 温运心阳，补益气阴。

处方： 麻黄附子细辛汤合炙甘草汤加减。炙麻黄、桂枝、白术、茯苓、生地黄、熟地黄各 9g，附子 5g，细辛 3g，炙甘草、黄芪各 10g，大枣 5 个。8 剂。

二诊（5 月 26 日）： 药后自觉好转，守原方加玄参 10g，麦冬 9g，7 剂。

三诊（6 月 2 日）： 已停服阿托品，心率升至 56 次/分，诸症悉减，舌红苔薄，脉迟。药证既合，毋予更方，守方继服 14 剂。

后又守方略加出入续服 140 余剂，至 1982 年 11 月 17 日心率恢复到 76 次/分，诸症大为改善，舌质红苔薄白，脉细弦。改服建参片等成药以巩固疗效，于 1983 年 2 月 7 日复查示心电图正常，心率保持在每分钟 60~76 次，随访半年未发。

按语： 病窦综合征多系冠心病、心肌炎、心肌病等所致的窦房结起搏传导系统功能障碍或衰竭。初期主要表现为窦性心动过缓，伴各种心律失常，如不及时治疗，可进而发生心、脑、肾等供血不足症状，甚至可发生阿-斯综合征或猝死，因本病目前尚无理想的治疗方法，最后多安装起搏器来维持心脏的功能，但此法往往不被患者接受，本案诊前选服西药不效。万希文教授采用温运心阳，补益气阴之法则获良效，方选《伤寒论》之麻黄附子细辛汤合炙甘草汤加减，既可温心阳，又可补心气、养心阴，仲景之麻黄附子细辛汤本为少阴兼太阳证而设，原文"少阴病，始得之，反发热，脉沉者，麻黄附子细辛汤主之"。

其证之形成乃素体阳虚，感受风寒而致太、少同病。尤在泾论此证云："此寒中少阴之经，而复外连太阳之证，以少阴与太阳为表里，其气相通故也，少阴始得本无热，而外连太阳则反热，阳病脉当浮而仍紧，少阴则不浮而沉，故与附子、细辛，温少阴之经，麻黄兼发太阳之表，乃少阴经散寒，表里兼治之法也。"

结合现代医学分析，有不少心脏疾患的初期多发于外感表证（如风心病、肺心病、心肌炎、心肌病等）或素有心脏疾患复因外感表证则加重或诱发心脏疾患（如冠心病、高血压、心脏病等），而病窦综合征虽无外感表证可见，但其原发病因也是由冠心病、心肌炎、心肌病所致，故万希文教授取麻黄附子细辛汤治疗该病是有理论根据的，证明了仲景之《伤寒》方不仅仅只治外感时病，六经辨证亦不单对外感而设，对内科杂病同样效验。方中麻黄炙用，意不在解表，而取其鼓动阳气也。现代医学证明，麻黄素有增快心率的作用，附子温肾扶阳，细辛温经散寒，桂枝通阳复脉，四者配合，有较强的温运心阳之力；再配黄芪、白术、茯苓、大枣、炙甘草以补益心气；玄参、麦冬、生地黄、熟地黄以滋养心阴，诸药相伍，恰中病机，故能获效，使极复杂之证渐而向愈。

案二 补阴气，安心神治早搏

患者张某，女，52 岁。1982 年 12 月 1 日初诊。有冠心病、心绞痛及早搏多年，1980 年又患病毒性心肌炎。曙光医院心电图提示房性早搏。近来早搏频繁，症见心悸气短，头昏胸闷，神疲腿软，难寐多梦，口干，舌质红苔薄白，脉细而结代（脉率 88 次/分，律不整）。

诊断：频发房早、连搏、短房速。

辨证：气阴两虚，血脉不和，心神失宁。

治法：益气养阴，和血通脉，宁心安神。

处方：炙甘草汤合生脉散加减。炙甘草、五味子各 6g，麦冬 10g，太子参、炙黄芪、紫丹参、北沙参、炒酸枣仁各 12g，当归 9g，淮小麦、大枣各 15g，煅龙骨、煅牡蛎各 30g，4 剂。

二诊（12 月 13 日）：心悸、早搏好转，唯口干、难寐、多梦尚存，再守上方出入。

处方：炙甘草、太子参、麦冬、柏子仁各 10g，酸枣仁、苦参片、潼白蒺藜各 9g，降香 6g，火麻仁 12g，夜交藤 30g，4 剂。

三诊（12 月 17 日）：自觉畏寒，腰膝酸软，舌质淡红苔薄白，脉细偶有结代。守方加紫丹参 15g，杜仲 12g，5 剂。

四诊（12 月 22 日）：早搏消失，心率 84 次/分，律齐，唯口干难寐，舌红苔白，脉细。守 12 月 13 日方加磁石 30g（先煎），生地黄、玄参各 12g，继服 5 剂，先后经 2 次复查心电图均正常，随访至今未发。

按语：西医之早搏与中医之"脉结代"极为相似。《伤寒论》曰："伤寒，脉结代，心动悸，炙甘草汤主之。"细究其文，言简意赅，文中"伤寒"即病因，"脉结代"是体征，"心动悸"为症状，"炙甘草汤主之"乃治法也，仅仅14字，将本病之病因病机，症治方药，总结得如丝如微，深刻明细，可见医圣仲景对中医理论造诣之精深，其临床实践经验之丰富。本案之脉证与炙甘草汤脉证大致相符，所不同的是炙甘草汤证为阴阳两虚，本案则为气阴两虚。正如病案所论，前有病毒性心肌炎，所见"伤寒"之太阳表证则恰为病因，继而由表及里，由太阳传入少阴，久之形成气阴两虚之证，心阴虚则心失所养，心气虚则无力鼓动，故见"脉结代，心动悸"。而取炙甘草汤合生脉散加减主之，方中以炙甘草为主药，配黄芪、大枣以补益心气；配生脉散、北沙参以滋养心阴；配当归、丹参以和血通脉；配酸枣仁、龙骨、牡蛎、淮小麦以宁心安神。诸药相伍，共奏补益气阴，和血通脉，宁心安神之功，而使早搏渐消而愈。

案三　健心脾，清血热，升血小板

患者顾某，女，18岁。1982年11月22日初诊。患者9月中旬偶然发现下肢有皮下出血斑，9月19日又因拔牙出血量多而检查血小板，只有 $1.8\times10^9/L$。平素有齿衄，8月行经达12日之久，此次月经先期，色红有块，舌质淡苔薄，脉滑数。曾经用强的松（40mg/d）治疗无效，而来求治于中医。

辨证：心脾两虚，冲任失调，脾失统摄。

治法：调经益脾，养血止血。

处方：四物汤合二至丸加减。当归、制香附、震灵丹（包煎）、陈棕炭、藕节炭各9g，女贞子、旱莲草、茜草根、制首乌各12g，生地黄炭10g，川芎、升麻炭、煨木香各6g，仙鹤草30g，4剂。

二诊（11月26日）：药后月经3日即清，经事已调，齿衄、苔脉如前。证属脾不统血，血虚胃热，故治以健脾清胃，滋阴养血。

处方：二至丸合玉女煎加味。女贞子、旱莲草、生地黄、干芦根各12g，太子参、玄参各10g，麦冬、知母、牛膝、茜草根、藕节各9g，仙鹤草、石膏（先煎）各30g，大枣5枚，7剂。

三诊（12月3日）：药后齿衄好转，原方再进7剂。

四诊（1983年1月28日）：药后齿衄已止，紫癜渐消，舌尖红苔中灰两侧黯，脉细无力，血小板 $4.7\times10^9/L$，守方再服7剂。

五诊（2月4日）：齿衄已止，紫癜消失，昨日行经，色红量多，难寐多梦，舌质红苔薄白，脉沉细数。证属心脾两虚，血不循经，目前天癸临期，先拟调经理冲任为法。

处方：四物汤合二至丸加减。当归、赤芍、牡丹皮、焦山栀各9g，生地黄、女贞子、旱莲草各12g，茺蔚子10g，仙鹤草、茅根、夜交藤各30g，藕节15g，5剂。

六诊（2月9日）： 齿衄及紫癜消失后均未复发，月经已净，以往每次行经10余日方净，且腹痛难忍，而用中药后行经3~5日即净，腹痛亦很轻，唯觉头痛耳鸣，舌苔薄微腻，脉细。病机同上，守上方加川芎茶调散9g（包煎），10剂。

七诊（2月18日）： 自无所苦，2月7日复查血小板7.7×10⁹/L，强的松量减为10mg/d，苔薄脉细，守方再服7剂。

八诊（2月25日）： 症情稳定，复查血小板11×10⁹/L，强的松量渐减为2.5mg/d，逐渐停用。守方继服巩固，血小板一直稳定在7.4×10⁹~11×10⁹/L，随访半年未复发。

按语： 本案所见齿衄、皮下紫癜、月经过多等出血性表现，皆因血小板减少引起，其病机可分为三个阶段，初因血热妄行而溢血，继而出现心脾两虚，脾不统血之症；久之则见阴血不足，血不循经之象。三者可彼此影响而加重，如血热妄行而出血，出血久之则心脾失养，心虚则无权主血，脾虚则失去统摄之权，久病伤阴则阴血不足，久病及肾则冲任失调，经血淋漓。总之出血乃其主要矛盾，故整个治疗过程中抓住心脾两虚、冲任失调、阴虚血热为主证，以健益心脾、调理冲任、滋阴凉血止血为法，仅服药47剂便获效，守方继服调理则疗效巩固，愈而不发。

案四　高血压合并外感

患者叶某，男，61岁。1983年4月4日初诊。素患高血压病。昨晚7时许发热恶寒，测体温38.8℃，化验血白细胞12.7×10⁹/L，中性粒细胞百分比79%，淋巴细胞百分比15%，单核细胞百分比6%。诊见面红，纳差，便秘，舌质红，苔薄黄，脉浮弦。血压160/100mmHg。

辨证： 素体肝肾阴虚，又外感风热之邪，寒热风扬，新邪外束。

治法： 治标（表）为先。取法辛凉透表，清热解毒，疏风息风。

处方： 栀子豉汤合银翘散加减。淡豆豉、全瓜蒌各12g，金银花、连翘、牛蒡子、蔓荆子、炒荆芥、炒防风、六神曲、焦山栀各9g，蒲公英30g，淡竹叶6g（后下），荷叶一角。服药2剂后热退而愈，标证已去，改治本病。

按语： 本案素患高血压病，正值血压升高之时而感受外邪，其本肝肾阴虚，肝阳上亢；其标外感风热之邪，外风与内风相合，寒热风扬，则热势炽盛，故以清热透表，疏风息风之法获效。

案五　高血压合并外感

患者吴某，女，52岁。1983年4月4日初诊。素有高血压病史，今发热恶寒4日，经服西药不退，头痛骨楚，咳嗽痰多，咽红咽痒而干，小溲灼热，舌质红，苔薄，脉浮数（脉率104次/分）。测体温38.3℃，X线胸透见心肺正常，主动脉弓迂曲增宽。

辨证：风热束表，肺气失宣。

治法：辛凉解表，宣肺化痰。

处方：栀子豉汤合银翘散加减。淡豆豉 12g、焦山栀、金银花、连翘、荆芥、防风、牛蒡子、蔓荆子、桑叶、桑白皮、枇杷叶、前胡、白部、杏仁各 9g，蒲公英 30g，淡竹叶 6g，薄荷 5g（后下），2 剂。

二诊：热退，咳嗽减轻，咳痰减少，舌质偏红苔薄，脉弦滑，证药合意，再以前法出入，守方去豉、薄、荆、防，加紫菀 9g，继服 5 剂。

于 1983 年 4 月 27 日随访，愈后未见复发。

按语：本案素体肝肾不足，发热 4 日，经服西药而未解，风热之邪留恋于肺卫，故见咳嗽、咳痰等肺卫之症，方以清热解表之中加入宣肺化痰之品而调理取效。

案六　喉痹

患者吴某，男，12 岁。1983 年 6 月 6 日初诊。发热 6 日，经西医治疗仍热势不退。诊见恶寒发热，体温 38℃，咽喉疼痛，吞咽痛甚，头昏，鼻衄，二便尚可，舌质红，脉浮弦。检查见咽红充血，左侧扁桃体见脓性分泌物。

辨证：风热内蕴，壅结于喉，肺失清肃。

治法：清热解毒，宣肺透邪。

处方：栀子豉汤合银翘散加减。淡豆豉 12g，焦山栀子、金银花、连翘、牛蒡子、荆芥、防风、黄芩、六一散（包煎）各 9g，蒲公英、大青叶各 20g，薄荷（后下）5g，桔梗、淡竹叶、甘草各 6g，芦根 12g，3 剂。

二诊（6 月 9 日）：药后热退，喉痛消失，鼻衄亦止，唯觉纳差，乏力，面黄体瘦，舌质淡红，苔白，脉弦细。证属热邪初退，胃阴已伤，脾失运化，故转法以清养胃阴，健脾助运。

处方：太子参、土炒白术、玄参、麦冬、天花粉、六神曲各 9g，生地黄、谷麦芽各 10g，桔梗、甘草各 6g。再服 3 剂以调理善后。

按语：本案乃喉痹之证，经西医诊治 6 日仍热势不退，此因风热内蕴，壅结于喉，故见喉痛、乳蛾化脓等症，治以宣肺透表，清热解毒，仅服 3 剂而愈。

小结：万希文教授认为，以上三例尽管症情不尽相同，但其病因同属外感风热之邪，风与热皆为阳邪，两阳相劫，犹如风火相煽，风与热邪合而为患，则热势炽盛，故三案均以栀子豉汤合银翘散加减治疗而获愈，《伤寒论》栀子豉汤既可清热除烦，宣散胸中郁结与肺卫之邪，又可清解气分之热，以防热邪由表及里，此乃治未病也，尤在泾谓："栀子体轻、味苦微寒，豉经蒸熟，可升可降，两者相合，能彻散胸中邪气，为除烦止燥之良剂。"《温病条辨》银翘散以辛凉解表，疏风散热，吴鞠通论此方云："此方之妙，预护其虚，纯然清肃上焦，不犯中下，无开门揖盗之弊，有轻以去实之能，用之得法，自然奏效。"故两方虽出于不同时代，但联合应用，恰到好处，取效甚佳，此可见单以中医中药论治发热疾患是颇为理想的。

四、师从伍炳彩教授启迪活用《金匮》方治疗疑难重症

伍炳彩是高教授母校江西中医药大学金匮教研室主任、教授、国医大师，是当年高教授的金匮课老师，伍炳彩教授讲授的《金匮要略》深入浅出，联系临床，言传身教，耳濡目染，深受教诲，至今仍记忆犹新，这对高教授之后数十年来能够灵活运用《金匮要略》经方研制出多项临床科研成果大有裨益。例如，大黄附子汤治疗慢性肾功能衰竭；五苓散合己椒苈黄汤治疗肾病综合征低蛋白血症；金匮肾气汤异病同治各种内科疑难杂症；六经辨证治疗急腹症。此外，伍炳彩教授还善于运用甘露消毒丹治疗高热、湿温、瘟疫等急危重症；其总结的江西著名老中医姚荷生的《切脉浅谈》等都对高教授之后的临床事业大有启迪。

五、师从陆昌圣教授学用白虎汤治消渴

陆昌圣是上海中医药大学名老中医，擅长治疗糖尿病，根据糖尿病患者多见口渴、欲饮、多汗，结合《伤寒论》白虎汤和白虎加人参汤证"大汗出后，大烦渴不解，白虎加人参汤主之"，常用石膏、知母、白人参或西洋参入方取得佳效，且常常生石膏、熟石膏同用，疗效更好。此外，陆昌圣教授还擅用人中白治疗慢性咽喉炎、音哑等喉科疑难病，具有良好疗效。

六、师从叶怡庭教授学用"知柏"治糖尿病肾病

叶怡庭是上海中医药大学内科教授、温病教研室主任，每周一个下午在曙光医院出诊，高教授有幸帮其抄方。叶怡庭教授具有丰富的临床经验，尤其在治疗慢性肾炎和肾病时擅用知柏地黄汤加减。1983年以来高教授常用此方治疗肾病。由于糖尿病患者多属肝肾不足，阴虚火旺体质，几十年来，高教授也常以此方治疗糖尿病肾病，传承叶怡庭教授这一宝贵临床经验，获效颇佳。

七、师从郭协勋教授掌握"交通心肾"法治疗早搏

郭协勋是上海中医药大学附属曙光医院的名老中医。郭协勋教授早年赴日本留学，1938年在日本从事西医心内科，至1949年新中国成立后回国参加上海首届"西中班"，随后在上海曙光医院从事中西结合临床工作，其业医60余载，学验俱丰，擅长治疗心血管系统疾病，尤其在以中医药治疗心脏早搏方面更有独到之处。

　　高教授有幸随郭协勋教授学习，耳濡目染，获益良多。其治疗心血管疾病独具一格，擅以清上实下，交通心肾法治疗早搏而屡获佳效。

　　郭协勋教授认为早搏一症归属中医学心悸和怔忡等范畴，其病因多由脏气亏损、气血衰惫、阴阳失调、气滞血瘀及痰浊壅阻等所致，临床上尽管病因多端，症情复杂，但关键在于心肾两脏。正如张景岳说："心本乎肾。所以上不宁者，未有不由乎下。"张景岳根据《易经》中"既济"为离下坎上，坎卦一阳寄于二阴，离卦一阴藏于二阳的地天交泰理论，巧妙地悟出"水火既济"之心肾互用说，指出："《易》以坎离为水火，医以心肾为水火，夫肾者水也，水中生气，即真火也；心者火也，火中生液，即真水也。水火互藏，乃至道之所在，医家首宜省察。"故在人体正常生理情况下，心火下通于肾以暖肾水则肾水不寒，肾水上承于心以济心阴则心火不亢。水火既济，互藏交媾，则地天交泰，方为无病之象。否则水火未济，阴阳分离，心肾不交，则为病态，从而出现心肾不交的一系列症状。郭协勋教授正是依此理论，在大量实践中观察到，不少早搏患者，除早搏常见症状外，尚有不同程度的心烦、失寐、口苦、面红或时而烘热，时而畏寒、渴而不欲饮、夜尿频、形寒肢冷或腰以下怕冷、便溏等上热下寒，心肾不交诸症，而施以"清上实下，交通心肾"之法常获效甚佳，其方取交泰丸交通心肾为主，药用川黄连、竹叶心清降上焦心火；肉桂、附子、鹿角片温升下元肾水，清上实下，水火既济，则心肾得交；配瓜蒌以宽胸理气，化痰散结；重用丹参以活血化瘀；麦冬以滋养心阴。若兼气虚加黄芪、党参；阴虚甚者加北沙参、石斛；若阳虚阴盛或沉寒痼冷，心痛寒痹者可重用附子、桂枝，甚至川乌、草乌；心脉瘀滞者可选加川芎、桃仁、红花、失笑散，甚则三棱、莪术以破瘀；气滞甚者可选加乌药、降香、香附、九香虫。此外，郭协勋教授认为，黄连、沉香、肉桂均以小剂量研末吞服为好。

　　郭协勋教授还主张随证立法，灵活选药，不生搬套方，处方特点为药味少，用量大，配伍严谨，常以寒温并用，阴阳同调之法而屡起沉疴。其根据数十年治疗心血管疾病的临床宝贵经验，将早搏分为五个主证和五个兼证辨证论治。

1. 主证

　　(1) 气阴两虚者，治宜补气养阴，药用生黄芪、党参、黄精、北沙参、寸麦冬、天花粉、知母、石斛等处之。

　　(2) 心阳不足者，治宜温补心阳，药用制附子、桂枝、肉桂、制川乌、制草乌、鹿角片。心动过缓者重用附子，寒象甚或心痛兼寒痹者可用生川乌、生草乌，但应先煎20~30分钟后再入他药。

（3）阴阳两虚者，治宜滋心阴，温心阳，滋阴用沙参、麦冬、知母、天花粉、石斛；温阳用附子、肉桂、川乌、草乌、鹿角片。

（4）心脉瘀滞者，治宜活血化瘀，通阳开痹，药用桃仁、红花、丹参、川芎、当归、赤芍、失笑散、全瓜蒌、郁金、桂枝、枳实，甚则以三棱、莪术等。

（5）痰浊壅阻者，治宜祛痰化浊，药用法半夏、陈皮、茯苓、苍术、厚朴、石菖蒲、胆南星、竹茹、旋覆花、代赭石等。

2. 兼证

（1）气滞选加大腹皮、制香附、川楝子、九香虫、广木香、沉香末、降香、乌药，以理气行气。

（2）心神不安者选加辰远志、辰灯心、辰茯苓、酸枣仁、柏子仁以宁心安神。

（3）心悸选加磁石、龙骨、牡蛎、龙齿、琥珀以重镇定惊。

（4）心火旺选加黄连、竹叶心、龙胆草以清心火。

（5）脾胃虚弱加香砂六君子丸或参苓白术散以健脾和胃。

附：师从郭协勋教授验案心得

案一 患者陈某，女，33岁。1983年3月28日初诊。

频发室性早搏一年余，素有胃病多年。自觉心悸，胸闷如压，怕冷，面红，时有盗汗，泛吐酸水，便溏，舌苔薄，脉细结代。心电图示室性早搏。

辨证： 心肾不交。

治法： 清上实下，交通心肾为主。

处方： 全瓜蒌9g，川连末2g（吞服），肉桂3g，鹿角片6g，丹参30g，麦冬30g，郁金12g，枳壳9g，沉香末2g（吞服），干姜4g，煅瓦楞子30g（先煎），炙甘草6g。

服7剂后早搏消失，服15剂后，面红、盗汗亦除，大便转实，泛酸亦止，唯怕冷尚存。守上方去麦冬、川连、瓦楞子，加附子6g（先煎）。继服14剂后怕冷之症亦除，早搏一直未见。守方随证加减调理至1983年7月19日，复查心电图提示早搏消失。

按语： 本例症情复杂，素体虚弱，累患早搏，本虚更衰，导致心肾不交，既有"面红、盗汗"等虚阳外浮之象，又有"怕冷、便溏"等脾肾阳虚之症，故以清上实下，交通心肾为主法，方中川连、肉桂交通心肾以敛虚阳，使心火下降；鹿角、附子温补元阳以驱散阴寒，使肾水升腾，瓜蒌、郁金、枳壳、沉香末宽胸理气以化郁散结，佐丹参以化瘀滞，麦冬以滋心阴，干姜以温脾阳，瓦楞子以止胃酸，诸药配伍，使心肾相交，水火既济，早搏得除。

案二 患者杨某，女，42岁。1982年9月20日初诊。

三年前一次重感冒后引起频发早搏，经治无效。现症见心悸胸闷，头晕乏力，口苦少寐，手足不温，自觉时热时冷，舌质黯，苔薄，脉细促，心率88次/分，心律不齐，早搏16次/分。心电图示频发室性早搏，呈二联律。

辨证： 心肾不交。

治法： 清上实下，交通心肾为主。

处方： 川连末2g（吞服），竹叶心6g，附子6g（先煎），鹿角片6g（先煎），全瓜蒌9g，郁金12g，枳壳9g，沉香末2g（吞服），麦冬30g，北沙参15g。

服药14剂后，早搏消失，诸症大减，复查心电图大致正常。守方出入服至11月1日，复查心电图已正常。继以滋养心阴，宁心安神之剂调理至1983年6月停药，一直未复发。

按语： 本例久病早搏，心肌受累，阴阳俱伤，继而出现虚阳外越，心肾不交诸症，既有"口苦少寐"，自觉身热等阳盛虚烦之上焦热，又有"手足不温"，时觉畏寒等阳虚阴盛之下焦寒象。故施以清上实下，交通心肾为主法，方取川连、竹叶以清降上焦心火，附子、鹿角以温升下焦肾水，麦冬、沙参以滋润心阴，瓜蒌、郁金、枳壳、沉香末以理气化郁散结，诸药共奏清上实下，交通心肾之功，使水火互藏交媾，则获效甚捷。

八、师从黄吉庚教授学习"寒温并用"法治疗肺系感染性高热

黄吉庚是上海中医药大学附属曙光医院的呼吸病专家，早在20世纪70~80年代就是硕士研究生导师，曾参加国家攻克"老慢支"的科研项目，研制治疗"老慢支"的泽漆片。1983年高教授跟黄吉庚教授临诊学习期间，发现黄老在临床中常善于将温病方与伤寒方结合加减，用以治疗慢性支气管炎继发感染、支气管扩张继发感染和其他肺系感染引起的高热性疾患，往往得心应手，疗效显著。

高教授实践也证明，温病方与伤寒方结合用于肺系各种感染性高热，能经得起临床重复验证，在治疗过程中，既无副作用，又不必加用西药，对于年老体弱者，在密切的观察下大胆应用，获效颇佳，这说明单用中医中药是能治疗重急症的。

附：师从黄吉庚教授验案心得

为了传承黄吉庚教授的宝贵经验，附验案两则如下。

案一 患者沈某，女，62岁。1983年5月14日初诊。

素有支气管扩张史，今发热恶寒3日，头痛，周身关节酸痛，频繁呛咳，咳痰量多，白如泡沫，胸闷而痛，咽痛，纳差。大便秘结，4日未行，小便黄赤，舌苔薄黄，脉浮数（脉率110次/分）。检查：体温38.9℃，白细胞17.6×10⁹/L，中性粒细胞百分比89%，淋巴细胞百分比11%。X线胸透：两肺纹增深，模糊，右侧肋膈角变钝。

西医诊断：支气管扩张继发性感染。

中医辨证：风温犯肺，痰热壅盛。

治法：清化痰热，和解通腑。

处方：银翘散合大柴胡汤加减。金银花、连翘、鲜芦根各30g，黄芩、半夏、生谷芽、生麦芽各15g，枳实、厚朴各10g，柴胡、桔梗、甘草各9g，生大黄4.5g（后下），4剂。另加服黄芩苷，每次3片（每片0.25g），每日3次。

二诊（5月21日）：药后热退；体温37.5℃，咳嗽咳痰明显好转，胸痛已除，纳食增加，大便得解尚干，舌苔薄黄，脉细滑（脉率86次/分）。血白细胞11.4×10⁹/L，中性粒细胞百分比82%，淋巴细胞百分比14%，单核细胞4%。再以原法守上方继服4剂以清余邪而愈。

按语：本案久患支气管扩张，素体肺热较重，咳痰，既有风温犯肺之症，又见伤寒少阳兼阳明之象，故治以温病与伤寒合方获效。且肺与大肠相表里，上焦肺热炽盛，下移大肠，则大便秘结，故在清肺热之中必佐以通腑泄热之品，方能上下并治，腑气得通，肺气得宣则热有出路，故尽管是痰热壅盛，高热之候，亦能药到病除。

案二 患者王某，女，70岁。1983年3月12日初诊。

有慢性支气管炎史3年，今发热恶寒，肢体酸楚，咳嗽频繁，咳痰白黏不爽，喘息不能平卧，口干欲饮，纳呆，舌质红，舌前无苔而干，舌根苔黄而剥，脉滑数（脉率96次/分）。检查：体温38.7℃，血白细胞11.4×10⁹/L，中性粒细胞百分比70%，淋巴细胞百分比28%，单核细胞百分比2%。X线胸透阴性。

西医诊断：慢性支气管炎继发感染。

中医辨证：风温犯肺，肺失宣肃。

治法：疏风散热，和解宣化。

处方：银翘散合小柴胡汤加减。金银花、连翘各30g，鲜芦根60g，黄芩、生谷芽、生麦芽各15g，柴胡、桔梗、甘草各9g，半夏、前胡、杏仁各10g。3剂。

二诊（3月15日）：自诉服药1剂，次日热退，气喘大减，咳嗽好转。咳痰渐爽，胸闷，纳差，舌深红，苔根腻而花剥，脉细（脉率72次/分）。体温36.9℃。血常规：白细胞 9.5×10^9/L，中性粒细胞百分比 70%，淋巴细胞百分比 29%，单核细胞百分比 1%。再守上方去柴胡，加瓜蒌皮 15g，改金银花、连翘各 15g，生谷芽、生麦芽各 30g。5 剂。另加服鲜竹沥口服液，每次 1 支（20mL），每日 2 次。

三诊（3 月 19 日）：咳嗽渐减，咳痰已爽，气喘已平。纳食增加，口干欲饮，舌深红有裂纹，苔花剥少津，脉细。此乃热退津伤，肺阴不足，肺失宣肃，转法以清宣润肺，止咳化痰。

处方：南沙参、北沙参、麦冬、桑叶、桑白皮各 12g，鲜芦根 60g，黄芩、杏仁、前胡各 10g，桔梗、炙紫菀、炙苏子各 15g。再服 7 剂以治其本，善其后。

按语：本案年已古稀久病慢性支气管炎，素体阴亏。其标为风温犯肺，其本为肺阴不足，当以标本兼顾。初诊用疏风散热，和解宣化以治其标，且重用鲜芦根以生津止渴兼保肺阴，因药证相符，故仅服 1 剂，热度即退。复诊热退，故去柴胡。热退津伤，阴液亏耗，正如《温病条辨》谓："温病最善伤阴。"故见口干舌裂阴虚之症，则于三诊转用《温病条辨》之桑杏汤加减，既滋养肺阴，又清宣凉润，肃肺化痰，调理善后而愈。

体会：黄吉庚教授认为慢性支气管炎和支气管扩张继发感染引起的高热性疾患多属中医学风温范畴，风温乃风与热相合为病，风与热皆为阳邪，两阳相劫，则热势炽盛；邪在肺卫，则出现高热、恶寒、咳嗽等肺卫诸症；热及胃肠，则可见便秘不通；阳邪伤阴，则热退后易出现阴虚之症。故根据其病因病机，结合临床实践经验，制定出一个以疏风散热和清化热痰为主法的基本方（金银花、连翘、黄芩、柴胡、半夏、桔梗、甘草、前胡、杏仁、鲜芦根、生谷芽、生麦芽）。本方是由吴鞠通《温病条辨》之银翘散合张仲景《伤寒论》之大柴胡汤、小柴胡汤加减化裁而成，温病与伤寒方并用，灵活加减，取长补短，恰到好处。方中以银翘为主，清热解毒，辛凉透表；配黄芩可清泄肺热，其具有较强的抗炎抗菌作用，尤适用于肺部感染；柴胡和解退热，疏通气机以透达外邪，并针对邪及少阳之"发热恶寒"一症而设；桔梗配甘草即《金匮要略》之桔梗汤，可开宣肺气，化痰排脓；芦根甘凉清热，生津止渴；杏仁、前胡宣肺止咳化痰，半夏化湿去痰，宽中降逆；生谷芽、生麦芽健脾和胃，以防大量苦寒之品伤胃之弊。诸药相伍，共奏疏风散热，清化热痰之功。在应用中，若胸透见肺部感染较明显或化验血常规白细胞较高者可重用银翘、黄芩，或加服黄芩苷，每次 3~4 片，每日 3~4 次，若痰黏难咳者可先加瓜蒌皮、生蛤壳，不效再加服鲜竹沥，每次 1 支，每日 2~4 次。竹沥"性寒而滑，风热暴火有痰者宜之"，尤适用于痰黏难咳者，用之可使咳痰爽快，痰量减少而起止咳平喘作用。痰黄如脓者加冬瓜仁、鱼腥草，胸痛加桃仁，体温不甚高时去柴胡，兼有风寒加荆芥、防风，便秘加生大黄、枳实，舌苔厚腻加厚朴、陈皮、薏苡仁，恶心呕吐加生代赭石、竹茹，痰中带血加仙鹤草、藕节或茜草、白茅根。

九、师从张鸿祥教授学用桂枝汤治疗更年期综合征

张鸿祥是上海中医药大学的名老中医。张鸿祥教授不仅是风湿病专家，在治疗内科疑难杂症方面也积累了丰富的临床经验，尤擅长以《伤寒论》桂枝汤为主论治更年期综合征。张老认为女性更年期综合征属中医学戴阳证，多因肝肾亏虚，或血虚肝旺，或营卫失和，营不内守，卫不外护，治宜养血柔肝，调和营卫为大法，"汗为心之液"，故佐以宁心安神，敛汗止汗。

附：师从张鸿祥教授验案心得

患者周某，女，57 岁。1983 年 9 月 9 日初诊。

月经停息 5 年，病情错杂，有时怕冷恶风，有时烘热汗出，睡眠不好，易心烦心慌，腰部酸困。舌质黯红，舌苔白腻有裂纹。

西医诊断： 更年期综合征。

中医诊断： 戴阳证。

辨证： 血虚肝旺，营卫失和，营不内守，卫不外护，兼以心神不宁。

治法： 养血柔肝，调和营卫，佐以宁心安神，敛汗止汗。

处方： 张仲景《伤寒论》桂枝汤加味。炒桂枝 1.5g，炒白芍 12g，炙甘草 5g，生姜 2 片，红枣 7 枚，当归 10g，生黄芪 10g，炒酸枣仁 10g，生龙骨、生牡蛎各 30g。7 剂，水煎服，日 1 剂，水煎 2 次，分 2 次温服。

二诊（9 月 15 日）： 药后，心烦心慌、睡眠均有好转，怕冷恶风，出汗亦减，舌苔薄红，边有齿痕，脉细弦。病情错杂已久，前方得效，今不多更动，以冀巩固奏效。守上方加茯苓 10g。10 剂，日 1 剂，水煎 2 次，分 2 次温服。

效不更方，守上方继进 10 余剂而告愈，追访 3 年余未发。

按语： 本案绝经 5 年来，心烦易怒，烘热汗出，怕冷恶风，腰酸困痛等症时轻时重，辗转各地，多方治疗，均无疗效，且日益加重。无奈前往上海曙光医院求张鸿祥教授诊治。张鸿祥教授以仲景《伤寒论》桂枝汤为主方辨证施治获愈。《伤寒论》曰："病常自汗出者，此为荣气和。荣气和者，外不谐，以卫气不共荣气谐和故尔。以荣行脉中，卫行脉外，复发其汗，荣卫和则愈，宜桂枝汤。"此原文提示要点在于"卫不与荣和""常自汗出"的证治。本案之证，虽历 5 年有余，既往皆以补益肝肾，益气养阴之法论治却无效，但其证始终属荣卫不和之因，故张老施以经方桂枝汤调和荣卫为主，佐以养血柔肝，宁心安神，而获效颇佳。另外，值得指出的是桂枝一

味的独特用法，当用于更年期综合征时，应小剂量（1.5g），且必炒用，即炒桂枝，此用法也常见于万希文老中医的临床中。

十、师从吴竺天教授打下中医妇科和男科基础

吴竺天是上海中医药大学附属曙光医院名老中医，在中医药治疗阳痿早泄、不育不孕、经带胎产等方面具有丰富的临床经验。高教授抄方期间总结吴老用药特点如下。

1. **阳痿** 辨证多属肝肾亏虚，肾阳不足，治宜补益肝肾，温肾益阳，药用川续断、狗脊、阳起石、巴戟天、肉苁蓉、仙茅、淫羊藿等。

2. **早泄** 辨证多属脾肾两虚，肾气不固，治宜补益脾肾，固肾涩精，药用芡实、金樱子、怀山药、山茱萸、桑寄生、莲须、龙骨、牡蛎等。

3. **不育** 辨证多属脾肾两虚，肾精亏乏，治宜补益脾肾，生精填精，方选五子衍宗丸加川续断、狗脊、龟胶、鹿角胶等。

4. **不孕** 辨证多属肝肾亏损，冲任失调，治宜补益肝肾，调理冲任，方选丹栀逍遥散为主，月经量少加香附、益母草、鸡血藤；月经量多或崩漏加荷叶炭、海螵蛸粉、煅龙骨、煅牡蛎。

5. **月经先期** 经前心烦乳房胀痛，辨证多属肝郁气滞，气郁化火，方选丹栀逍遥散加减。

6. **白带** 辨证属湿热下注者，治以清利湿热，药用白薇、败酱草、鸡冠花等。

7. **产后缺乳** 鹿角霜10g冲服。

十一、师从陈瑞春教授学习《伤寒论》

陈瑞春是江西中医药大学教授，伤寒教研室主任，也是高教授在校学习时的伤寒老师，陈瑞春教授从事《伤寒论》教学、临床、科研工作50余年，主攻"六经辨证的临床应用"。临证擅用经方，长于内科心、肝、胆病及妇、儿科部分疑难杂症。如中药调治甲肝、乙肝、肝硬化、冠心病、肾病综合征、尿毒症、肿瘤、小儿厌食等都有很好的疗效。其临床经验丰富，学术思想独具特色。主要有以下几点。

陈瑞春教授认为，辨治杂病，临证疑似之处甚多，必须依靠医生进一步的问诊才能做出正确诊断。陈瑞春教授问诊立足鉴别，往往要言不烦，高教授认为陈老问诊第一要分清主诉症状，抓住诊治的主要矛盾；第二，注意围绕主诉展开，迅速找出鉴别要点；第三，注意问诊与他诊交替，多诊合参；第四，问诊要懂得

用排除法。第五，要善于引导患者叙述病情。

另外，在跟诊过程中，陈瑞春教授还指出，面色关乎预后，五轮八角，亦可见微知著。尤其是五官，如鼻头青、目睛青、耳垂干瘪等，直接关乎脏病，五脏真相，多从面出。如面色阴沉晦黯，预示肾水不足，两颊发青为肝色外露，虽然与西医肝功能指标不一定相应，但与病势的轻重缓急甚为相关。肝硬化患者面色黄与青，关乎预后之好坏；肾病、高血压等都有特殊面容，如肾性高血压面容青紫、青铜色，是脾肾不足、肾水泛滥。看眼神对病情的轻重深浅也很有意义，尤其是慢性病、衰老深重者目光失神，预示肝肾衰败。而观舌时，舌质舌苔宜分开看，舌质往往一眼可辨，而舌苔则需多花时间。

陈瑞春教授喜欢用经方，亦善于用经方，尤其是小柴胡汤、四逆散、桂枝汤、半夏泻心汤、苓桂术甘汤、真武汤之类。陈老临证虽非常重视经方的临床运用，但亦体会到经方并不能解决临床遇到的所有问题，所以教导后辈要经方与时方合用，有时单用时方也常获效，补充了经方之未备。

陈老根据《内经》"有诸内，必形诸外"的理论，对一些外部局部症状较为明显的疾病，常采用内外兼用的方法，起到了相得益彰的作用。

陈老临证治杂病，不仅治疗消化系统疾病，治疗其他疑难杂病时，也很注重调理肝胆脾胃，认为杂病以气滞痰湿为病机，而气机以中焦为枢纽，痰饮水湿以脾失健运为源头，肝胆为气机水湿运化之先导，故许多非消化系统病变，其受病之所，虽在不同脏器，但发病之源常关乎肝胆脾胃，这也是柴胡类方可以兼治多种系统疾病的原因。高教授在临证中深谙此道，应用于临床，多有获验。

此外，陈瑞春教授在临床中对于舌苔白腻或厚腻之脾湿内蕴诸证，善运用二陈汤和温胆汤治疗，获效颇佳。

第二章

学术思想与验方精选

高教授治学严谨，精于临床，尤对慢性肾衰竭、尿毒症、各型肾炎、糖尿病肾病、肾结石、肾绞痛等肾脏疑难病有精深研究和独特疗法。

第一节 学术思想

一、强调整体观念

高教授在临床中特别强调辨证论治肾病要以整体观念为理论基础。他认为中医调整的是人，调整的是人体机能的失衡，而不是只针对机体内某一处的单一疾病，不能只偏执于对某些局部临床症状的感性认识。在肾病治疗中，更要紧抓整体，不能受西医概念的影响，见水肿就想到利尿，见咽痛就想到解毒，把握病机，治疗中不能拘于肾，同时注意治肺、调脾、治心、调肝，同时还要考虑阴阳、表里、气分、血分、水分同治，补气行气与利水消肿等同调。

二、重视脾肾，调整先天后天

脾肾之间存在着先天生后天、后天养先天的关系。五行学说中补火暖土、培土制水的治则，既可调理脾胃，也可以用于治疗肾病。高教授认为慢性久病、重病病机以虚为本，治疗以扶正为主，尤为重视脾肾两脏对人体的重要作用。尝谓："脾为后天之本，气血生化之源，血之统在脾；肾为先天之本，元阴元阳之宅，气之根在肾。脾肾两脏与其他脏腑之间相互滋生和影响，若脾肾有病，不但本脏受累，而且容易影响到其他脏腑；反之，其他脏腑气血虚衰，也必累及脾肾。当慢性疾病发展至五脏受损，症情纷繁，治疗棘手之际，唯有培补脾肾一途，其他症状则迎刃而解。"这与清代医家吴谦"凡病久虚不愈，诸药不效者，唯有益胃补肾两途"的见解是一致的。中医脾肾的生理功能与西医的消化、血液、泌尿、免疫、内分泌等系统均有关系，对这些系统的慢性疾病，均可在辨证的基础上施以培补脾肾治疗，达到扶正祛邪的目的。

三、谨守病机，脾胃为本

"脾为后天之本"，高教授认为，中医的脾胃是一个代谢、形态和功能的综合概念，除了消化系统之外，还涉及全身多系统多器官的功能，如调节、代谢、免疫等。《内经》曰："饮入于胃，游溢精气，上输于脾，脾气散精，上归于肺，通调水道，下输膀胱，水精四布，五精并行。"可见机体的整个代谢过程，脾胃是关键。东垣云："人以胃气为本。""脾胃有伤，则中气不足，中气不足，则六腑阳气皆绝于外，故营卫失守，诸病生焉。"脾胃的状况，不仅与气血的生化及五脏的濡养关系密切，同时也是许多疾病发生的内在因素。脾胃为气机升降之枢，若脾失健运，则水湿停滞，痰浊中生，患者可出现痰饮、痞满、泄泻等证；痰浊闭阻心脉，瘀血阻络，可出现胸痹、心痛、心悸等病证，痰浊蒙蔽清窍，则可产生眩晕、中风、痴呆等。可见，脾胃在五脏六腑中显得格外重要。脾胃功能正常，水谷精微得以运化并濡养脏腑及四肢百骸，若脾胃虚损，则五脏失养。高教授特别强调：临证时常需特别重视脾胃的状况，不仅诊病辨证需重视，治疗用药更是如此。脾胃健运，也是提高和巩固疗效、增强抗病能力和促进机体康复的重要因素。故有"百病不已，宜从中治"之说，善医者只论元气精神。正所谓："知其要者一言而终，不知其要，流散无穷。"

四、多法同用提高疗效

对一包中药，前两煎口服，第三煎灌肠，第四煎药浴，采用三种给药途径，以充分发挥药效。传统中药方剂中，中药的有效成分单靠水煎不容易被充分煎出；另外，当药物进入人体后，相当比例的药物成分因分子太大，利用不充分。对于慢性肾衰竭尿毒症期等重症患者而言，肾脏纤维化程度太大，本身尿液就很难排出，服用大量中药汤剂，会加重肾脏的排泄负担，从而越治越重，而三种给药途径联合应用，既大大降低了患者的口服药量，又能使患者充分吸收药物的有效成分，可收事半功倍之效。其中皮肤和结肠透析可降浊排毒，活血利水以治标；口服透析可补益脾肾，扶正祛邪以缓图治本。

第二节　经验方精选

一、"肾主水"系列方（肾脏病）

1. 藿苏饮

组成：藿香 30g，紫苏叶 20g，姜半夏 10g，茯苓 10g，砂仁 6g（打，后下），白豆蔻 6g（打，后下），炒苍术 10g，炒白术 10g，生薏苡仁 30g，炒薏苡仁 30g，制大黄 10~30 克（打，后下），炒海螵蛸 30g（打碎，炒黄），煅龙骨 30g，煅牡蛎 30g，当归 10g，黄芪 10~30g。

功能：补益脾肾，降浊排毒。

主治：用于脾肾虚衰，浊毒瘀阻，命门火衰引起的慢性肾功能不全、慢性肾功能衰竭、尿毒症等。

2. 知柏合剂

组成：知母 10g，黄柏 10g，生地黄 10g，牡丹皮 10g，茯苓 10g，建泽泻 10g，山药 10g，山茱萸 10g，当归 10g，黄芪 30g，生薏苡仁 30g。

功能：滋养肝肾，活血利水。

主治：用于肝肾阴虚，瘀血阻络引起的慢性肾小球肾炎、肾病综合征、糖尿病型肾病等。

3. 消肿合剂（五苓合剂）

组成：茯苓 30g，茯苓皮 30g，猪苓 10g，建泽泻 10g，桂枝 6g，白术 10g，当归 10g，冬瓜皮 30g，大腹皮 10g，黄芪 30g，车前草 30g，鱼腥草 15g。

功能：健脾益肾，利水消肿。

主治：用于脾肾两虚、气化失司之各种水肿。适用于慢性肾小球肾炎等水肿为主者。

4. 肾病合剂

组成：防己 10g，椒目 3g，炒葶苈子 9g，制大黄 3g，茯苓、茯苓皮各 30g，猪苓 20g，建泽泻 6g，桂枝 6g，炒白术 10g，大腹皮 30g，当归 10g，黄芪 60g。

功能：温通脾肾，化气行水。

主治：脾肾阳虚，气化失司之水肿，适用于肾病综合征，低蛋白血症引起的四肢水肿、腹水、胸水、心包积液等。

5. 金水合剂

组成：生薏苡仁、炒薏苡仁各 60g，蝉蜕 6g，蛇蜕 6g，桑叶 10g，紫苏叶 10g，荷叶 10g，枇杷叶 10g，积雪草 10g，凤凰衣 3g，冬虫夏草 0.5g。

功能：补益脾肾，金水同调，淡渗利湿。

主治：肺肾两虚引起的以蛋白尿为主的肾炎、各型肾病、肾衰竭、肾功能不全等。

6. 消白合剂

组成：生地黄、熟地黄各 6g，怀山药 15g，山茱萸 10g，茯苓 10g，枸杞子 15g，牡丹皮 10g，炒白术 10g，陈皮 6g，当归 10g，黄芪 60g，桑螵蛸 30g，芡实 30g。

功能：培补肾气，固肾涩精。

主治：肾气虚弱，肾精不固引起的以蛋白尿为主的各型肾病。

7. 血淋合剂

组成：女贞子 10g，旱莲草 30g，白茅根 30g，荷叶 10g，琥珀粉 6g，茜草 10g，仙鹤草 15g，三七粉 3g，车前草 15g，煅牡蛎 30g。

功能：滋养肝肾，凉血止血。

主治：以血尿为主的各种肾炎、IgA 肾病等。

8. 石淋合剂

组成：金钱草 30g，海金沙 30g，鸡内金粉（炙）10g，郁金 10g，瞿麦 10g，夏枯草 10g，琥珀粉 6g，广木香 6g，钩藤 10g，石韦 10g，延胡索 10g，草薢 10g，萹蓄 10g，土茯苓 10g，冬葵子 10g。

功能：清热利湿，通淋止痛，溶石排石。

主治：湿热内蕴日久引起的各种泌尿系结石，或伴有腰腹疼痛、肾绞痛等。

9. 热淋合剂

组成：草薢 10g，萹蓄 10g，瞿麦 10g，土茯苓 10g，生地黄 6g，车前草 15g，金钱草 15g，琥珀 3g，白茅根 15g，川木通 6g，柴胡 10g，乌梅 10g，乌药 10g。

功能：清热利湿。

主治：湿热内阻引起的尿道炎、肾盂肾炎等泌尿系感染。

二、"肾主精"系列方（男性病）

1. 阳起汤

组成：阳起石 30g，川续断 12g，金狗脊 12g，巴戟天 12g，肉苁蓉 12g，山茱萸 12g，仙茅 10g，淫羊藿 15g，枸杞子 12g，菟丝子 12g，龟甲胶 12g，鹿角胶 12g。

功能：补肾壮阳，生精填精。

主治：阳痿，早泄，性欲冷淡，性功能障碍等。

2. 前列康合剂

组成：川续断 10g，金狗脊 10g，炒杜仲 10g，怀牛膝 10g，淫羊藿 10g，车前草 10g，蒲黄 10g，黄芪 10g，琥珀 3g，萆薢 10g。

功能：补益肝肾，化浊通淋。

主治：肝肾亏虚，湿热内蕴引起的前列腺炎、前列腺增生、前列腺肥大出现尿频、尿急、尿等待、尿余沥不尽等症者。

3. 翁沥通合剂

组成：薏苡仁 30g，浙贝母 12g，川木通 6g，炒栀子 9g，金银花 12g，旋覆花 6g，泽兰 6g，川牛膝 10g，车前草 12g，山茱萸 10g，肉桂末 2g，淫羊藿 15g。

功能：清热利湿，散结祛瘀。

主治：用于证属湿热蕴结，痰瘀交阻之前列腺增生症。

4. 生精育子丹

组成：川续断 10g，金狗脊 10g，阳起石 20g，炒杜仲 10g，怀牛膝 10g，巴戟天 10g，肉苁蓉 10g，锁阳 10g，枸杞子 10g，菟丝子 10g，覆盆子 10g，车前子 10g，五味子 10g。

功能：补益肝肾，生精育子。

主治：肝肾亏损、肾精亏乏、肾阳不足或肾阳虚弱引起的阳痿、性功能障碍、无精症、不育症等。

5. 固肾涩精丹

组成：芡实 30g，金樱子 15g，益智仁 10g，莲须 30g，煅龙骨、煅牡蛎各 30g，当归 10g，黄芪 20g，人参 5g，刺猬皮 5g。

功能：补益脾肾，固肾涩精。

主治：脾肾两虚，肾气不固或肾精亏乏引起的性欲冷淡、遗精、滑精、早泄等症。

6. 遗尿合剂

组成：山茱萸 10g，桑寄生 20g，山药 15g，益智仁 10g，菟丝子 10g，芡实 30g，金樱子 10g，煅龙骨、煅牡蛎各 30g，仙茅 10g，淫羊藿 10g，刺猬皮 5g。

功能：温补肾阳，益气固肾。

主治：肾阳不足，肾气亏乏引起的尿频、尿多、夜尿频数、遗尿，以及先天不足引起的小儿尿床等症。

三、"肾主骨"系列方（骨伤病）

1. 痛风合剂

组成：威灵仙 15g，忍冬藤 30g，桑枝 30g，西河柳 30g，独活 12g，桑寄生 20g，秦艽 12g，海风藤 15g，络石藤 15g，鸡血藤 15g，伸筋草 12g，延胡索 12g。

功能：祛风除湿，通络止痛。

主治：高尿酸血症、痛风、风湿性、类风湿性关节炎、骨性关节炎等颈肩腰腿痛。

2. 骨刺外敷液

组成：白芥子 30g，白及 10g，羌活、独活各 15g，威灵仙 30g，延胡索 15g，麻黄 15g，红花 6g，生姜 30g，樟脑 30g，冰片 15g，加 50~55 度白酒浸泡 72 小时后，毛巾浸药做疼痛局部湿热外敷，每天 1~2 次，每次 1~2 小时。

功能：培补肝肾，活血通络，祛风除湿。

主治：骨质增生。

3. 痛速康外敷袋

组成：生川乌 10g，生草乌 10g，生半夏 10g，生南星 10g，生大黄 10g，生马钱子 6g，羌活、独活各 10g，红花 10g，麻黄 10g，威灵仙 15g，猪牙皂 10g，樟脑 30g，冰片 20g 等。

功能：散寒除湿，消痰化瘀，软坚散结，通络止痛。

主治：痰瘀寒湿，痹阻经络渐发骨刺而引起的骨质增生、骨性关节炎等颈肩腰腿痛。

四、"肾开窍于耳，主生长发育和生殖"系列方（耳病、妇科病）

1. 逍遥合剂（丹栀合剂）

组成：牡丹皮 10g，炒栀子 10g，醋柴胡 10g，炒白芍 10g，全当归 10g，云茯苓 10g，炒白术 10g，薄荷叶 6g，生甘草 6g，生姜 6g，红枣 6g，制香附 10g。

功能：疏肝理气，清泻肝火。

主治：肝气郁结，气郁化火引起的妇女月经不调、经前紧张综合征，出现月经提前、经前心烦易怒、胸闷气短、乳胀胸痛等症。

2. 崩漏合剂

组成：炒荷叶 15g，煅龙骨、煅牡蛎各 30g，棕榈炭 10g，三七粉 3g，仙鹤草 10g，当归头 10g，北黄芪 30g，炒海螵蛸粉 30g。

功能：补益肝肾，调理冲任，固崩止血。

主治：肝肾亏损，冲任失调引起的月经不调、子宫出血、经血淋漓不尽、崩漏等症。

3. 通经合剂

组成：鸡血藤 30g，制香附 15g，益母草 10g，全当归 10g，大川芎 6g，白芍药 10g，熟地黄 10g，单桃仁 10g，怀红花 6g，醋柴胡 10g，炒栀子 10g，牡丹皮 10g。

功能：活血化瘀，调理冲任。

主治：气滞血瘀、冲任失调引起的月经后期、闭经等症。

4. 完带合剂

组成：白薇 12g，败酱草 12g，贯众 10g，白术 10g，苍术 10g，黄柏 10g，薏苡仁 15g，鸡冠花 12g，蒲公英 10g，金银花 10g，地肤子 15g，白鲜皮 15g，甘草 10g。

功能：健脾燥湿，清利湿热。

主治：脾湿过盛，湿热下注引起的白带过多，宫颈炎、阴道炎、盆腔炎、附件炎、外阴瘙痒等妇科炎症。

5. 安胎合剂

组成：白术 10g，黄芩 10g，砂仁 5g，党参 10g，桑寄生 10g，艾叶 6g。

功能：健脾益肾，安胎保胎。

主治：脾肾两虚引起的胎动不安、先兆流产、带病保胎等。

6. 更年康合剂

组成：荷叶 10g，煅龙骨、煅牡蛎各 30g，地骨皮 10g，炒桂枝 6g，当归 10g，白芍 10g，茯苓 10g，牡丹皮 10g，炒栀子 10g，白术 10g，炙甘草 10g，生姜 6g，红枣 10g。

功能：补益肝肾，调理冲任，引火归原。

主治：肝肾亏损、冲任失调、虚阳外越引起的失眠多梦、烘热汗出、心烦易怒等更年期综合征见症。

7. 耳鸣耳聋汤

组成：灵磁石 30g，醋柴胡 10g，干生地黄 6g，怀山药 10g，山茱萸 10g，牡丹皮 10g，云茯苓 10g，枸杞子 10g，肥知母 6g，川黄柏 6g，石菖蒲 10g，郁金 10g，琥珀粉 3g（冲）。

功能：滋养肝肾，清心开窍。

主治：肝肾亏损，水不涵木，清窍蒙闭引起的老年性肾虚性耳鸣、耳聋等。

第三章

肾系疾病临证经验

第一节　肾功能衰竭诊治经验

一、诊治经验

（一）脾肾同调，标本兼顾

慢性肾功能衰竭（CRF）是指各种肾脏疾病引起的缓慢进行性肾功能损害，表现为一系列临床症状和生化、内分泌等代谢紊乱，最后导致尿毒症和肾功能完全丧失的临床综合征。从原发病到肾功能不全，间隔可为数年到十余年。慢性肾功能衰竭（CRF）属于中医学关格、水肿。关格是指由于脾肾阴阳衰惫，气化不利，湿浊毒邪犯胃而致的以小便不通与呕吐并见为临床特征的一种危重病证。本病多由水肿、癃闭、淋证等病证发展而来。高教授提出本病的主要病机为脾肾虚衰，浊毒瘀阻。脾虚生湿，湿久为"浊"，浊久生"毒"，久病多"瘀"，湿浊毒瘀，壅阻于内。治当祛邪为先，邪去正自安！

早在1982年，高教授在上海中医学院附属曙光医院学习期间就与著名中医肾病专家张天教授探讨中医药治疗肾病、肾功能衰竭。在治疗肾功能衰竭中，高教授发现肾功能衰竭患者体内多缺乏锌、锰、铁、钙等微量元素和甲壳质——几丁质、几丁聚糖。因此以温通补益脾肾，扶正降浊解毒，活血化瘀利水为治疗大法，活用张仲景《金匮要略》大黄附子汤，结合现代医学微量元素学说和甲壳质学说研制出仲景肾复康脐袋、肾衰灌肠液、救肾药浴液、龟鹿益肾丸（慢肾康）、补肾胶囊、肾毒清、肾愈康、肾宁康、肾喜康、白龙液等中药非透析疗法药物（又称仲景中医药无创伤透析疗法），多种途径（脐疗、灌肠、药浴及口服）用药，灵活机动，扬长补短。经长期临床观察，此法具有明显缓解症状，改善肾功能、降血肌酐、升血色素等作用，并具有疗效持久，费用低廉，方便易行，患者乐于接受的优点，且可建立家庭病房，由亲属护理，使患者得到心理安慰而提高生活质量，又可减轻患者和家庭的沉重精神压力及经济负担。

1. 口服中药透析 因本病主要为正虚邪实、本虚标实，且以标实为重。治当以祛邪为先，邪去正自安。水肿大多采用五苓合剂加减应用，药用茯苓 30g，茯苓皮 30g，猪苓 10g，建泽泻 10g，桂枝 6g，白术 10g，当归 10g，冬瓜皮 30g，大腹皮 10g，黄芪 30g，生薏苡仁、炒薏苡仁各 30g，其中黄芪、当归补气活血（现代研究显示两者有通肾气，改善肾血流量、肾动脉压，减少肾小球基底膜免疫复合物等作用）。甲壳质具有增强免疫力，吸附体内重金属和非蛋白氮等毒性物质而保护肾脏功能的作用；具有抗氧自由基作用；具有降压、降脂、降糖作用；具有调节内分泌和神经功能作用；具有超广谱抗菌等综合作用。因此临证时加用两衣散（蝉蜕、蛇蜕）、三衣散（蝉蜕、蛇蜕、凤凰衣）等含甲壳质的中药治疗 CRF。

2. 皮肤透析 可以通俗地理解为中药泡洗，采用八法中汗法原理。汗法为中医八法（汗、吐、下、和、温、清、消、补）之首要治法，历代医家对汗法倍加推崇，临床运用汗法治疗疑难重症而获奇效的案例很多。《内经》中的"开鬼门，洁净府，去菀陈莝"，即发汗、利尿、活血化瘀之义。张仲景在《伤寒论》和《金匮要略》中更加重视汗法，其中《伤寒论》112 方中以发汗为主的方药过半；《金匮》中的"腰以上肿，当发汗乃愈""湿家身烦疼……发其汗为宜""风水恶风，一身悉肿……越婢汤主之"等均为仲景灵活运用汗法治疗疑难杂症的范例。而今我们活用医圣张仲景《伤寒》《金匮》中的汗法理论用于治疗 CRF 取得良好效果。中医认为"肺主皮毛"，发汗宣肺可获"提壶揭盖"之功，通过发汗宣肺、解肌而达到利尿消肿、祛邪排毒的功效。皮肤是人体面积最大的脏器，大约有15 亿以上的汗腺和毛孔，皮肤和汗腺是人体很重要的吸收与排泄器官，药物透皮吸收的作用已被试验证实，因此皮肤是非常理想的给药途径。CRF 患者有严重的氮质血症，大量尿素氮从汗孔排出体外并堵塞汗腺，导致皮肤损伤，皮色黑黯污秽不洁，肌肤甲错如鳞，瘙痒难忍而抓痕累累，又因肾阳虚弱，命门火衰而畏寒怕冷，长期不浴，尿素堆积如垢，致使排出体外的非蛋白氮又重新吸收到体内。这种恶性循环导致肌酐、尿素氮居高不降。此时，要想打破这一恶性循环，以中医汗法为主的中医药皮肤透析疗法既可及时清理尿素霜使其不再吸收入体内，又可把药物成分通过汗腺吸收入体内，且不经消化道胃酸破坏及肝肾代谢过程，可大大提高有效成分的利用率。

3. 结肠透析　结肠是消化道的终末阶段，以吸收水分为主要功能，降结肠下段形成的结肠袋是一个非常好的给药途径，其具有很强的吸收和排泄功能。采用肾衰灌肠液 200mL，加温至 45℃ 左右，做高位持续点滴，即自肛门插入约 35cm 的导管到达降结肠袋，将药液灌注于降结肠袋，因其具有较好的弥散透析作用，既可将有效成分迅速吸收入体内，又可让体内非蛋白氮等毒素随大便排出体外。通常应用大黄通腑降浊，红花化瘀，生槐花、蒲公英解毒，炮附子温振阳气，海螵蛸、煅龙骨、煅牡蛎、艾叶炭吸附浊毒，各药用量小至 1~3g 即可奏效，并可随证加减，例如恶心加竹茹，纳差加焦三仙（焦麦芽、焦山楂、焦神曲）等。此法适应于 CRF 的各个阶段，尤其是当患者出现恶心呕吐、纳食不进而无法口服给药时，当水肿少尿，或腹水、胸水而无法通过静脉途径给药时，更能显示出其快速应急的独特优势。

皮肤和结肠透析联合用药可迅速降浊排毒，活血利水以急则治标。

（二）饮食调控

饮食调控十六字口诀："少食多餐，蔬菜水果，山货海产，三高三低。"具体解释如下。

1. 少食多餐　血肌酐的产生来源于饮食及肌肉运动，只有有效减少血肌酐的生成方可延缓肾脏的损伤。少食可以有效减少血肌酐的生成，但是长期饮食不足容易导致营养不良，因此高教授提倡少食多餐的进食方法，强调患者每餐吃半饱或多半饱，每日可吃 4~5 餐，饥饿时可吃一个苹果，也算一餐，为了方便，建议用双层保温桶储存热食，下层放汤（冬瓜汤等）、糊（营养糊等）或粥（八宝粥等），上层放干粮（如小笼包、小馒头、小饺子、小馄饨等）。

2. 蔬菜水果　蔬菜水果中不含蛋白质，含有大量维生素及纤维成分，可以有效地预防大便干结等情况，同时能够减少血肌酐的生成。但需要注意水果中的香蕉、橘子当有所限制，在尿量明显减少时需要控制这类水果的摄入量。

3. 山货海产　山货以蘑菇、木耳等为代表，海产以海带、紫菜为代表，此类食物中含有丰富的微量元素，其中锌、锰等微量元素可以帮助改善肾功能。

4. 三高三低　三高即高纤维素、高维生素、高微量元素，多摄入"三高"食物，可以有效减少血肌酐的生成，延缓疾病的进展。三低即低钠、低脂、低蛋白，糖尿病患者尚需要注意低糖。北方人口味较重，食盐摄入量往往较高，长期摄入大量的食盐易导致高血压、水钠潴留，因此需要低盐饮食。蛋白质经代谢分解后产生肌酐、尿素等废物，减少蛋白摄入即是减少血肌酐的生成。现代人生活质量高，大鱼大肉是家常便饭，高血脂导致体内血管粥样硬化形成，因此饮食当清淡，避免高脂饮食。

（1）**高纤维素** 多吃富含膳食纤维的蔬菜。以无公害绿色蔬菜为佳，以瓜类为主，如冬瓜、南瓜、苦瓜、黄瓜、笋瓜、丝瓜、西葫芦，以及红萝卜、白萝卜、大白菜、包菜、西红柿、西蓝花等。

（2）**高维生素** 以多种富含维生素的果蔬为主，如苹果、梨、柚等，建议在餐前饥饿时吃水果，既可避免低血糖，又可防止升高血糖，若餐后进食水果易升高血糖，而过多的血糖也可转换成脂肪，不利于健康。

（3）**高微量元素** 补充肾功能衰竭患者机体内缺乏的微量元素，对疾病的恢复很重要，主要补充锌、锰、钙、铁、铬等。

（4）**低钠** 即低盐饮食，按照世界卫生组织的建议，亚洲人每日进盐不超过 6g 为宜。

（5）**低脂** 即减少胆固醇含量高的动物脂肪的摄入量，如忌食动物内脏、鱿鱼和猪蹄（含胆固醇高）等。

（6）**低糖** 强调低糖饮食，尤其是糖尿病肾病合并肾功能衰竭患者，过多的糖也会转换成脂肪，储存在肝脏，对心、脑、肝、肾均不利。

总之，饮食在强调"少食多餐，三高三低"的基础上，还要做到"多样化"，每日的主食、副食、蔬菜、水果尽量达到 20~30 种。

（三）治肾功能衰竭五方

1. 肾复康脐袋（国家专利号：ZL-97212328.8） 本品为张仲景《金匮要略》大黄附子汤加减化裁浓缩提取精制而成。针对 GRF 脾肾两虚，浊毒瘀阻，正虚邪实者，以温通（补）脾肾、活血利水、扶正降浊、补充微量元素为治则。《金匮》大黄附子汤为温通之剂，原为寒实积滞腹满的寒结证而设，今取法外治，以脐疗主攻 CRF。方中选用苦寒峻下，其性剽悍之生大黄为主药，配以大热温阳通经之品附片、细辛，可变峻猛寒泻为温通脾肾之阳气，既可温补脾肾以培本，又可通泻浊毒以治标。对肾功能衰竭患者体内微量元素测定发现，肾功能衰竭者体内多缺乏 Zn、Mn、Fe、Ca 等微量元素，文献报道，细辛含 Zn 52.2ppm，含 Fe 4036.0ppm，另加仙茅（含 Mn 154.90ppm）、山奈（含 Mn 666.1ppm）、红豆蔻（含 Mn 929.4ppm），均有补充微量元素作用；艾叶具有避秽解毒、温经通络功能，与山奈等协同可引药入肾。结合现代药剂学研究，改变给药途径，内病外治，配合特殊装置和离子渗透剂（月桂氮酮），将有效成分通过神阙穴透入人体经络脏腑，引药入肾，以调节体液代谢及免疫机制等达到改善和恢复肾功能的目的。

2. 肾衰灌肠液（豫药制字 Z20120431） 本品以张仲景《金匮要略》大黄附子汤加减浓缩提取而成，内含大黄、附片、六月雪、煅牡蛎等。规格 200mL。

用法：每日 1~2 次，做高位结肠持续点滴。

操作规程：术前嘱患者尽量排空大便，暴露臀部，护士或家属将加温至 38~42℃ 的肾衰灌肠液 200mL 吊挂于输液架上，取一次性输液器一套，上端插于常规消毒过的药瓶皮塞，下端接一支成人导尿管，远端涂以液体石蜡或麻油（以生麻油为佳）。此时嘱患者以左侧膝胸卧位，张口，平稳呼吸，切勿鼓肚，术者戴好手套，将导尿管徐徐插入肛门 30~35cm，通过直肠、乙状结肠，末端达降结肠部位，松开调速夹，使药液缓慢滴入，流速控制在每分钟 25~35 滴为宜，切勿过速，以无痛、无刺激、无便意、完全吸收为最佳。滴注结束后将导尿管拔出，让患者静卧休息。有些患者毫无便意，有些患者 1~2 小时后觉便意，可排便 1次，若能坚持不排，待次日早上排便最好。本法严格讲不属灌肠，更不同于清洁灌肠，可视作高位结肠持续点滴或结肠透析，关键操作要点为："一排"，即术前要排便；"二位"，即患者术前要保持左侧卧位或左侧膝胸卧位；"三度"，即温度 42~45℃，深度 30~35cm，速度 25~35 滴/分。

3. 救肾药浴液（皮肤透析液） 药选大黄、附片、槐花、艾叶、藿香、紫苏叶、地肤子、白鲜皮等，水煎，取 1000mL 倒入浴桶中，再加入适度热水适量，做药浴浸泡，每次 30~45 分钟，每日 1~2 次。浴后平卧静养 1 小时。

4. 藿苏饮（肾愈康） 基本方为藿香 30g，紫苏叶 20g，姜半夏 10g，茯苓30g，制大黄 10~30g，炒海螵蛸 30g，煅龙骨 30g，煅牡蛎 30g，砂仁 6g，白豆蔻6g，炒苍术 10g，炒白术 10g，生薏苡仁、炒薏苡仁各 30g，当归 10g，黄芪 10~30g 等。

藿苏饮（肾愈康）是高教授临床 50 余年研制的治疗 CRF 经验方。其根据张仲景《伤寒论》小承气汤及《医原》藿朴夏苓汤加减化裁而来。其中小承气汤用于阳明腑实，属痞满者。具有泄热通便、破滞除满功效。藿朴夏苓汤出自清代名医石寿棠著《医原》，本方在《医原》中并无方名，仅列处方，在《感证辑要》中命名为藿朴夏苓汤，功能宣通气机、燥湿利水，主治湿热病，邪在气分而湿偏重者。

藿苏饮（肾愈康）是由小承气汤去枳实合藿朴夏苓汤去杏仁、猪苓、淡豆豉、泽泻、通草，加紫苏叶、砂仁、豆蔻、苍术、白术、薏苡仁、海螵蛸、龙骨、牡蛎、当归、黄芪等而成，全方共奏健脾益肾、芳香化湿、通腑降浊之功。方中藿香芳香宣透以疏表湿，使阳不内郁。现代药理研究证明，藿香具有抗菌、抗病毒、助消化、解痉、镇痛、抑制胃肠运动、促进胃肠功能正常化、抑制锌异常所致的肠道损害等作用。加紫苏叶辛温芳香，理气和中，解尿毒（非蛋白氮）；藿香、紫苏叶、砂仁、白豆蔻合用可加强芳香化浊之功，砂仁、蔻仁富含微量元素锌、锰，可补充肾功能衰竭患者体内所缺乏的锌、锰元素，以改善肾功能；姜半夏可燥湿运脾，使脾能运化水湿，不为湿邪所困；茯苓、薏苡仁合用淡渗利湿于下，使水道畅通，则湿有去路；苍术、白术健脾燥湿；大黄泄浊通腑排毒，可使浊毒自大便排出；当归、黄芪活血益气、化瘀养血，现代临床研究两者合用可改善肾动脉压，增加肾血流量，调节血压，改善肾间质、肾小管、肾小球基底膜，减少蛋白尿等功效；煅龙骨、煅牡蛎、海螵蛸具有较强的吸附非蛋白氮作用，故可降肌酐、尿素氮、尿酸等，同时两味药均富含微量元素钙，可改善肾性低钙，纠正酸中毒。全方诸药统筹上、中、下三焦，实为健脾益肾、芳香化湿、益气活血、扶正降浊之良方。

5. 龟鹿益肾丸（慢肾康）（豫药制字 Z20120420） 由龟甲胶、鹿角胶、熟地黄、山茱萸、当归、黄芪、红参、茯苓、猪苓、益母草、薏苡仁等 21 味组成。功能补益脾肾，填精固涩，活血利水。用于慢性肾炎、肾病、肾功能衰竭、肾病综合征、低蛋白血症、蛋白尿及肾虚引起的各种慢性疾病等。口服，一次 6~10g，每日 2~3 次。

二、验案精选

案一　关格、水肿（脾肾阳虚，浊毒瘀阻）

钱某，女，58 岁。1997 年 9 月 13 日初诊。

全身浮肿伴心悸、恶心 6 月余，加重 1 周。患者于 1997 年 3 月 10 日因心悸、水肿以冠心病住某院时发现肾功能异常，而转该院肾病科住院治疗半年余，1997 年 9 月 11 日外院查血清肌酐 855.6μmol/L，血清尿素氮 38.5mmol/L，血红蛋白浓度 98g/L，B 超及 ECT 均提示双肾体积缩小，呈慢性肾功能衰竭改变，因症状日益加重，后做人工肾血液透析，于 1997 年 9 月 13 日来我院住院求治。

刻下症见面色黯黑不爽，眼周乌黑如熊猫眼状，全身浮肿以下肢为甚，恶心呕吐频作，心悸失眠、胸闷气短、无汗、尿少（24h 尿量<500mL）、大便干结不畅。舌质黯淡，舌体胖大，舌边有齿痕，舌苔白厚腻而垢，舌根烂肿。脉沉细、

双尺脉细弱无力。

检查：体温 37.1℃，脉率 72 次/分，呼吸频率 22 次/分，血压 142/88mmHg。尿常规：尿蛋白（++），白细胞（+），粗颗粒管型 0~2/HP。血常规：白细胞 $11.2×10^9$/L，血红蛋白 98g/L，红细胞 $3.09×10^{12}$/L。

西医诊断：慢性肾功能衰竭。

中医诊断：关格，水肿。

辨证：脾肾阳虚，浊毒瘀阻。

治法：补益脾肾，降浊排毒。

处方：①口服（口服透析）：藿苏饮（肾愈康），加冬瓜皮30g，大腹皮20g，丹参10g。7剂，水煎服，日1剂。②药浴（皮肤透析）：以救肾药浴液5000mL，加热水适量，药浴，每次1小时，每日1~2次。③灌肠（结肠透析）：以肾衰灌肠液200mL，做高位结肠点滴，每日2次。

二诊：1997年9月20日。上法治疗1周后，恶心呕吐消失，可进食，水肿减轻，有汗出，尿量增加，大便通畅，日解3次而溏，腻苔已化为薄白腻苔，脉细。效不更法，守方继进。

三诊：1997年11月29日。查血清肌酐208μmol/L，血清尿素氮8.28mmol/L。恶心呕吐消失，纳食增加，水肿消退，尿量达2000mL/24小时，其他全身症状明显改善，舌质黯淡，苔薄白腻，舌根烂改善。脉细。守方继进。

四诊：1998年2月21日。查血清肌酐140μmol/L，血清尿素氮8.21mmol/L，血红蛋白浓度110g/L。诸症进一步改善，舌质淡红，苔薄白腻。脉细。

五诊：1998年3月10日。症情稳定，舌脉如前。守上方继进，并加服龟鹿益肾丸（慢肾康），每次10g，每日3次。

守上方治疗到1998年3月31日。诸症基本消失，舌质淡红，脉细。生活可自理，干简单家务活。继续用上方略有加减巩固治疗近13年，诸症均安，复查肾功能等指标均正常或接近正常。

按语：黑眼圈竟是肾功能衰竭先兆。本案钱女士平时性格开朗，爱说爱笑，退休后发现自己的眼圈逐日发黑，连她的小孙子也常开玩笑说奶奶是国宝级的"大熊猫眼"。起初还不在意，后被确诊为慢性肾功能衰竭，经上法治疗获效颇佳。高教授认为，五色入五脏，黑色入肾。慢性肾功能衰竭患者在发病前都有不同的先兆，其中肤色的变化对判断疾病的发生发展至关重要，很敏感。如皮肤灰黯发乌或黯滞不鲜，眼圈发黑，提示病位在肾。若眼睑浮肿，则上眼睑属脾，下眼睑属肾，上下均肿，则为脾肾两虚。可为临床辨证提供重要依据。

案二 关格、水肿（脾肾阳虚，浊毒瘀阻）

患者吴某，女，40岁。1993年7月14日初诊。

患者于4个月前因过度劳累又受凉感冒后出现头痛、低热、尿量减少，继之出现恶心呕吐，全身浮肿。先后辗转在天津各医院住院治疗2个月无效，且症状加重，后在南阳某院诊断为慢性肾炎并发尿毒症，治疗20余天仍不见好转，且病情日益加重，医院已下病危通知，告知家属其只能存活1~2个月。因患者经济条件极差（之前已因外出治病变卖了唯一的价值10万元的住房，还有一个2岁的儿子无人看管），已失去治疗信心，又畏做人工肾血液透析，随后转来我院求治。

刻下症见痛苦面容，头晕乏力，语声低怯，纳呆，恶心呕吐频作，面色黧滞污垢不爽，口唇苍白，皮肤粗糙，皮如甲错，全身浮肿，无汗，双下肢按之没指如泥，腹部膨隆，腹水征阳性。舌质淡胖，舌边有齿痕，舌苔白腻而厚。脉象沉细濡弱，双尺脉欲绝。尿量24h<500mL。

检查：尿蛋白（+++），白细胞（+），粗颗粒管型3~5/HP，血清肌酐530.4μmol/L，血红蛋白50g/L，红细胞$2.00×10^{12}$/L，红细胞沉降率12mm/h，抗溶血性链球菌"O"838U/mL。

既往史：10年前因左侧下肢静脉曲张而行左侧下肢大隐静脉切除术，术后侧支循环建立不佳，静脉回流障碍，引起下肢水肿，继而引起大量蛋白尿等症状，经治疗时轻时重，迁延至今。

西医诊断：慢性肾功能衰竭。

中医诊断：水肿，关格。

辨证：脾肾阳虚，浊毒瘀阻。

治法：温补脾肾，降浊解毒，活血利尿。

处方：①肾复康脐袋，外敷神阙、双肾盂等；②肾衰灌肠液200mL，临用前加5%碳酸氢钠注射液50mL，高位结肠持续点滴，2次/日；③藿香30g，紫苏叶15g，姜半夏12g，茯苓、茯苓皮各30g，砂仁、蔻仁各6g，焦三仙（焦麦芽、焦山楂、焦神曲）各20g，生薏苡仁、炒薏苡仁各60g，当归15g，黄芪30g，丹参15g，琥珀6g，制大黄15g，冬瓜皮30g，大腹皮15g，煅龙骨、煅牡蛎各30g，生姜6g，红枣10g。5剂，水煎服，日1剂。

二诊：1993年7月19日。以上法治疗4日，恶心呕吐基本消失，可进食，大便稀溏，日解3次，尿量增加，24h尿量>1000mL，浮肿大减。舌质黧淡，腻苔渐化。脉象沉细。守法上方继用，另加服藿苏饮（肾愈康），每次10g，每日

3 次。

三诊：1993 年 8 月 21 日。诸症消失，精神转佳，面色转红润，24h 尿量＞2000mL，大便溏薄，日行 2 次。舌质淡红，舌苔薄白微腻。脉象细数而较前有力。查血清肌酐 185.64μmol/L，血清尿素氮 9.46mmol/L，二氧化碳结合力 19.935mmol/L。带药出院巩固治疗。

四诊：1993 年 12 月 27 日。症情稳定，并已上班，一边工作，一边治疗。舌质淡红，苔薄白，脉细弦。查血清肌酐 123.76μmol/L，血清尿素氮 6.069mmol/L，二氧化碳结合力 20.7mmol/L，血红蛋白 100g/L。继续以上法巩固治疗。

至 1993 年年底，复查肾功能等指标均正常，见其红光满面，并一直坚持工作。经长期追踪随访，至今 27 年余未复发。

按语：本案是中医药非透析疗法的受益者之一，也是完全治愈并健康存活最长的患者（患者现在仍健康生活，一直工作到退休仍精神焕发）。多年来患者接受过不少新闻媒体的采访，也为众多肾功能衰竭患者坚定了治疗的信心，树立了榜样。

案三　关格、水肿（脾肾虚衰，浊毒瘀阻）

患者栗某，女，49 岁。2008 年 11 月 24 日初诊。

患者于 1 年前出现恶心、纳呆、大便干结不畅、腿抽筋、皮肤痒等症，因工作繁忙未做任何专科检查和治疗，只自服止呕、通便、抗过敏药，外擦多种止痒药。这次感冒发热，病情加重而来诊。舌质黯淡，舌苔黄腻。脉细沉，双尺脉弱。

检查：血清肌酐 1006μmol/L，血清尿素氮 48.1mmol/L，尿酸检查 361μmol/L，血红蛋白 64g/L，尿蛋白（+）。

西医诊断：慢性肾功能衰竭，尿毒症期。

中医诊断：关格。

辨证：脾肾虚衰，浊毒瘀阻。

治法：补益脾肾，扶正降浊，活血化瘀。

处方：①口服（口服透析）：藿苏饮加当归 10g，丹参 10g，蝉蜕 6g，焦三仙（焦麦芽、焦山楂、焦神曲）各 10g，甘草 6g。5 剂，水煎服，每日 1 剂。龟鹿益肾丸 6g，3 次/天，口服。②药浴（皮肤透析）：用救肾药浴液做皮肤透析，每日 1 次。③灌肠（结肠透析）：用肾衰灌肠液 200mL 做高位结肠透析，每日 1 次。

二诊：2009 年 3 月 31 日。复查血清肌酐降至 440μmol/L，血清尿素氮 24.9mmol/L，血红蛋白浓度 85g/L，诸症均有明显改善，嘱继续以上法观察治疗，逐日好转，病情向愈。

按语：皮肤瘙痒是肾功能衰竭尿毒症先兆。高教授认为，皮肤与肾脏关系非常密切。本案患者因长期皮肤瘙痒，自认为皮肤过敏而口服抗过敏药，外擦抗过敏药膏，甚至用一些治顽癣或牛皮癣的内含肝毒、肾毒性物质（如密陀僧、洋金华、朱砂、石灰等）的外用药，岂不知长期大量外擦，皮肤吸收的量也是非常惊人的，致使血肌酐大于1000mmol/L还不知晓，已进入慢性肾功能衰竭尿毒症期。因此，提醒皮肤瘙痒等皮肤病患者治疗期间勿忘查肾！

案四 癥瘕、关格、血淋（脾肾两虚，浊毒瘀阻，兼以胃气上逆，血不归经）

患者李某，女，63岁。1997年1月28日初诊。

主诉：间断性腰痛伴恶心呕吐2年，加重伴血尿3月余。

患者于2年前出现恶心呕吐，在某诊所当胃炎治疗1月余无效，又到某医院消化科住院仍不见效。至1996年年底发现双侧肾区向外突起，左侧肿物如鸭蛋大，右侧较左稍小，且见肉眼血尿不止，纳呆、腹胀及恶心、呕吐加重，伴大便干结如栗，腰部痛胀，神疲乏力。先后到两家医院急诊入院，予以止血敏、立止血等大量止血药，均不见效，且呕吐及血尿逐日增加，已下病危通知。1997年1月28日凌晨（春节前夕），患者家属万般无奈之际，前来我院求救。

刻下症见恶心呕吐，尿量减少。24小时约500mL肉眼鲜红血尿，大便干结，头晕乏力，腰酸困疼，双肾突起物触痛不适。T 36.8℃，P 68次/分，R 20次/分，BP 120/67mmHg，痛苦面容，面色萎黄，口唇苍白，形体消瘦，皮肤干燥失弹，咽红充血，双扁桃体Ⅰ度肿大。舌质黯淡，苔白垢腻，脉细沉。上腹部痞满胀痛。肝脾正常，双肾区分别可见突出物，左侧5cm×3cm，右侧2cm×1cm，触痛质硬，高低不平，部分有波动感。神经系统检查（-）。

检查：尿常规：色红混浊，蛋白（+），红细胞满视野；血常规：血红蛋白70g/L，红细胞$3.27×10^{12}$/L，白细胞计数$6.4×10^9$/L，血清肌酐283μmol/L，血清尿素氮22.0983mmol/L，二氧化碳结合力20.78mmol/L。1997年1月17日CT检查：双侧多囊肾，左侧>右侧，双肾增大变形，呈分叶状，肾盂肾盏被挤压消失，双肾内见多发大小不等低密度囊肿，CT值10HU±，边界清楚，部分囊肿互相融合，囊壁可见点状钙化，其中左肾下极可见一高密度囊肿，CT值43HU±。CT诊断：双侧多囊肾，囊肿内出血。

家族史：有明显的Alpots综合征家族史，其妹和弟均患多囊肾，并过早死于CRF，其侄子18岁，也患多囊肾。

西医诊断：多囊肾内出血合并慢性肾功能衰竭。

中医诊断：癥瘕，血淋，关格。

辨证：脾肾两虚，浊毒瘀阻，兼胃气上逆，血不归经。

治法：补益脾肾，扶正降浊，佐以和胃降逆，引血归经。

处方：①肾衰灌肠液 200mL，2 次/日，高位结肠持续点滴；②肾复康脐袋，脐疗；③口服和胃降逆、通淋止血、引血归经之剂。藿香 10g，厚朴 10g，法半夏 10g，茯苓 10g，砂仁 6g，白蔻仁 6g，白术 10g，白茅根 30g，仙鹤草 30g，当归炭 15g，田七粉 6g，琥珀粉 6g。5 剂，水煎服，日 1 剂。

二诊：1997 年 2 月 2 日。呕吐及肉眼血尿等症均有改善，舌质淡红，苔白薄腻，脉细。守上方加服藿苏饮（肾愈康）6g，3 次/日，补肾胶囊 0.9g，3 次/日，口服。继续观察治疗。

三诊：1997 年 2 月 17 日。呕吐消失，纳食增加，尿量增加，1800mL/24h，肉眼血尿已止，大便通畅，日 3 次，稀便。舌质淡红，苔白。脉细。查尿蛋白（-），红细胞（+），白细胞 0~3。血常规：血红蛋白 81g/L，红细胞 $2.81×10^{12}$/L。

处方：①肾衰灌肠液改每日 1 次；②脐袋继用；③口服守上方，去止血药仙鹤草、白茅根、当归炭、三七粉，加焦三仙（焦麦芽、焦山楂、焦神曲）各 10g，制大黄 6g，煅龙骨、煅牡蛎各 30g，生薏苡仁、炒薏苡仁各 30g。7 剂，水煎服，日 1 剂。

继续观察治疗。

四诊：1997 年 3 月 24 日。症情稳定，诸症明显改善。舌质淡红，舌苔白，脉细。查血清肌酐 100μmol/L，血清尿素氮 12.9234mmol/L，二氧化碳结合力 15.6mmol/L。继续以上法调理巩固治疗。

五诊：1997 年 6 月 2 日。复查尿、血常规均正常，血清肌酐 113μmol/L，血清尿素氮 6.2mmol/L，二氧化碳结合力 15.76mmol/L。诸症尽除，精神转佳，面色红润，纳食正常，二便均畅，氮质血症完全消失，可散步，买菜，做家务等。守方继进巩固。于 1997 年 6 月下旬，行多囊肾穿刺抽液加硬化剂治疗 2 次。随访 2 年无复发。

按语：莫把肾功能衰竭当胃病。高教授指出，本案患者是一个典型的具有遗传倾向的先天性多囊肾家族。其姐、弟、侄子、儿子均查明为多囊肾。尽管患者生活在医疗条件较好的城市，尽管患者的子女中有医务人员，但当时都没考虑到多囊肾引起的消化道症状和后来的血尿与肾功能衰竭有关。先后在数家大医院住院 2 年多，直到双侧多囊肾凸起如菠萝状、恶心呕吐、血尿如注，方来求救。因此，提醒患者若有食欲不振，恶心呕吐，胃脘胀满，泛吐酸水等消化道症状时，请及时查肾，以免延误肾功能衰竭的最佳治疗时机。

案五 关格、消渴（脾肾虚衰，浊毒瘀阻）

患者姜某，女，31岁。2014年7月14日初诊。

主诉：恶心呕吐，纳呆，吐酸，便秘，尿频，肤痒，腰痛，腿抽筋2周余。

患者于2周前因感冒发热引起恶心、纳呆等症，先后在当地及某省级医院门诊和住院治疗，仍不见好转而来我院治疗。舌质黯淡苔白腻，脉象细沉，双尺脉弱。2014年7月14日查血肌酐398μmol/L，血清尿素氮8.27mmol/L，尿酸140.44μmol/L，血红蛋白浓度98g/L，红细胞$3.11×10^{12}$/L，白细胞计数$10.02×10^9$/L。血糖6.37mmol/L，血清总蛋白74.5g/L，白蛋白55.1g/L，白球比2.8，尿蛋白（++）。肾穿病理报告：间质性肾炎。

既往史：糖尿病4年，合并糖尿病肾病1年余，长期口服降糖药至今，最近开始胰岛素治疗。

西医诊断：间质性肾炎合并肾功能衰竭。

中医诊断：关格。

辨证：脾肾虚衰，浊毒瘀阻。

治法：补益脾肾，扶正降浊。

处方：藿香10g，紫苏叶10g，姜半夏10g，茯苓10g，砂仁、蔻仁各6g，苍术、白术各10g，当归10g，黄芪10g，丹参10g，制大黄3g，琥珀3g，炒海螵蛸粉30g，煅龙骨、煅牡蛎各30g，竹茹12g，焦三仙（焦麦芽、焦山楂、焦神曲）各30g，生姜6g，大枣10g。7剂，免煎颗粒，日1剂，分2次开水冲服；②肾衰灌肠液200mL，每日1次，高位结肠点滴；③救肾药浴液，药浴，每日1次。

二诊：2014年7月22日。药后诸症明显改善，恶心呕吐消失，纳食增加，二便通畅，唯皮肤瘙痒，小腿抽筋。舌质黯淡红，苔薄白腻，脉象细数。

处方：①守上方加吴茱萸6g，7剂，免煎颗粒，日1剂，分2次开水冲服；②肾衰灌肠液，200mL，每晚1次，高位结肠持续点滴；③救肾药浴液中加白龙液（内含樟脑、冰片、明矾），药浴45分钟/次，每日1次（中午用）。

三诊：2014年7月28日。药后纳寐均转佳，大便转溏而通畅，日行2~3次，尿量中等，肤痒止，腿抽筋止，自觉精神良好。舌质淡红，苔白薄腻，脉细而较前有力。效不更方，原法继进，守上方口服、灌肠、药浴三管齐下。

到2014年8月29日，复查肌酐降至179.2μmol/L，血红蛋白浓度升至103g/L。纳食增进，睡眠转佳，二便通畅，肤痒止，腿抽筋止。生活可自理。继续巩固治疗至今，病情稳定向愈。

按语： 劳累和异地生活是诱发肾功能衰竭的因素之一。高教授认为，本案患者出生在南阳，远嫁山西数载，因环境改变，劳累过度，先患消渴，又发肾病，新感发热而诱发肾功能衰竭。《素问·举痛论》说："劳则气耗。"过度劳累则伤脾胃，诚如李东垣《脾胃论》说："形体劳役则脾病。"脾胃久虚及肾，故《素问·生气通天论》说："因而强力，肾气乃伤。"引起脾肾虚衰，脾虚湿困，湿久为浊，久病气滞血瘀，进而浊毒瘀阻，本虚标实，当标本兼顾，扶正降浊，采用上法三管齐下，收事半功倍之效。

案六 关格（脾肾两虚，浊毒瘀阻）

患者冯某，女，58 岁。2017 年 12 月 14 日初诊。

主诉： 纳呆恶心，严重失眠，心烦易怒，皮肤痒，腿抽筋月余。

患者于 2 年前出现尿蛋白，血肌酐升高，加重 1 个月来诊。7 年前出现蛋白尿，4 年前行肾穿刺病检示系膜增生性 IgA 肾病，2 年前发现血肌酐升高，先后在南阳市某医院及北京某医院门诊和住院治疗，效果不理想而来我院求治。舌质黯淡，苔薄黄腻，脉细弦。

检查： 血肌酐 392.8μmol/L，尿素氮 21.02μmol/L，尿酸 357.0μmol/L，二氧化碳结合力 20.5mmol/L，钾 5.62mmol/L，钙 2.0mmol/L，磷 1.9mmol/L，总胆固醇 6.57mmol/L，甘油三酯 1.55mmol/L，白蛋白 38.8g/L，血红蛋白 97.0g/L。尿蛋白（++），红细胞（++），24 小时尿蛋白定量 2.59mg/24h，尿渗透压 509mOsm/（$H_2O·kg$）。B 超示：双肾体小，左肾 85mm×39mm×37mm，右肾 83mm×43mm×45mm，双肾实质弥漫性损伤。左肾下极囊肿 12mm×11mm。

西医诊断： 左肾囊肿，系膜增生性 IgA 肾病合并慢性肾功能衰竭。

中医诊断： 关格。

辨证： 脾肾两虚，浊毒瘀阻。

治法： 补益脾肾，降浊排毒。

处方： ①霍苏饮加丹参 10g，琥珀 3g，焦三仙（焦麦芽、焦山楂、焦神曲）各 20g，免煎颗粒 21 剂，每日 1 剂，分 2 次温服；②肾衰灌肠液 250mL，高位结肠持续点滴，每日 2 次；③救肾药浴液，每日 1 次药浴；④龟鹿益肾丸 9g，每日 3 次；⑤红细胞生成素 3000U，每 3 日肌内注射 1 次。

以上法坚持治疗 21 日。纳食增加，恶心消失，肤痒止，腿抽筋止，唯夜寐欠安。复查血肌酐降至 269.7μmol/L，血红蛋白升至 125g/L。继续用上法巩固治疗。

按语：本案病程 7 年余，双肾萎缩，左肾囊肿，肾功能已失去过半，为脾肾虚衰之本症，又出现纳呆恶心，浊毒瘀阻之标症，故当标本同治，补益脾肾以治本，用龟鹿益肾丸和红细胞生成素降浊排毒治标，肾衰灌肠液皮肤透析，以及藿苏饮加丹参、琥珀、焦三仙（焦麦芽、焦山楂、焦神曲）等整体调理。口服透析、皮肤透析、结肠透析，共奏补益脾肾，降浊排毒之功。

案七 关格、水肿（脾肾两虚，湿浊内阻）

患者张某，男，60 岁。2014 年 1 月 16 日初诊。

主诉：下肢浮肿，腰部酸痛 1 月余。

患者 2013 年 12 月出现下肢浮肿，腰部酸痛，未见其他症状，亦未进行相关检查和诊治，近日腰部疼痛不止，患者为求治疗，慕名来我院肾病科进行治疗。现症见下肢浮肿，腰部酸痛，小便每日 1 次，尿少，大便每日 1 次，舌质黯红，苔白腻，脉细弦而数。

西医诊断：慢性肾功能衰竭。

中医诊断：关格，水肿。

辨证：脾肾两虚，湿浊内阻。

治法：补益脾肾，扶正降浊。

处方：藿苏饮加减。藿香 10g，紫苏叶 10g，姜半夏 10g，茯苓 10g，砂仁 6g，豆蔻 10g，麸炒苍术 10g，麸炒白术 10g，生薏苡仁 30g，当归 10g，黄芪 10g，丹参 10g，制大黄 2g，琥珀 3g，炒乌贼骨粉 30g，煅龙骨 30g，煅牡蛎 30g，焦三仙（焦麦芽、焦山楂、焦神曲）各 10g，蝉蜕 6g，黄柏 10g，山茱萸 10g，桑叶 10g，桑白皮 10g。7 剂，日 1 剂，水煎 3 次，分 3 次温服。

另予：龟鹿益肾丸 5g，3 次/日，口服；康肾颗粒 12g，2 次/日，口服；壮通肾骨片 0.6g，3 次/日，口服；三合钙 2 片，3 次/日，口服；硝苯地平控释片，30mg，1 次/日，口服。

二诊：2014 年 2 月 1 日。药后腰部酸痛感减轻，尿量改善，中等，下肢浮肿尚存，舌质黯红，苔白腻，脉细弦。服上方对症，则效不更方，守上方，继续服用 14 剂，观察情况。

三诊：2014 年 2 月 16 日。患者服药后，精神佳，心情较好，腰痛明显改善，下肢浮肿有明显改善，纳可，寐可，小便日引 2 次，大便正常。舌质黯红，苔白腻，脉细弦。守上方去焦三仙（焦麦芽、焦山楂、焦神曲）、桑叶、桑白皮、蝉蜕。10 剂，水煎服，日 1 剂，分 3 次温服。

1 个月后随访，水肿症状基本消失，腰部疼痛基本缓解，小便恢复正常。

按语： 患者属于关格中脾肾两虚，湿浊内阻证，其治疗关键在于补益脾肾，扶正降浊，脾肾之虚以意滋补，脾脏运化水液、肾阳温化水湿得以恢复，水肿渐消，湿浊随着肾阳温化膀胱随尿液排出体外，病情得以缓解。藿苏饮化湿降浊，扶助正气，并可益气健脾，滋肾壮阳。当归、黄芪补气养血的同时，黄芪可利水消肿，丹参、琥珀活血祛瘀为功，另有桑叶、桑白皮利水消肿、行津液；煅龙骨、煅牡蛎、山茱萸可收敛固涩治疗肾虚遗精；焦三仙（焦麦芽、焦山楂、焦神曲）消食化滞，和胃止泻，健运脾胃；黄柏清热燥湿，泻火除蒸；以上合用，脾胃健运，肾阳气化恢复，达到补益脾肾、扶正降浊的目的。口服龟鹿益肾丸、康肾颗粒、壮通肾骨片、三合钙能补肾壮阳、益气血、壮筋骨；硝苯地平控释片用于治疗高血压、心绞痛。高教授认为关格治疗"治主当缓，治客当急"，即关格是补泻两难的疾病，治宜攻补兼施，标本兼顾。整个诊疗过程共用 31 剂痊愈。

案八　关格、水肿（脾肾亏虚，气虚血瘀水停）

梁某，女，47 岁。2017 年 6 月 20 日初诊。

主诉： 间断双下肢水肿 4 年余，加重半月。

7 年前患慢性肾炎，3 年前发展为肾功能衰竭，在某县医院透析至今，3 次/周。3 年前患有高血压病，现口服硝苯地平缓释片 10mg，3 次/日。刻下症见神志清，精神一般，乏力，纳少，偶有胃部不适，胸闷、气短稍好转，周身游走痛，恶寒，盗汗，小便少，大便稀溏，舌淡苔薄白，脉沉细，双下肢水肿。

检查： 血常规：白细胞 2.50×10^9/L，红细胞 2.60×10^{12}/L，血红蛋白 80.00g/L，血小板 98.00×10^9/L，红细胞平均体积 102.70fL，嗜酸性粒细胞百分比 8.0%，中性粒细胞 1.47×10^9/L，淋巴细胞 0.63×10^9/L。肾功五项：尿素 16.05mmol/L，肌酐 621.60μmol/L，尿酸 348.00μmol/L，胱抑素 C 7.06mg/L，β_2 微球蛋白 26.30mg/L。心电图：频发室性早搏，T 波异常。心脏彩超提示：全心扩大，左室肥厚，期前收缩，肺动脉瓣压力增高，二尖瓣、三尖瓣返流；左心功能减低，心包积液。

西医诊断： 慢性肾功能衰竭，尿毒症。

中医诊断： 关格。

辨证： 脾肾亏虚，气虚血瘀水停。

治法： 补益脾肾，补气活血利水。

处方： 真武汤加减。黄芪 20g，生晒参 10g，炒白术 30g，茯苓 10g，炒白芍 15g，当归 20g，干姜 15g，附子 12g，防风（先煎）10g，山茱萸 12g，淫羊藿 20g，桑枝 20g。2 剂，日 1 剂，水煎 3 次，分 2 次温服。

二诊：2017 年 6 月 23 日。药后神志清，精神好转，偶有心悸不适，乏力，纳食一般，偶有胃部不适，胸闷、气短好转，身痛，恶寒，盗汗减轻，小便少，大便可，舌淡苔薄白，脉沉细，双下肢水肿。上方加炙甘草、大枣和中，桂枝通心阳。3 剂。

三诊：2017 年 6 月 26 日。药后神志清，精神好转，偶有心悸不适，乏力，纳食一般，偶有胃部不适，胸闷、气短好转，身痛，恶寒，盗汗减轻，小便少，大便可，舌淡苔薄白，脉沉细，双下肢水肿明显好转。血常规：白细胞 2.01×10^9/L，红细胞 2.68×10^{12}/L，血红蛋白 82.00g/L，红细胞比容 28.10%，血小板压积 0.14%，红细胞平均体积 104.90fL，平均血红蛋白浓度 292.20g/L，嗜酸性粒细胞百分比 5.5%，中性粒细胞 1.19×10^9/L，淋巴细胞 0.65×10^9/L，红细胞分布宽度 50.10%。患者病情较前好转，守上方加减调理半月后水肿未再出现，诸症好转。

按语：患者久病脾肾亏虚，辨证为阴水证，双下肢水肿明显加重，影像学检查提示心包积液等。患者平时恶寒明显，伴大便稀溏，虽然有盗汗的假象，但整体还是偏于阳虚，给予真武汤补益脾肾，振奋阳气，化气行水，方中黄芪、生晒参益气固元，炒白术、茯苓健脾利水，炒白芍、当归补血养阴，干姜、附子温阳散寒，防风、桑枝祛风通络止痛，山茱萸、淫羊藿益肾固精。给予口服真武汤 2 剂后患者水肿虽然没有明显改善，但明显感觉精神状态改善，胸闷、气短也较前减轻，加入炙甘草、大枣和中，桂枝通心阳，治疗 3 剂后水肿明显减轻。可见部分慢性病是需要长期用药的，只要我们辨证准确，可适当延长治疗周期，患者口服药物后无明显不适，或者精神状况较前改善，纵使主要的临床症状无改观，仍然可以放心继续用药，待药物发挥作用后症状自然随之改善。此后守上方加减治疗半月余，诸症好转，临床结果也验证了我们的推理。

案九 水肿（肝肾亏损，下焦湿热）

患者付某，男，41 岁。2018 年 2 月 1 日初诊。

主诉：肌酐升高及蛋白尿 5 月余。

患者去年 8 月体检时发现肌酐升高，某三甲医院行肾穿刺，提示轻度系膜增生性 IgA 肾病伴小球节段硬化及急性肾小管损伤。住院治疗 1 周后出院，院外口服相关药物及免疫抑制剂治疗（百令、海昆、兰迪、羟氯嗪、雷公藤 2 片每日 3 次，倍博特早晚各 1 粒，塞可平早晚各 1 粒），为求进一步治疗就诊。

现症见纳寐可，小便正常，尿泡沫多，夜尿 1 次，无腿抽筋，无肤痒，腰酸，眼浮肿。舌质黯红，苔黄腻，脉细弦。体温、呼吸均正常，血压 130/

90mmHg，口服降压药。

检查： IgA 肾病牛津分类评分：MOEOSITO-CO。检验（郑大一附院，2018年1月15日）：血清肌酐 187μmol/L，尿素氮 5.8mmol/L，尿酸 240μmol/L，总胆固醇 4.32mmol/L，甘油三酯 2.97mmol/L（偏高），肾小球滤过率 37.620mL/min，血糖 5.86mmol/L，白蛋白 50g/L，谷丙转氨酶 17U/L，谷草转氨酶 14U，24 小时尿量 1.885L/24h，尿蛋白（++），pH6.0，尿红细胞（+++），体重 70kg，身高 170cm。

西医诊断： 慢性肾功能衰竭。

中医诊断： 水肿。

辨证： 肝肾亏损，下焦湿热。

治法： 滋补肝肾，清利湿热。

处方： 知柏合剂加减。知柏地黄汤加当归 10g，黄芪 30g，薏苡仁 60g，丹参 6g，土茯苓 15g，旱莲草 30g，石韦 10g，蒲公英 10g，车前草 10g，白茅根 30g，两衣散（蝉蜕、蛇蜕）各 10g，姜、枣引。7 剂，日 1 剂，水煎 3 次，分 3 次温服。

二诊： 2018 年 2 月 8 日。近来症安，唯本周感冒咳嗽，双目涩感，口服连花清瘟胶囊等药，自感咳伴咽痒、气喘，鼻塞轻，流涕少，咳痰白清稀，纳寐均可，二便尚可，舌质黯红，苔薄白，脉细弦浮数。血压 130/85mmHg。

处方： ①守上方加桑叶 12g，桑白皮 12g，枇杷叶 15g，紫苏叶 15g。8 剂，改免煎颗粒，日 1 剂，分 2 次温服。

②菊花 4g，白鸭蛋 1 个，蜂蜜、生麻油适量，核桃仁、绿豆 30 个。菊花 4g，鸭蛋 1 个，搅拌均匀；麻油入锅加热，兑入绿豆、核桃仁及菊花鸭蛋液，煎熟；兑入蜂蜜食用，用后不说话，不刷牙，直接睡觉，连吃 7 日。

三诊： 2018 年 3 月 6 日。近来自觉诸症明显改善，唯春节期间去广西北海过年受累引起感冒，咳嗽。用鸭蛋单方治疗急性支气管炎，已愈。纳寐二便均可，舌质黯红，苔薄白，脉细数。

检查： 尿常规（南阳中心医院，2018 年 3 月 3 日）：尿蛋白（++），尿红细胞（+++）。血生化检查：血清肌酐 159.5μmol/L，尿酸 282μmol/L，血清尿素氮 7.43mmol/L，球蛋白 6.16g/L，胆固醇 6.21mmol/L，甘油三酯 2.66mmol/L，高密度脂蛋白 3.9mmol/L。

处方： 守上方 20 剂，继续巩固疗效。配合肾功能衰竭十六字方针，忌辛辣刺激、过咸食物，忌饮酒，勿过劳。

另予大黄、附片、槐花、艾叶、藿香、紫苏叶、地肤子、白鲜皮水煎，取1000mL 倒入浴桶中，再加入适度热水适量，做药浴浸泡，每次 30~45 分钟，每日 1~2 次。浴后平卧静养 1 小时。

按语： 知柏地黄汤具有滋补肾阴、清除虚热、清除相火之作用，所以在滋阴清热的基础上，合用石韦、蒲公英、车前草、白茅根消湿热型蛋白尿；加当归不仅能改善肺瘀血，还能改善肾血流量、改善肾基底膜等；合两衣散（蝉蜕、蛇蜕）补充甲壳质，加用土茯苓、旱莲草、薏苡仁、丹参等增强滋补肾阴、清利湿热、活血化瘀之效。此方长期加减调理可取得明显疗效。患者感冒咳嗽，给予菊花鸭蛋方，同时合用四叶汤（桑叶、桑白皮、枇杷叶、紫苏叶），取其宣肺平喘的同时，还可减少蛋白尿。白鸭蛋富含蛋白质、脂肪、钙、磷、铁、钾、钠、氯等多种微量元素，促进肾功能恢复。该患者还表现有尿泡沫增多。如果尿中糖或者蛋白质的含量较多，尿液张力较强，表现为泡沫尿，虽然尿出现泡沫不一定就是有病，但是肾有疾患者多有尿中泡沫，因此日常调摄应重视食疗作用。

案十 痞满、水肿、虚劳（脾肾亏虚、浊毒瘀阻）

患者陈某，女，49 岁。2017 年 11 月 28 日初诊。

主诉： 纳差、恶心、皮肤瘙痒 1 年余。

现神志清，精神差，面色晦黯，纳差、恶心、吐酸，胃脘胀满，大便干结，乏力，怕冷，无汗，双下肢抽筋，双下肢水肿，舌黯红，苔黄腻，脉细数。

既往史： 2 型糖尿病病史 20 余年，尿检异常 10 余年，高血压病史 4 年，脑梗死病史 4 年。

检查： 肾功能：血肌酐 674.8μmol/L，尿素氮 30mmol/L，尿酸 525.7μmol/L，血常规血红蛋白 108g/L，肾脏彩超：双肾萎缩，弥漫性损伤改变。

西医诊断： 慢性肾功能衰竭。

中医诊断： 痞满，水肿，虚劳。

辨证： 脾肾亏虚，浊毒瘀阻。

治法： 扶正降浊，化湿解毒，补益脾肾。

处方： 藿苏饮加减。藿香 40g，紫苏叶 10g，半夏 6g，茯苓 10g，茯苓皮 10g，砂仁 3g，蔻仁 3g，生薏苡仁 10g，炒薏苡仁 10g，当归 10g，黄芪 10g，丹参 10g，生大黄 9g，琥珀 3g，海螵蛸 30g，煅龙骨 30g。煅牡蛎 30g。焦三仙（焦麦芽、焦山楂、焦神曲）各 10g。7 剂，配方颗粒，日 1 剂，开水冲化后，分 2 次温服。

海昆肾喜胶囊，每次 2 粒，每日 3 次，口服；百令胶囊，每次 3 粒，每日 3

次，口服。其他降压、降糖药物守西医院方案继续应用。同时给予中药保留灌肠，药用大黄 30g，红花 30g，槐角 10g，槐花 10g，艾叶 10g，蒲公英 10g，海螵蛸 30g，龙骨 30g，牡蛎 30g，黑顺片 6g，六月雪 10g。7 剂，每日 1 剂，水煎后保留灌肠。

二诊：2017 年 12 月 4 日。诉恶心、纳差有所减轻，大便干结较前减轻，皮肤瘙痒仍较明显，活动后可有少量汗出，乏力略有减轻，余症同前，舌红，苔黄白相兼，脉细数。守前方去生薏苡仁、炒薏苡仁、生大黄，加竹茹 10g，酒大黄 18g。7 剂，服用方法同前。中成药及灌肠药物同前。加用药浴，艾叶 30g，红花 30g，地肤子 30g，桂枝 30g，上药煎水，每日泡浴 1 次。

三诊：2017 年 12 月 12 日。饮食好转，乏力现象明显减轻，自觉诸症均较前明显减轻，舌红，苔黄，脉沉细。血压 150/75mmHg。方药同前继续服用。

四诊：2017 年 12 月 20 日。未诉明显不适，大便每日 2 次，排出顺畅，苔黄腻，脉沉细。血压 138/76mmHg。复查血常规：红细胞 3.72×10^{12}/L，血红蛋白 113g/L。肾功能：尿素 16.27mmol/L，肌酐 399.8μmol/L，肝功能总蛋白 45.6g/L，白蛋白 22.1g/L。患者经治疗诸症减轻，检查血肌酐较前下降，给予六君子汤和藿苏饮加减调理善后。

按语：该患者因糖尿病、高血压等疾病导致肾功能衰竭，疾病日久形成本虚标实之表现。首诊恶心、纳差明显，苔黄腻等标实之象较明显，同时兼见乏力等本虚之象。高教授辨证为浊毒瘀阻、脾肾亏虚。女子以气血为养，患者年近半百，脾肾先亏，则气血阴阳失调。早期调理脾肾气血阴阳为首务。且该患者就诊时浊毒瘀阻之象明显，治疗本应攻补兼施，但攻太过则伤正气，补益过多则闭门留寇，处方时应注意二者的侧重，先化湿泄浊兼益气养血。待浊毒之邪去则应用补益脾肾药物调理善后，但仍不能忘记祛邪。高教授在治疗过程中反复强调要应用中医思维来辨病及辨证。临床根据患者所苦辨病，不应当受西医诊断高血压肾病或者糖尿病肾病所影响。

案十一　关格、水肿（脾肾两虚，浊毒瘀阻）

患者贾某，男，11 岁。2017 年 7 月 26 日初诊。

主诉：患者 2 月前开始出现全身浮肿，恶心，纳呆，口干，腿抽筋 2 月余。

全身浮肿，腿抽筋，早上恶心，纳呆，口干，嗜睡较明显，小便不畅，大便日引 1 次。于 2017 年 5 月体检时查出 Cr 289μmol/L，前往市中心医院儿童肾病科就诊，多日不见好转，为求得进一步治疗，来我院肾病科就诊。BP130/80mmHg。舌质黯红，舌体质嫩胖，苔薄黄。脉细弦。体重 50kg，身高 140cm。

西医诊断：慢性肾功能衰竭。

中医诊断：关格，水肿。

辨证：脾肾两虚，浊毒瘀阻。

治法：补益脾肾，扶正降浊。

处方：藿苏饮加减。藿香 6g，紫苏叶 6g，姜半夏 6g，茯苓 6g，砂仁 3g，炒白术 6g，当归 6g，黄芪 6g，炒大黄 3g，海螵蛸 30g，煅龙骨 20g，煅牡蛎 20g，焦三仙（焦麦芽、焦山楂、焦神曲）各 10g。6 剂，日 1 剂，水煎 3 次，分 2 次温服。

另予：海昆肾喜胶囊，每次 2 粒；百令胶囊，每次 2 粒；龟鹿益肾丸，6g，每日 3 次，口服。

二诊：2017 年 7 月 28 日。近来症安，纳呆，恶心，多动，嗜睡，大便日 2 次，尿频，夜尿 3 次，舌质黯红，舌体嫩胖，苔薄白腻，脉细弦，BP130/70mmHg。

处方：藿苏饮加减。藿香 7g，紫苏叶 7g，姜半夏 7g，茯苓 7g，砂仁 3g，炒白术 7g，当归 6g，黄芪 15g，炒大黄 3g，海螵蛸 30g，煅龙骨 30g，煅牡蛎 30g，焦三仙（焦麦芽、焦山楂、焦神曲）各 10g。6 剂，配方颗粒，日 1 剂，分 2 次开水冲服。

另予海昆肾喜胶囊，每次 2 粒；百令胶囊，每次 2 粒；龟鹿益肾丸，6g，每日 3 次，口服。

三诊：2017 年 8 月 10 日。近来症安，恶心、纳呆仍有，嗜睡缓解，多动缓解，舌质黯红，苔薄黄，舌体胖大，脉细数，BP110/80mmHg，守上方 15 剂。

四诊：2017 年 8 月 26 日。近来症安，纳呆，不恶心，睡醒后自觉口干，大便干，日 1 次，肤痒，咳嗽，腿抽筋止，舌质黯红，苔黄腻，脉细弦数。

处方：藿苏饮加减。藿香 7g，紫苏叶 7g，姜半夏 7g，茯苓 7g，砂仁 3g，炒白术 7g，当归 6g，黄芪 15g，酒大黄 9g，海螵蛸 30g，焦三仙（焦麦芽、焦山楂、焦神曲）各 10g，煅龙骨 30g，煅牡蛎 30g，生姜 3g，大枣 3g。6 剂，配方颗粒，日 1 剂，分 2 次开水冲服。

另予海昆肾喜胶囊，每次 2 粒；百令胶囊，每次 2 粒；龟鹿益肾丸，6g，每日 3 次，口服。

3 个月后随访，浮肿消退，恶心，纳呆，呕吐解除，腿抽筋止。

按语：本案患者因全身水肿伴见恶心，腿抽筋，后又查出肌酐较高来诊。高教授诊断为水肿并见关格。患者素体脾肾亏虚，浊毒内阻，故应补益脾肾，扶正降浊。采方藿苏饮祛湿降浊，扶助正气，益气健脾，滋肾壮阳，有"滋水涵木"之妙。一诊中高教授方中用藿苏饮加减，当归补血，黄芪补气以达气血双补，恢复精神状态，焦三仙（焦麦芽、焦山楂、焦神曲）健脾消食化滞，以改善纳呆，止呕；配炒大黄泄热毒，破积滞行瘀血；煅龙骨、煅牡蛎涩精止遗，收敛固涩，助肾恢复元阳，而煅牡蛎可除乏，解嗜睡；海螵蛸除湿浊，味咸入肝肾经，专治血枯，即厥阴血分药，治腿抽筋。复诊时，腿抽筋止，口干止，守上方，服 6 剂。三诊时，多动止，嗜睡缓解，仍有恶心纳呆，上方有效，仍继续服用 15 剂改善脾胃功能。四诊时，恶心止，腿抽筋止，因有咳嗽，苔黄腻，即上焦有热，守上方，炒大黄改为酒大黄清上部火热，治咳嗽之症。随访痊愈而未复发。高教授强调临床用药，当随症而变，随症遣药，进而药到病除。

案十二　关格、石淋（脾肾亏虚，浊毒瘀阻）

患者胡某，男，59 岁。2008 年 8 月 20 日初诊。

主诉： 腰痛乏力，小腿肿，眼浮肿 2 年。

患者于 2 年前出现尿异常，而先后在市中心医院及其县医院治疗无效而来诊。现神志清，精神差，恶心，纳差，返酸，腰酸、腰痛，乏力，睡眠差，少尿，皮肤瘙痒，双下肢水肿，舌黯苔白腻，脉细数。

西医诊断： 2 期膜性肾病合并慢性肾功能衰竭，肾结石。

中医辨病： 关格，石淋。

辨证： 脾肾亏虚，浊毒瘀阻。

治法： 化湿泄浊，清热凉血解毒兼补气血。

处方： 藿香 30g，紫苏叶 10g，姜半夏 10g，茯苓 30g，砂仁 9g，蔻仁 9g，茯苓皮 30g，生薏苡仁 30g，炒薏苡仁 30g，当归 10g，黄芪 10g，丹参 10g，萆薢 10g，海螵蛸 10g，蝉蜕 6g，甘草 3g，地肤子 10g，益母草 10g，白花蛇舌草 15g。10 剂，免煎颗粒，日 1 剂，分 2 次开水冲服。

肾衰灌肠液 200mL，每日 2 次，保留灌肠。

二诊： 2009 年 7 月 17 日。小便混浊，夜尿 5～6 次，饮食较前好转，大便通畅，皮肤瘙痒，舌红，苔黄，脉细弦。调整治法为清热凉血泄浊兼固精缩尿。

处方： 萹蓄 18g，瞿麦 18g，通草 10g，蒲公英 18g，芡实 30g，金樱子 30g，益智仁 12g，当归 10g，黄芪 15g，冬瓜皮 10g，防己 10g，萆薢 10g，益母草 10g，地肤子 10g，生薏苡仁 10g，炒薏苡仁 10g，甘草 3g。20 剂，免煎颗粒，日 1 剂，分 2 次开水冲服。

按语：患者 2 年前出现尿异常，在当地医院治疗无效来我院就诊。此患者症状明显，见眼部浮肿，水肿在上焦，小腿肿，水肿在下焦，即水肿泛于上下焦，提示为湿浊瘀阻所致。因患者出现乏力、恶心、纳差、腰痛、皮肤瘙痒、尿少等症，提示脾肾虚衰，气血亏虚，肾脏排毒之功受损，机体因此出现异常。高教授认为乃患石淋，久伤肾脏，引发慢性肾功能衰竭，治当化湿泄浊，清热凉血解毒兼补气血。运用口服透析、灌肠疗法，使药物充分吸收，疗效显著，复诊时，仍有皮肤瘙痒之象，治当清热凉血，泄浊兼固精缩尿，以此为攻之法。

案十三　关格、石淋（脾肾亏虚，下焦湿热）

患者赵某，男，83 岁。2007 年 10 月 7 日初诊。

主诉：恶心，纳呆，腰痛，伴浮肿 1 月余。

患者 1 月前出现恶心纳呆，腰痛浮肿，在市中心医院检查肾功能 354.1μmol/L，尿素 23.6mmol/L，血常规：血红蛋白 96g/L，红细胞 $3.16×10^{12}$/L。泌尿系彩超示双肾结石，肾萎缩。现神志清，精神差，恶心、纳差、吐酸，腰酸、腰痛，乏力，睡眠差，少尿，皮肤瘙痒，双下肢水肿，舌黯红苔黄腻，脉细弦。

西医诊断：肾功能衰竭。

中医辨病：关格，石淋。

辨证：脾肾亏虚，下焦湿热。

治法：化湿泄浊，补益脾肾。

处方：猪苓 30g，茯苓 30g，泽泻 30g，白术 30g，肉桂 15g，当归 10g，黄芪 10g，生薏苡仁 30g，萆薢 6g，青蒿 6g，蝉蜕 15g，煅牡蛎 15g，旱莲草 6g，白茅根 9g，珍珠 6g，牡丹皮 15g，山茱萸 5g，甘草 6g。5 剂，日 1 剂，水煎取 400mL，分早晚温服。

肾衰灌肠液 200mL，每日 2 次，保留灌肠。

二诊：2009 年 8 月 31 日。昨天血透，自觉良好，叩诊腰痛，纳少，口干。

处方：丹参 10g，生地黄 5g，玄参 10g，麦冬 10g，石斛 10g，山茱萸 6g，南沙参、北沙参各 10g，杏仁 10g，桔梗 10g，桑叶 10g，地骨皮 10g，制大黄 3g，琥珀 3g，甘草 3g，鱼腥草 10g。免煎颗粒，7 剂，日 1 剂，分 2 次开水冲服。

按语：该患者 1 月前出现恶心、纳呆、腰痛、浮肿，在当地医院检查发现肾功能异常，并伴有肾结石，随即来诊。高教授辨其证，病机为脾肾亏虚、下焦湿热，脾失运水，肾失蒸腾气化之功，因而所致水肿及皮肤瘙痒之象，并伴见脾肾虚衰之症。治当化湿泄浊，补益脾肾。首诊高教授运用五苓合剂，以利水渗湿，温阳化气；配以当归，黄芪补气生血；加蝉蜕、珍珠、牡蛎共达安神定惊之效；白茅根、萆薢利湿；牡丹皮、旱莲草清热凉血，旱莲草尤有补肾益阴之功。复诊时，效果显著，诸症减轻。叩诊腰痛、纳少、口干尚存，配以清热养阴生津、涩精固脱、祛瘀通络之药治之。

案十四　关格，水肿，热淋（脾肾两亏，湿热下注）

患者刘某，女，70 岁。2017 年 7 月 24 日初诊。

主诉： 面跗俱肿、腰痛、多汗 1 年余。

患者肾功能异常 1 年。1 年前出现面跗俱肿，腰痛，多汗，夏季身痒，湿痰多。于 2016 年 6 月检查发现肾功能异常，为求得诊治，来本院肾病科就诊。现症见面跗俱肿，腰痛，多汗，夏季身痒，湿痰多，小便少，大便正常。舌质黯红苔薄黄。脉细弦。

西医诊断： 慢性肾功能衰竭，急性下尿路感染。

中医诊断： 关格，水肿，热淋。

辨证： 脾肾两亏，湿热下注。

治法： 补益脾肾，清利湿热。

处方： 热淋合剂合藿苏饮加减。绵萆薢 10g，萹蓄 10g，瞿麦 10g，藿香 10g，紫苏叶 10g，姜半夏 10g，茯苓 10g，砂仁 6g，豆蔻 10g，麸炒苍术 10g，麸炒白术 10g，生薏苡仁 30g，当归 10g，黄芪 10g，丹参 10g，海螵蛸 30g，煅龙骨 30g，煅牡蛎 30g，威灵仙 15g，败酱草 15g，蒲公英 15g，地肤子 15g，冬瓜皮 30g，姜、枣引。15 剂，日 1 剂，水煎 3 次，分 2 次温服。

二诊： 2017 年 8 月 9 日。药后改善，寐可，二便如常，舌质黯红，苔薄白，脉细弦，BP140/70mmHg。

处方： 热淋合剂加减。绵萆薢 10g，萹蓄 10g，瞿麦 10g，蒲黄 15g，车前草 15g，白茅根 15g，地肤子 15g，白鲜皮 15g，威灵仙 15g，忍冬藤 15g。15 剂，日 1 剂，水煎 3 次，分 2 次温服。

三诊： 2017 年 8 月 25 日。近来症安，纳寐均可，二便通畅，肤痒止，肿消大半，舌质黯红苔薄白，脉细弦。

处方： 藿苏饮加减。藿香 10g，紫苏叶 10g，姜半夏 10g，茯苓 10g，砂仁 6g，豆蔻 10g，麸炒苍术 10g，麸炒白术 10g，生薏苡仁 30g，当归 10g，黄芪 10g，威灵仙 15g，海螵蛸 30g，煅龙骨 30g，煅牡蛎 30g，防己 10g，冬瓜皮 30g。15 剂，日 1 剂，水煎 3 次，分 2 次温服。

按语： 该患者平素面跗俱肿、腰痛、多汗 1 年余，久治未愈，出现肾功能异常，病情加重，因长期汗出，痰湿多、小便少，结合他症，高教授认为证属脾肾两亏，湿热下注。治法乃补益脾肾，清利湿热。一诊中，高教授运用热淋合剂合藿苏饮加减，加丹参清心除烦，活血通经；地肤子清利湿热，祛风止皮肤瘙痒；败酱草清热解毒，消痈排脓，活血行瘀；蒲公英加冬瓜皮可清热解毒、利尿消肿；用威灵仙除风湿，消痰涎；以上合用，湿热从小便排出，痰涎消；重镇安神之药煅龙骨、煅牡蛎镇静安神，敛汗固精。三诊中，肤痒止，纳寐可，肿消大半，守上方，去丹参、败酱草、蒲公英、地肤子，加防己来加强利水消肿之效。

热淋合剂可清热利湿，消肿止痒，使体内湿热之邪从小便排出体外。车前草、白茅根凉血止血，清热利尿；地肤子、白鲜皮、威灵仙清热利湿、祛风化痰止痒，蒲黄止血通淋；忍冬藤清热解毒、疏风通络，三焦畅达，使湿热之邪从上而下随小便而出。前后几诊药服45剂痊愈。

案十五 水肿、关格、心悸（脾肾两虚，浊毒瘀阻）

患者张某，女，76岁。2018年8月29日初诊。

主诉：恶心纳呆，小便刺痛，面跗俱肿月余。

患者1月前出现恶心纳呆，小便刺痛，面跗俱肿而到市某院住院治疗后仍不好转而来诊。舌质黯红苔白腻，脉细弦。既往有冠心病、房颤史5年余。血压110/70mmHg。

检查：尿蛋白（+++），尿红细胞（+），尿白细胞（+++），血红蛋白92g/L，红细胞 2.89×10^{12}/L，血小板 459×10^9/L，白细胞 8.57×10^9/L，中性粒细胞 6.48×10^9/L，血沉120mm/h。血肌酐164.2μmol/L，尿酸452μmol/L，胱抑素C 1.86mg/L，β_2 微球蛋白10.2mg/L。总蛋白65.5g/L，白蛋白35.0g/L，球蛋白30.5g/L，白球比1.1。总胆固醇10.8mmol/L，甘油三酯2.31mmol/L，高密度脂蛋白1.02mmol/L，低密度脂蛋白2.01mmol/L。

西医诊断：肾病综合征合并慢性肾功能衰竭，冠心病。

中医诊断：水肿，关格，心悸。

辨证：脾肾两虚，浊毒瘀阻。

治法：补益脾肾，降浊排毒。

处方：①藿苏饮加琥珀3g，生地黄6g，川木通6g，竹茹10g，薤白10g。7剂，免煎颗粒，日1剂，分2次，开水冲服；②托拉噻咪胶囊10mg，早餐后1粒，口服，每日1次。

二诊：2018年9月5日。药后诸症改善，舌质黯红苔黄腻，脉细弦。查尿蛋白（+），尿红细胞（++）。血红蛋白108g/L，红细胞 3.42×10^{12}/L。血肌酐

124.5μmol/L，尿素氮 7.63mmol/L，尿酸 357μmol/L，胱抑素 C 2.31mg/L，β_2 微球蛋白 5.71mg/L。总胆固醇 4.91mmol/L，甘油三酯 3.87mmol/L，总蛋白 84.1g/L，白蛋白 43.6g/L，球蛋白 40.5g/L，白球比 1.08。

处方：①守上方加焦三仙（焦麦芽、焦山楂、焦神曲）各 30g。7 剂，免煎颗粒，日 1 剂，分 2 次，开水冲服；②热淋清，每次 4g，每日 3 次，冲服。

三诊：2018 年 9 月 12 日。诸症明显改善。纳佳，恶心消失，水肿消失，二便通畅，腿抽筋止。舌质黯红苔白腻，脉细弦。血压 130/70mmHg。效不更法，守方 12 剂。巩固治疗观察之。

按语：本案素有冠心病和房颤史，心功能不好，免疫力低下，心阴不足，心火偏亢，心移热于小肠，引起湿热下注的小肠火等症，累患慢性肾功能衰竭，此时心肾衰竭合并下焦湿热，病情互相影响，导致血肌酐升高的同时，下焦湿热的"小肠火"也非常突出，所以在降浊排毒的同时加用生地黄、川木通和热淋清，清利小肠火，大黄通腑泄浊以排除肾毒，前后兼顾，清淋通便，二便通畅，则邪有出路，邪去正自安。故仅用 1 周，使血肌酐由 164μmol/L 降至 124.5μmol/L。诸症均有明显改善。

案十六　关格、胸痹（水湿瘀血，浊毒互结，水湿瘀血内阻，胸阳不振）

患者郑某，男，57 岁。2016 年 3 月 16 日初诊。

主诉：肾功能异常 6 年余，胸闷、气短 3 小时。

患者 6 年前因胸闷、憋气、纳差到南阳某医院入院治疗，发现肾功能衰竭，具体情况不详。经治疗，胸闷、憋气好转出院。1 年前因恶心、呕吐、头晕到南阳某医院住院治疗，治疗效果差。1 年前来我院行动静脉内瘘血管吻合术并规律透析，后因"肠梗阻"在我院住院治疗 2 次，好转出院。3 小时前，患者突然出现胸闷、气短，伴心慌、汗出，端坐呼吸，不能平躺，来我院门诊。

刻下症见神志清，精神差，胸闷、气短，伴心慌、汗出，端坐张口呼吸，不能平躺，无胸痛背痛，乏力，口干欲饮，饮水后恶心、干呕，头晕，腹胀不适，小便少，大便可。

检查：心电图：窦性心律不齐，偶发房性早搏，异常 Q 波（前壁中隔），T 波改变（倒置），左心室肥大。血常规：红细胞 $2.93×10^{12}$/L↓，血红蛋白 91.00g/L↓，红细胞比容 28.60%↓，血小板压积 0.14%↓，中性粒细胞百分比 88.1%↑，淋巴细胞百分比 7.6%↓，淋巴细胞数 $0.63×10^9$/L↓。肝功八项：总胆红素 67.30μmol/L↑，直接胆红素 30.50μmol/L↑，间接胆红素 36.80μmol/L

↑，白球比 1.12↓，谷丙转氨酶 231.00U/L↑。肾功五项：尿素 23.66mmol/L↑，肌酐 478.50μmol/L↑，尿酸 419.00μmol/L↑，胱抑素 C 4.53mg/L↑，β₂微球蛋白 25.00mg/L↑。心肌酶：谷草转氨酶 518.00U/L↑，乳酸脱氢酶 2095.00U/L↑，α-羟丁酸脱氢酶 1617.00U/L↑，肌酸激酶 270.00U/L↑，肌酸激酶同工酶 40.00U/L↑。肌钙蛋白：肌红蛋白 805.66ng/mL↑，超敏肌钙蛋白 2.479ng/mL↑。凝血四项：凝血酶原时间 19.7sec↑，国际标准化比值 1.71↑。电解质六项：血清镁 1.94mmol/L↑，血清磷 2.29mmol/L↑。

西医诊断：慢性肾功能衰竭尿毒症，急性心力衰竭，非 ST 段抬高性心肌梗死。

中医诊断：关格，胸痹。

辨证：水湿瘀血，浊毒互结，水湿瘀血内阻，胸阳不振。

治法：补益脾肾，活血化瘀，利湿泄浊。

处方：五苓散加减。炒白术 30g，桂枝 20g，茯苓 20g，泽泻 30g，猪苓 15g，姜半夏 12g，川芎 20g，丹参 20g，当归 30g，生晒参 10g，陈皮 10g。2 剂，日 1 剂，水煎 3 次，分 2 次温服。

二诊：2016 年 3 月 19 日。药后胸闷、气短好转，恶心、干呕好转，可平躺，无胸痛背痛等不适，乏力，口干缓解，头晕，腹胀减轻，小便少，大便可，舌淡红，苔薄黄腻，脉弦。原方加减 1 周诸症好转。

按语：患者口干欲饮，伴恶心、干呕不适，根据《伤寒论》第 74 条论曰："中风发热，六七日不解而烦，有表里证，渴欲饮水，水入则吐者，名曰水逆，五苓散主之。"方用五苓散加减治疗而愈。方中炒白术、茯苓健脾利湿，桂枝温阳利水，泽泻、猪苓利水渗湿，姜半夏降逆和胃化痰，川芎、丹参活血通脉，当归补血活血，养阴生阳，生晒参大补元气，陈皮行气宽中。

案十七 关格、消渴（脾肾两虚，浊毒瘀阻）

患者曲某，男，65 岁。2018 年 4 月 12 日初诊。

主诉：恶心呕吐、便秘、尿少、头昏视物昏花、身痒、腿抽筋年余。

患者于 2016 年患慢性肾功能衰竭，先后在当地和市某三甲医院治疗，不见好转而来诊。舌质黯淡，舌边有齿印，舌苔白腻，脉细数。

检查：血肌酐 552.6μmol/L，尿素氮 29.4μmol/L，尿酸 576μmol/L，血红蛋白 90.0g/L。尿蛋白（+++），血糖（++）。血压 180/90mmHg。

西医诊断：糖尿病肾病、眼底病，合并慢性肾功能衰竭。

中医诊断：关格，消渴。

辨证：脾肾两虚，浊毒瘀阻。

治法：补益脾肾，降浊排毒。

处方：①藿苏饮加琥珀 3g，珍珠母 30g，夏枯草 10g，菊花 10g，枸杞子 10g，三七粉 6g。②龟鹿益肾丸，每次 10g，每日 3 次。③肾衰灌肠液 200mL，高位结肠点滴，每日 2 次。

二诊：2018 年 4 月 20 日。药后诸症均有明显好转，大便通畅，日行 2 次，视力改善，血压 150/70mmHg。舌质黯红，舌边有齿印，舌苔白腻，脉细弦。

处方：①中药守上方 15 剂；②肾衰灌肠液，每次 200mL，高位结肠点滴，每日 2 次；③龟鹿益肾丸每次 10g，每日 3 次；④药浴，每日 1 次。

三诊：2018 年 5 月 3 日。药后诸症明显改善。查血肌酐 410μmol/L，尿素氮 26.04μmol/L，尿酸 406μmol/L。守上法上方继续巩固治疗。

按语：本案患糖尿病 15 年，高血压 20 余年，长期口服降糖、降压药，影响肾功能，加上血糖控制不好，糖尿病肾病未及时控制，当出现肾功能衰竭后方于 4 年前皮下注射胰岛素。虽在治疗，但肾功能衰竭没有得到改善，致使肌酐升至 552.6μmol/L。证属脾肾虚衰，浊毒瘀阻。尤其是浊邪壅塞三焦，久湿为浊，久浊为毒，久病多瘀，浊毒瘀阻是主要病理因素，故而出现上"关"恶心呕吐，下"格"尿少小便不通，是谓"关格"，正如《证治汇补·关格门》中说："关格者，既关且格，必小便不通，旦夕之间，陡增呕恶，此因浊邪壅塞三焦，正气不得升降，所以关应下而小便闭，格应上而生呕吐，阴阳闭绝，一日即死，最为危候。"用上法上方治疗，药证相合，肾功能得到改善，肌酐下降，避免了向尿毒症发展。

第二节　肾病综合征诊治经验

肾病综合征为肾病科常见疾病，西医病理分类多而复杂，临床表现以水肿、蛋白尿、血尿为主。部分肾病综合征西医治疗效果不佳，这一部分患者往往会求助于中医药治疗，高教授在治疗肾病综合征时结合患者临床表现，治疗侧重点不一。

一、诊治经验

（一）水肿治疗经验

《素问·水热穴论》记载："肾何以主水？肾者至阴也，至阴者，盛水也。肺者，太阴也……故其本在肾，其末在肺，皆积水也。""肾何以能聚水而生病？

肾者，胃之关也。关闭不利，故聚水而从其类也。上下溢于皮肤，故为胕肿。胕肿者聚水而生病也。""诸水皆生于肾乎？肾者牝脏也，地气上者，属于肾，而生水液也。勇而劳甚，则肾汗出，肾汗出逢于风……客于玄府，行于皮里，传为胕肿，本之于肾，名曰风水"。由以上经典条文可以知道，水肿的形成关键在肾，与肺有关系，其形成的诱因为过劳、汗出、受风。肾在五行属水，脾在五行属土，土能制水。因此在治疗水肿的时候从肾、肺、脾三脏出发。肾精易固、易受，因此重点在补肾填精，多用山萸肉、熟地黄、山药、巴戟天、枸杞子、杜仲、淫羊藿等，依据患者阴阳盛衰之不同选用温阳药或滋阴药。脾为太阴湿土，喜燥恶湿，且脾常不足，因此在治疗时多选用茯苓、山药、白术、大枣等具有健脾利水之功的药物。肺通调水道，主宣肃，宣肃失职则水道不通发为湿，因此多用麻黄、杏仁、桔梗等宣肺利水之品。"肾汗出逢于风"形成风水，因此当加用荆芥、防风、黄芪等祛风固表之品。临床所见病患大多经过较长时间的治疗，水肿反复不消，病久多瘀，可加用活血利水的益母草、丹参、川芎等，重者可用水蛭、全蝎、蜈蚣，以搜风祛瘀。

水为阴，火为阳，阴平阳秘，精神乃治，阴阳离决，精神乃绝。水火不调则发病，水盛则火衰，久病的水肿患者多有阳虚不足的表现，因此当依据患者是否有怕冷、汗出，小便白与黄，大便是否溏薄等情况加用附子、桂枝、肉桂、干姜等温阳化气利水之品。

在治疗水肿时可以分为两大类：①病程较短，表邪尚在，起病急，肿势明显，患者为肿所苦。重点以宣肺健脾利水为主，多用麻黄汤、麻黄连翘赤小豆汤、五苓散、越婢加术汤等。②病程长，水肿时轻时重，小便量时多时少，即使有明显水肿，患者也无明显苦楚。此类患者多为脾肾亏虚，治疗多以补肾温阳、健脾利水为主，方用肾气丸、真武汤、实脾饮等。无论何种情况，都应该酌情加用祛风、活血、行气之品。

（二）蛋白尿治疗经验

蛋白尿为肾病综合征的常见临床表现，也是导致肾损伤的独立危险因素，如何有效地控制、减少尿蛋白是治疗肾病综合征，预防疾病进展的关键因素。当尿中有蛋白时小便会出现泡沫，临床中如果不通过辅助检查，能发现的问题也就是小便有泡沫。"膀胱者，州都之官，津液藏焉，气化则能出也。"正常情况下尿液储存在膀胱，经气化排出体外，小便颜色多为淡黄，稍有异味。当膀胱的气化功能失司，正常的津液不能经气化上传而直接排出体外时出现小便有泡沫、混浊、颜色改变。膀胱的气化靠肾气的推动、肾阳的温煦。"小肠者，受盛之官，化物出焉。"小肠与心相表里，五行属火，与膀胱同居下焦，膀胱的水靠小肠的火来蒸腾气化，当心火不能下降，小肠泌别清浊功能失司，膀胱气化失司导致精微物质外排，可出现小便泡沫增多。脾主运化、主统摄，叫以约束血液、精津正常运行，当脾虚时固摄无力可出现蛋白尿。

因此在治疗蛋白尿时重在调肾、清心、补脾。调肾重在调理肾中阴阳，以温肾阳为主，肾阳为一身阴阳之根本，肾阳足则膀胱气化有力。清心重在使心火能下交于肾和膀胱，以助膀胱气化之功。补脾重在补脾气、畅气机，脾气健则统摄有权，统摄有权则气各行其道，不致逆乱，开阖有度，藏泄有章。调肾多用熟地黄、山药、山萸肉、肉桂、附子、芡实、金樱子、菟丝子等。清心多用黄连、肉桂、莲子、连翘等。补脾多用黄芪、白术、山药、苍术、厚朴、陈皮等。

"正气存内，邪不可干，邪之所凑，其气必虚。"正虚必招致外邪侵袭，因此肾病综合征蛋白尿患者多见经治疗后蛋白减少，复因感冒、发热、腹泻等导致疾病复发。外邪侵袭，多见风、湿、热，病久则内生湿热、瘀血。因此在治疗中应注意加用益气固表祛风、清热利湿、活血化瘀之品。

常用黄芪炖鲫鱼这一民间食疗验方，以增强临床治疗效果。黄芪能够益气固表，且现代药理研究表明，黄芪确有降尿蛋白的功效，鲫鱼含有丰富的优质蛋白，《食疗本草》言："鲫鱼食之平胃气，调中，益五脏。"与黄芪相配有消蛋白、利水之功。

（三）血尿的治疗经验

对于"血尿"的记载早在《黄帝内经》中就有。《景岳全书》将所有的血证病机概括为"火盛"和"气虚"两个方面。《血证论》中提出了治血四法：止血、消瘀、宁血、补血。高教授依据《血证论》的治血四法，总结了治疗血尿的基本方法为：①清热凉血，多用大蓟、小蓟、藕节、白茅根等；②活血化瘀：多用血余炭、炒蒲黄、大黄炭、三七等；③健脾益气补血：多用当归、赤芍、生地黄、党参、白术、茯苓、黄芪等益气养血之品。

高教授认为，肾病血尿虽然表现为出血，但是千万不可单用止血涩血之品，否则会导致血尿越治越多，对于血尿，治疗的关键在于活血益气。临床很多患者有明显血尿，给丹参、三七、红花、桃仁等活血化瘀药物后血尿明显减轻。高教授常用桃红四物汤加紫草、三七、白茅根为基础方治疗血尿，取得了较好的疗效。但是我们要注意，少数患者是因寒导致络脉破损引起的血尿，当用温阳散寒的方法才能收功。

（四）服用激素期间如何使用中药增效减毒

西医在治疗肾病综合征的一大法宝就是激素，应用激素治疗大多数病理类型都有一定效果。但是服用激素后出现的不良反应及副作用也是医生非常苦恼的。激素短时间服用并没有什么明显不适，但是对于肾病患者来说需要大剂量服用几个月，还要维持治疗几个月，甚至几年，引起的副作用就不容忽视了，都会出现的不良反应有食欲旺盛、面部痤疮、满月脸等。高教授认为这类患者多见舌红、苔黄、脉数，是由于激素的热毒太盛。治疗当以滋阴清热凉血为主，多用白虎加人参汤加味，有水肿者不用甘草。高教授在治疗所有的水肿患者时都不喜欢用甘草，他认为甘草对于消除水肿不利。同时现代药理研究也表明，甘草有导致水钠潴留作用。白虎加人参汤不可长期服用，待患者热势有所减轻，调整为知柏地黄汤，以清利湿热兼补肾精。有一些患者服用激素很短时间就会出现股骨头缺血、坏死等情况，对于这类患者中医治疗的重点在活血化瘀、清热解毒，多用身痛逐瘀汤加白花蛇舌草、骨碎补、透骨草等。同时配合外用活血化瘀中药塌渍及针灸、推拿等治疗，可以使多数因服用激素导致股骨头缺血的患者完全恢复。还有一部分患者服用激素后出现双下肢瘫软无力，西医认为是激素导致的神经病变，对于这类症状，高教授认为与中医的痿证相似，其主要病机为湿热下注和气虚血瘀。湿热下注的患者多起病急，很快出现双下肢无力，中间没有明显的过渡，多出现于大剂量激素或者免疫抑制剂冲击治疗的时候。治疗多用四妙丸和升阳除湿汤加减应用。气虚血瘀患者多慢慢出现双下肢无力，患者能明显感觉到自己双下肢的力量一天不如一天，常用补阳还五汤或者虎潜丸加减。同时宗"治痿独取阳明"的原则，在足阳明胃经选择穴位针刺。

因此在辨病与辨证相结合、中药与西药同用的情况下可以很好地减少毒副作用，增加治疗效果。

二、验案精选

案一　水肿（脾肾阳虚，气化失司）

患者杨某，男，51岁。2018年3月8日初诊。

主诉：水肿、失眠、尿频半年余。

患者双下肢水肿，失眠，尿频，阴痒。舌质黯，苔薄白腻，脉细弦。既往有高血压病史1年余，口服缬沙坦、阿司匹林肠溶片、氢氯噻嗪片等降压药物控制血压。

辅助检查：体重70kg，身高168cm，血压160/80～100mmHg。尿常规：尿蛋

白（+++），红细胞（+）。

西医诊断：肾病综合征。

中医诊断：水肿。

辨证：脾肾阳虚，气化失司。

治法：补益脾肾，化气行水。

处方：五苓散合己椒苈黄丸加减。茯苓 30g，猪苓 20g，泽泻 10g，桂枝 10g，炒白术 10g，防己 10g，椒目 3g（碎，冲服），葶苈子 10g，酒大黄 2g，当归 10g，黄芪 50g，党参 15g，丹参 15g，生薏苡仁 60g，鬼箭羽 15g，冬瓜皮 30g，蝉蜕 10g。免煎颗粒，7 剂，日 1 剂，分 3 次开水冲服。

另予螺内酯片 20mg，每日早 1 次。

二诊：2018 年 3 月 17 日。药后诸症改善明显，唯阴痒。血压 120/80mmHg，舌质黯红，舌体胖大，舌边有齿痕，苔薄黄，脉细弦。效不更方，守方继进 5 剂。另予白龙液外洗痒处。

三诊：2018 年 4 月 21 日。唯活动量大后双下肢浮肿，纳寐、二便如常，无腿抽筋，肤痒止，舌质黯红，苔黄腻而燥，脉细弦。血压 140/106mmHg。生化检查（2018 年 4 月 13 日）：肌酐 970μmol/L，尿素 6.91mmol/L，尿酸 3.65μmol/L，β_2 微球蛋白 3.67mg/L，谷丙转氨酶 12U/L，谷草转氨酶 19U/L，总蛋白 53.6g/L，白蛋白 27.9g/L，球蛋白 25.7g/L，白球比 1.09，总胆固醇 9.68mmol/L，甘油三酯 3.47mmol/L，高密度脂蛋白 1.15，低密度脂蛋白 4.91；红细胞（++），管型尿 15.0，病理管型 3.0；乙肝五项：1、2、5、6 项阳性。守上方，增猪苓为 30g，茯苓为 40g。免煎颗粒，15 剂，日 1 剂，分 3 次开水冲服。

四诊：2018 年 5 月 8 日。双下肢一度水肿，纳寐均可，二便可，腿抽筋止。舌质黯红，舌体胖大，舌边齿印，舌苔黄腻，中间厚腻，脉细弦。血压 136/100mmHg。守前方加蝉蜕 10g，蛇蜕 10g。免煎颗粒，15 剂，日 1 剂，分 3 次开水冲服。

忌生冷、辛辣刺激、过咸食物，忌饮酒。

按语：高教授认为，水不自行，赖气以动，水行则为气，气滞化为水，人体水气代谢是在肺的通调、肃降，脾的运化、转输，肾的温化、蒸动等生理功能协调下完成的。所以，水肿病与肺、脾、肾三脏关系最大，同时与三焦、膀胱亦有关系。本病多属本虚标实之证。以肺、脾、肾虚损为本，以风、寒、湿、热、毒、瘀、气滞、水湿为标。该患者脾肾阳虚为本，水肿、气化失司为标，应用五苓散利水渗湿兼顾温阳化气，使气血上下通畅，水道通利。水肿日久化热，应用防己清湿热，椒目消除腹中水气，炒葶苈子消除痰水，大黄泄浊，通腑排毒，可使浊毒自大便排出；当归、黄芪活血益气、化瘀养血，现代临床研究显示两者合用可改善肾动脉压，增加肾血流量，调节血压，改善肾间质、肾小管、肾小球基底膜、减少蛋白尿等。

案二 水肿（脾肾两虚，下焦湿热）

患者高某，男，43岁。2017年10月17日初诊。

主诉： 反复腰痛、下肢水肿2年余，再发1周。

患者神疲乏力，面部轻度柯兴征，纳食可，寐可，大便溏薄，日行2~3次，小便正常，夜尿1次，无腿抽筋，无肤痒，双下肢水肿伴肌肤甲错如鱼鳞状，头汗出甚。舌质黯红，舌体胖大，舌苔薄白，脉细弦小滑。

既往史： 患者于2年前因腰痛、双下肢水肿在当地医院行尿常规检查，发现IgA肾病，给予强的松片，每次9片，1次/日，口服，于今年9月减量至4片半，另加服雷公藤多苷片、百令胶囊、双嘧达莫片等治疗，未服用中药治疗。

辅助检查： 尿红细胞偏高，尿蛋白（++），肾穿刺病理报告（2015年2月12日）示轻至中度系膜增生性IgA肾病伴缺血性肾损伤。

西医诊断： 肾病综合征，低蛋白血症。

中医诊断： 水肿。

辨证： 脾肾两虚，下焦湿热。

治法： 滋补脾肾，清利湿热。

处方： 五苓合剂加减。茯苓15g，猪苓9g，白术10g，泽泻9g，桂枝6g，当归10g，黄芪50g，丹参15g，石韦10g，蒲公英10g，车前草15g，白茅根20g，桑叶10g，紫苏叶10g，荷叶10g，生薏苡仁、炒薏苡仁各60g，两衣散（蛇蜕、蝉蜕）各6g，姜、枣引。30剂，日1剂，水煎3次，分2次温服。

另予以上药渣加艾叶30g泡洗皮肤。

二诊： 2017年11月21日。服药30剂，症状大为好转，双下肢水肿消失，肌肤甲错完全转复。唯小腿抽筋，轻度柯兴征，心烦易怒，眠差，左眼眼眦充血而红，苔薄白，脉弦滑。

辨证： 肝肾阴虚，肝郁气滞。

治法： 滋养肝肾，疏肝解郁。

处方： 知柏合剂合逍遥散加减。知母10g，黄柏10g，茯苓10g，泽泻10g，山萸肉10g，熟地黄10g，牡丹皮10g，山药10g，茯苓皮15g，当归10g，黄芪60g，丹参10g，生薏苡仁60g，醋柴胡6g，炒白芍9g，薄荷6g，薤白9g，煅龙骨、煅牡蛎各30g，炙甘草10g。7剂，日1剂，水煎3次，分2次温服。

三诊：2018年2月10日。上述症状改善，唯胃脘部痞满泛吐酸水，稍恶心，腰酸困疼，眼屎多，大便溏薄，日行2次，舌质紫黯体胖，舌边有齿痕，舌质薄黄微腻，脉细弦。

辅助检查：总蛋白59.4g/L，白蛋白37g/L，球蛋白22.4g/L，血脂、电解质正常；肾功能：尿素8.65mmol/L，肌酐85.8μmol/L，24小时尿蛋白定量197.16mg/24h。血压120/105mmHg，心率101次/分。

辨证：脾肾两虚，湿热内蕴。

治法：补益脾肾，清热利湿。

处方：藿苏饮加减。藿香10g，紫苏叶10g，半夏10g，茯苓10g，砂仁6g（打碎），豆蔻6g（碎），炒苍术10g，炒白术10g，神曲10g，山楂10g，麦芽10g，薏苡仁30g，黄芩10g，海螵蛸30g，煅龙骨30g，煅牡蛎30g，蝉蜕10g（单包），蛇蜕10g（单包，焙），珍珠母30g，菊花10g。7剂，日1剂，水煎3次，分2次温服。

四诊：2018年5月5日。无痞满、恶心、胃酸等，近段时间因工作劳累引起腰酸困痛，双足跟痛，右眼下眼睑浮肿，舌质黯红苔薄白，舌边有齿痕，脉细弦。

处方：五苓合剂加当归10g，黄芪50g，丹参10g，茯苓30g，川续断10g，狗脊10g，杜仲10g，牛膝10g，鸡血藤20g。20剂，日1剂，水煎3次，分2次温服。

五诊：2018年5月26日。服上药20剂症状大为改善，唯双足跟痛，牙痛，神疲乏力，舌质黯红苔薄黄腻，脉细弦。

治法：滋补肝肾。

处方：六味地黄汤各味各10g，加当归15g，黄芪90g，薏苡仁90g，党参30g，煅龙骨、煅牡蛎各30g，骨碎补15g，川续断、狗脊、牛膝各15g，日1剂，水煎服。

另予石膏竹叶鸡蛋汤，日1剂，以清热利尿，缓解牙痛。

六诊：2018年7月21日。服上方有显效，肿消，牙衄止，便溏止，足跟痛止，唯双手背有白癜风数块，舌质黯红，苔薄白，脉细弦。守上方，日1剂。

另予补骨脂200g，加入75%酒精浸泡72小时后，外擦白癜风处。

按语：患者工作压力大，加之饮食不规律，导致正气耗伤。《内经》中有"诸湿肿满，皆属于脾""肾者，胃之关也，关门不利，故聚水而从其类也"之论述。脾为水之制,肾为水之本,一主运化,一主开阖,脾肾两虚可致水湿蕴聚,泛滥横溢,形成水肿。久之导致肝阴虚而成肝肾阴虚之证。高惠然教授认为:"脾虚生湿,湿久为浊,浊久生毒,久病多瘀,湿浊毒瘀,壅阻于内。"故其病证以肝脾肾正虚为本,水肿、浊毒邪实为标,五苓合剂利水滋阴清热为主,藿苏饮芳香化浊,调理脾胃,降低尿蛋白。当归、黄芪补气养血,并能改善肾脏基底膜,改善肾功能。应用两衣散(蝉蜕、蛇蜕)补充微量元素,以提高肾功能,减低血压及肌酐。另应用药渣加艾叶泡洗皮肤以达到皮肤透析目的。诸药合用,使患者的临床症状改善,相应的化验指标有所改善。

案三 水肿(脾肾两虚,湿浊瘀血内蕴)

患者崔某,男,54 岁。2018 年 3 月 18 日初诊。

主诉:间断双下肢水肿 8 年余,加重 1 周。

8 年前劳累后出现双侧眼睑浮肿,在当地诊所服用头孢类药物后饮酒,继之出现全身水肿,双下肢水肿明显,在当地使用激素(强的松片)治疗,具体用量不详,服用 3 月余后水肿好转遂停药。8 年来间断双下肢水肿,未予重视及处理。1 周前劳累后出现双下肢明显水肿,阴囊水肿,伴乏力,纳差,小便黄、混浊,睡眠差等,为求进一步系统中西医结合诊治,特来我院门诊。

刻下症见双下肢水肿,阴囊水肿,面色萎黄,乏力,饮食一般,口渴,喜热饮,睡眠一般,小便少,小便混浊色黄,大便可。舌淡红,苔薄黄腻,脉沉尺弱。无胸闷、气喘等不适,无腹胀、呃逆等不适等。

辅助检查:血常规:白细胞 $5.57×10^9$/L,红细胞 $4.89×10^{12}$/L,血小板计数 $371×10^9$/L;24 小时尿蛋白定量 3694.90mg/24h;血生化:总蛋白 42.4g/L,白蛋白 23.7g/L,谷丙转氨酶 21U/L,谷草转氨酶 26U/L,乳酸脱氢酶 334U/L,α-羟丁酸脱氢酶 266U/L,肌酸激酶 226U/L,肌酸激酶同工酶 31.9U/L,血清尿素氮 9.33mmol/L,血肌酐 85.10μmol/L,尿酸检查 566μmol/L,胱抑素 C 1.41mg/L,$β_2$-MG 3.03mg/L,总胆固醇 10.68mmol/L,甘油三酯 2.39mmol/L,高密度脂蛋白 1.32mmol/L,低密度脂蛋白 7.12mmol/L;心电图:窦性心律,Ⅰ度房室传导阻滞。腹部彩超:胆囊炎,右肾囊肿(18mm×16mm),左肾内结石(6mm×4mm)。

西医诊断:肾病综合征。

中医诊断:水肿。

辨证:脾肾亏虚,湿浊瘀血内蕴。

治法:健脾益肾,益气活血,化气利水。

处方：五苓散加减。生白术 30g，泽泻 15g，猪苓 15g，茯苓 20g，桂枝 10g，党参 10g，黄芪 20g，川牛膝 15g，川芎 12g，地龙 10g，菟丝子 20g，枸杞子 15g，炙甘草 6g。3 剂，日 1 剂，水煎取 200mL，早晚 2 次温服。

二诊：2018 年 3 月 22 日。神志清，精神一般，乏力，饮食一般，口渴，喜热饮，睡眠一般，小便增多，小便混浊、色淡黄，大便可，双下肢水肿减轻，阴囊水肿好转，舌红，苔薄黄腻，脉沉尺弱。

处方：越婢加术汤合五苓散加减。

三诊：2018 年 3 月 26 日。神志清，精神可，乏力好转，饮食、睡眠可，小便量 3500mL，小便色淡黄，大便可，双下肢水肿好转，阴囊水肿好转，舌红，苔薄腻，脉弦尺弱。

守上方加减治疗半月余，双下肢水肿消，二便可，尿蛋白无异常。

按语：患者口渴，小便少即小便不利，根据伤寒论第 71 条论述："若脉浮，小便不利，微热消渴者，五苓散主之。"方以五苓散加减治疗 3 剂，临床症状缓解，双下肢、阴囊部水肿减轻，小便增多。方中生白术、茯苓健脾利水，泽泻、猪苓利水渗湿，桂枝温阳化气，党参、黄芪益气，川牛膝、川芎、地龙活血通络，菟丝子、枸杞子益肾填精，炙甘草调和诸药。

次诊合用越婢加术汤治疗里水，经治疗小便明显增多，水肿明显好转。方中生白术、茯苓健脾利水，麻黄发汗宣肺利水，石膏清热，使麻黄不至于发汗太过，泽泻、猪苓、大腹皮、冬瓜皮利水渗湿，桂枝温阳化气，蝉蜕轻透水邪，陈皮理气行水，党参、黄芪益气固表，川牛膝、川芎、地龙活血通络，菟丝子、枸杞子益肾填精，炙甘草调和诸药。

守方治疗半月余，诸症好转，尿蛋白转阴。

案四　水肿（阳虚水泛）

患者常某，男，36 岁。2010 年 7 月 24 日初诊。

主诉：发现双下肢水肿 1 周余。

1 周前劳累后出现脚面水肿，继之双下肢出现水肿，经休息不缓解，当地诊所给予抗炎、利尿等治疗，具体不详，水肿不缓解，2 日前在当地县医院查尿常规提示尿蛋白（+++），尿潜血（+），医院以肾病综合征为诊断要求其住院治疗，患者经亲戚推荐而来我院治疗。

刻下症见面色黑黄，口干不欲饮，身困乏力，纳眠一般，腰痛，双下肢水肿，自觉沉重，小便少，大便日 2 次成形，舌淡水润苔薄黄，脉沉弱。

实验室检查：尿常规：尿蛋白（+++），尿潜血（+）；血生化：总胆红素

32.2μmol/L，间接胆红素 28μmol/L，总蛋白 45.5g/L，白蛋白 26.1g/L，球蛋白 19.4g/L，碱性磷酸酶 38U/L，总胆固醇 8.49mmol/L，低密度脂蛋白 5.15mmol/L。

西医诊断： 肾病综合征。

中医诊断： 水肿。

辨证： 阳虚水泛。

治法： 温阳化气，利水消肿。

处方： 真武汤合肾着汤加减。制附片 20g（先煎），茯苓 45g，桂枝 30g，苍术 30g，干姜 30g，泽泻 20g，生黄芪 30g，人参 10g，泽兰 30g，琥珀 6g（冲），炙甘草 15g，生姜 30g。7 剂，日 1 剂，水煎 3 次，分 3 次温服。

嘱低盐、低脂、低优蛋白饮食，控制液体摄入量，禁食生冷，避寒湿，防外感。

二诊： 2010 年 8 月 1 日。患者自述服上药后周身热烘烘，想出汗，尿量逐渐增多，水肿减轻。现仍轻度水肿，腰痛，乏力，纳食差，大便稀，舌淡红，苔白厚腻，脉弦无力。

实验室检查： 尿常规：尿蛋白（++），尿潜血（-）；血常规：白细胞 6.94×10⁹/L，红细胞 4.47×10¹²/L，血红蛋白浓度 127g/L，血小板计数 277×10⁹/L；肝功八项：总胆红素 19.30μmol/L，直接胆红素 2.10μmol/L，间接胆红素 17.20μmol/L↑，总蛋白 58.5g/L↓，白蛋白 32.10g/L↓，球蛋白 19.90g/L，碱性磷酸酶 40.00U/L↓；肾功三项：血清尿素氮 2.04mmol/L，血肌酐 42.70μmol/L，尿酸检查 218.00μmol/L。

处方： 茯苓饮合苓桂术甘汤加减。党参 12g，茯苓 30g，苍术 30g，枳壳 15g，陈皮 30g，桂枝 20g，炙甘草 15g，炮姜 15g，大腹皮 30g，益母草 30g，杜仲 30g，生姜 30g。14 剂，日 1 剂，水煎 3 次，分 3 次温服，医嘱同前。

三诊： 2010 年 8 月 15 日。水肿症状基本消失，纳食尚可，二便正常，诉憋气，腰酸，饮食不适易腹泻，舌淡红，苔白，脉弦。

实验室检查： 尿常规：尿蛋白（±），尿潜血（-）；24 小时尿蛋白定量 568mg/24h；血脂：总胆固醇 6.23mmol/L，甘油三酯 1.35mmol/L，低密度脂蛋白 1.06mmol/L，高密度脂蛋白 1.53mmol/L；肝功八项：总蛋白 72.00g/L↓，白蛋白 40.30g/L↓，球蛋白 24g/L↓，碱性磷酸酶 40.00U/L↓；电解质六项：血清钾 3.79mmol/L，血清钠 143.20mmol/L，血清氯 100.00mmol/L，血清钙 2.45mmol/L，离子钙 1.20mmol/L。

处方：金匮肾气丸合苓桂术甘汤加减。熟地黄24g，山药12g，山萸肉12g，茯苓24g，泽泻9g，牡丹皮9g，炒白术24g，制附子3g，肉桂7g，炙甘草6g，干姜7g，芡实12g，金樱子15g，砂仁6g。14剂，日1剂，水煎3次，分3次温服。

按语：人身真水火，消化万物以养身。故水则肾主之，土则火生之。肾虚不能行水，脾虚不能制水，故肾水泛滥，反得浸渍脾土，是以三焦停滞，经络壅塞，水渗于皮肤，注于肌肉而为肿。《医宗必读》："水虽制于脾，实则统于肾，肾本水脏，而元阳寓焉。命门火衰，既不能自制阴寒，又不能温养脾土，则阴不从阳而精化为水，故水肿之证多属火衰也。"常见于慢性肾炎、肾淀粉样变、心源性水肿等。治宜通阳利水或温肾行水。

案五　水肿（肾阳衰微）

患者郭某，50岁。2007年10月17日初诊。

主诉：发现双下肢浮肿20余日，加重10日。

患者于20余日前因劳累出现双下肢轻度浮肿，小便次数较前增多，小便含大量泡沫，色黄，量正常，无发热、皮疹，无尿急、尿痛，未予重视，10日前发现双下肢浮肿较前明显加重，遂就诊于某县医院，诊断为肾病综合征，给予治疗后，未见明显缓解。

刻下症见神清，精神一般，腹胀，纳差，面色微黄，眼睑及四肢浮肿，腹部无压痛，无明显移动性浊音，身困乏力，眠差，小便量少，次数多，泡沫多，大便可，舌质黯红，苔薄白，脉细数。

辅助检查：体温36.8℃，脉搏80次/分，呼吸20次/分，血压172/110mmHg。彩超：肝弥漫性损害，胆囊壁增厚，双肾呈弥漫性损害改变，肾囊肿，腹水，左心房扩大，左心室肥厚，二尖瓣轻度反流。肝功十二项：总胆红素7.20μmol/L，直接胆红素0.80μmol/L，间接胆红素6.40μmol/L，前白蛋白235.08mg/L，总蛋白36.00g/L↓，白蛋白18.70g/L↓，球蛋白17.30g/L↓，白球比1.08↓，总胆汁酸，平均红细胞血红蛋白浓度1.91μmol/L，谷丙转氨酶22.00U/L，谷氨酰转肽酶42.00U/L，碱性磷酸酶71.00U/L，腺苷脱氨酶16.19U/L，最大胃酸分泌量测定9.10U/L；肾功五项：血清尿素氮12.51mmol/L↑，血肌酐117.10μmol/L↑，尿酸536.00μmol/L↑，胱抑素C 1.45mg/L↑，微球蛋白2.45mg/L；尿糖4.16mmol/L；血脂七项：总胆固醇8.13mmol/L↑，甘油三酯1.74mmol/L，高密度脂蛋白1.99mmol/L，低密度脂蛋白4.82mmol/L↑，载脂蛋白A 11.75g/L↑，载脂蛋白B 1.31g/L↑，脂蛋白a 954.00mg/L↑；电解质六项：血清钾4.91mmol/L，血清钠145.90mmol/L，血清氯96.70mmol/L，血清钙 2.49mmol/L，离子钙 1.22mmol/L，血清镁 1.13mmol/L↑，血清磷 1.36mmol/L；血常规：白细胞 6.89×10⁹/L，红细胞 4.29×10¹²/L，血红蛋白浓度 117.00g/L，红细胞比容 38.50%，血小板计数 383.40×10⁹/L↑，平均血小板体积 9.34fL，血小板压积 0.36%↑，平均红细胞体积 89.70fL，平均红细胞血红蛋白含量 27.30pg，平均红细胞血红蛋白浓度 304.20g/L，中性粒细胞百分比 43.9%↓，淋巴细胞百分比 35.7%，单核细胞百分比 5.8%，嗜酸性粒细胞百分比 14.5%↑，嗜碱性粒细胞百分比 0.1%，中性粒细胞 3.02×10⁹/L，淋巴细胞 2.46×10⁹/L，单核细胞 0.40×10⁹/L，嗜酸性粒细胞 1.00×10⁹/L↑，嗜碱性粒细胞 0.01×10⁹/L，红细胞分布宽度 59.31%↑，红细胞分布宽度标准差 18.51%↑，血小板体积分布宽度 10.74fl，大血小板比例 20.54%；尿常规：白细胞计数 31.6/μL↑，管型 10.36/μL↑，尿沉渣检查中细菌 5.5/μL，尿结晶 0.10/μL，小圆上皮细胞 26.00/μL↑，类酵母细胞 0.00 个，黏丝液 0.78，电导率 12.40，高倍视野白细胞 3.58/μL，高倍视野红细胞 2.47/μL，上皮细胞镜检 5.69/μL，管型－M 30.25/μL，细菌高倍视野 0.99/μL，尿比重 1.02，尿糖（－），亚硝酸盐（－），尿胆原正常，胆红素（－），维生素 C 3.00mmol/L，酮体（－），隐血（－），酸碱度 5.00，白细胞 19.90×10⁹/L，红细胞 13.70×10¹²/L，尿蛋白 3.00；免疫球蛋白：免疫球蛋白 G 6.23g/L↓，免疫球蛋白 A 7.49g/L↑，免疫球蛋白 M 1.64g/L。

西医诊断：肾病综合征。

中医诊断：水肿。

辨证：肾阳衰微。

治法：温补脾肾，化气行水。

处方：五苓散加味加减。茯苓、猪苓、泽泻、白术各 10g，桂枝 6g，冬瓜皮 15g，大腹皮 10g，防己 10g，黄芪 10g，当归 10g，丹参 10g，地肤子 10g，甘草 10g，白茅根 10g，萆薢 10g，车前草 10g，生薏苡仁、炒薏苡仁各 10g，鱼腥草 10g。7 剂，日 1 剂，水煎取汁 300mL，分 2 次温服。

二诊：2007 年 10 月 27 日。精神一般，24 小时小便量约 4500mL，体重约 91kg，眼睑及四肢浮肿较前有所减轻，仍腹胀，纳差，身困乏力，眠差，小便量可，次数多，泡沫多，阴囊水肿，大便可。舌质淡胖，苔白，脉沉无力。

辨证：肾阳衰微。

处方：济生肾气丸加减。党参 30g，山药 15g，黄芪 30g，生白术、炒白术各 30g，茯苓 30g，鬼箭羽 10g，赤芍 15g，当归 30g，陈皮 15g，半夏 15g，大腹皮 30g，砂仁 6g，白花蛇舌草 30g，桔梗 10g。7 剂，日 1 剂，水煎 3 次，分 3 次温服。

三诊：2007 年 11 月 2 日。患者精神一般，腹胀较前明显减轻，纳食好转，仍乏力，小便量明显增多，大便可。小便量 24 小时约 6500mL，面部浮肿明显减轻，阴囊水肿消失，双下肢仍有轻度水肿。上方减半夏，加制附片 6g，肉桂 3g。7 剂，日 1 剂，水煎取汁 300mL，分 2 次温服。

四诊：2007 年 11 月 10 日。患者面部已无浮肿，乏力，纳眠可，小便量 24 小时约 4000mL，双下肢仍有轻度水肿。肝功十二项：总胆红素 7.310μmol/L，直接胆红素 0.83μmol/L，间接胆红素 6.36μmol/L，前白蛋白 226.12mg/L，总蛋白 58.00g/L↓，白蛋白 33.86g/L↓，球蛋白 17.45g/L↓，总胆汁酸 1.83μmol/L，谷丙转氨酶 21.68U/L，谷氨酰转肽酶 41.60U/L，碱性磷酸酶 69.80U/L，腺苷脱氨酶 16.21U/L；最大胃酸分泌量测定 8.907U/L；血脂七项：总胆固醇 6.33mmol/L↑，甘油三酯 1.46mmol/L，高密度脂蛋白 1.78mmol/L，低密度脂蛋白 2.875mmol/L↑；24 小时尿蛋白定量 844.30mg↑；C 反应蛋白 1.32mg/L；红细胞沉降率 21.00mm/h↑。

处方：上方减白花蛇舌草，改制附片为 3g，继服 7 剂。

此后以此方加减服药近半年，病情稳定。

按语：《医门法律·水肿论》云："肾司开阖，肾气从阳则开，阳太盛则关门大开，水直下而为消；肾气从阴则阖，阴太盛则关门常阖，水不通则为肿。"肾阳虚衰，肾气不化则阴寒之气盛，小便不利发为水肿。《景岳全书·肿胀》："夫所谓气化者，即肾中之气也，即阴中之火也，阴中无阳，则气不能化，所以水道不通，溢而为肿。故凡治肿者，必先治水，治水者，必先治气。"水肿病以精血皆化为水，故属虚败，应温补脾肾，促其气化，肾气得充，气化必行，故选用济生肾气丸以温肾化气，利水消肿。

案六　水肿（脾肾亏虚，水湿内停）

患者李某，女，38 岁。2010 年 5 月 6 日初诊。

主诉：反复双下肢水肿 5 年，腹腔积液 3 月，加重半月。

5 年前无明显诱因出现双下肢水肿，伴胀痛，无胸闷、气喘、腹痛、腹胀等，在多家诊所应用中西医治疗（具体不详），效果不理想，之后未予重视。4 年前外出打工感冒后出现全身水肿，伴腹部膨隆，在诊所给予利尿剂等药物治疗后稍有缓解，之后未予重视。3 年前于南阳市某医院住院治疗，诊断为肾病综合征，给予腹腔注射利尿剂等治疗（具体不详），水肿好转出院，出院后 1 个月水肿复发并逐渐加重，出现胸闷、气喘，之后间断服用利尿药物，症状时轻时重。2 年前因全身重度水肿于某三甲医院住院治疗，诊断为肾病综合征，行肾穿刺活检示轻度系膜增生性 IgA 肾病，建议行电镜检查以进一步明确诊断，给予胸腔穿刺术及腹腔穿刺置管术，并静脉补充白蛋白及利尿治疗，同时给予雷公藤抑制免疫等治疗，经治疗好转出院，院外长期口服呋塞米、百令胶囊、雷公藤多苷片。期间病情时轻时重，多次在我院住院治疗，给予利尿合剂及中药治疗后水肿好转出院。3 月前出现腹部膨隆，在某院查腹部彩超示大量腹腔积液，门诊服用利尿药物，腹腔积液逐渐加重，为求进一步诊治遂来我处。

刻下症见面色晦黯，饮食尚可，睡眠差，腰酸腰困，腰背发凉，腹部膨隆，双下肢水肿，小便量约 600mL/d，多泡沫，大便可，1 次/日，舌质黯红，苔白，脉沉弦。

辅助检查：T36.5℃，P78 次/分，R18 次/分，BP98/70mmHg；肝功八项：总胆红素 37.30μmol/L↑，直接胆红素 18.00μmol/L↑，间接胆红素 19.30μmol/L↑，总蛋白 71.30g/L，白蛋白 41.50g/L，球蛋白 29.80g/L，白球比 1.39，谷丙转氨酶 20.00U/L，谷草转氨酶 20.00U/L，谷氨酰转肽酶 45.00U/L，碱性磷酸酶 109.00U/L；肾功五项：血清尿素氮 6.35mmol/L，血肌酐 69.50μmol/L，尿酸检查 456.00μmol/L↑，胱抑素 C 1.27mg/L↑，微球蛋白 1.97mg/L；电解质六项：血清钾 3.74mmol/L，血清钠 137.40mmol/L，血清氯 101.40mmol/L，血清钙 2.23mmol/L，血清磷 1.41mmol/L；尿糖 5.10mmol/L；血脂两项：总胆固醇 3.43mmol/L，甘油三酯 0.65mmol/L；血凝：凝血酶原时间 16.0sec↑，国际标准化比值（常用于监测口服抗凝剂华法林的用量）1.39↑，活化部分凝血活酶时间 22.70sec，纤维蛋白原 2.098g/L，凝血酶时间 18.30sec，D-二聚体 1.64mg/L，纤维蛋白原等量单位↑；甲状腺功能：$T_3$0.92ng/mL，$T_4$94.30nmol/L，$FT_3$5.25pmol/L，$FrT_4$1.71ng/dL，TSH1.38μIU/mL。血常规正常，尿常规蛋白及潜血均阴性。彩超：肝轻度弥漫性损害，胆囊壁增厚，腹水。

西医诊断：肾病综合征。

中医诊断：水肿。

辨证：脾肾亏虚，水湿内停。

治法：健脾补肾，利湿消肿。

处方：茯苓 30g，白茅根 30g，车前草 20g，益母草 30g，大腹皮 10g，胡芦巴 10g，紫菀 10g，枳壳 10g，冬瓜皮 30g，土鳖虫 12g，茜草 10g，川楝子 10g，水蛭 3g，路路通 18g，远志 12g，石菖蒲 15g。7 剂，日 1 剂，水煎取汁 400mL，分早晚 2 次温服。

二诊：2010 年 5 月 13 日。患者自觉身困乏力，饮食、睡眠尚可，体重较前稍有减少，尿量约 3000mL，腹部柔软，无压痛，移动性浊音阳性，双下肢轻度水肿。患者乏力明显，舌质黯红，苔白，脉沉偏弱。

处方：上方加炙黄芪 30g，党参 30g 以益气利水。其余治疗方案同前。

三诊：2010 年 5 月 21 日。患者精神尚可，诉大便每日 2 次，稍溏，怕冷，乏力，自觉骨节疼痛，小便量约 2000mL，舌黯红，苔白，脉沉细无力。

辨证：脾肾亏虚，阳虚血瘀。

治疗：温肾化气利水，活血化瘀通络。

处方：真武汤合五苓散加减。黑顺片 18g，茯苓 18g，白术 40g，白芍 15g，猪苓 18g，泽泻 15g，泽兰 20g，苍术 15g，桂枝 8g，益母草 30g，黄芪 60g，党参 20g，陈皮 15g，连翘 30g，水蛭 3g。7 剂，日 1 剂，水煎取汁 400mL，分早晚 2 次温服。

四诊：2010 年 5 月 28 日。患者神志清，精神可，体重 61kg，尿量 2000mL，大便通畅，腰背部冷痛现象有所减轻，余无明显不适，舌黯红，苔白，脉沉细。血压 120/70mmHg，心肺听诊无明显异常，腹部柔软，无压痛及反跳痛，双下肢无水肿，腹部移动性浊音弱阳性。治疗方案暂不变。

处方：上药减益母草，加泽兰 30g。

按语：《诸病源候论·水肿候》：“肾者主水，脾胃俱主土，土性克水。脾与胃合，相为表里。胃为水谷之海，今胃虚不能传化水气，使水气渗溢经络，浸渍腑脏。脾得水湿之气加之则病，脾病则不能制水，故水气独归于肾。三焦不泻，经脉闭塞，故水气溢于皮肤，而令肿也。”本案患者病程五载，脾肾俱虚，中阳不振，健运失司，气不化水，以致下焦水邪泛滥，故全身浮肿，下肢尤甚。水气上凌心肺，故见胸闷、气促。腰为肾之府，肾虚则水气内盛，故腰酸痛。肾与膀胱相表里，肾阳不足，膀胱气化不行，故尿量减少。舌黯，舌下脉络青紫显示体内水血互结，瘀血凝滞。故高教授治疗此案以健脾补肾，利湿消肿为基本治法，方中茯苓为健脾补气要药；胡芦巴可温补肾阳；白茅根、大腹皮、冬瓜皮、车前草、路路通为利尿消肿药；土鳖虫、茜草、水蛭、益母草活血逐瘀；益母草兼利尿；枳壳、川楝子调理气机；石菖蒲既可健脾理气，又可利湿消肿；诸药合用，证症结合，临床治疗效果显著。

案七 水肿（肝肾阴虚）

患者秦某，女，49 岁。2010 年 1 月 28 日初诊。

主诉：面跗俱肿 3 年，加重 10 余日。

患者于 2007 年出现面跗俱肿，伴腰痛，口服剂由西药改为中药，后浮肿渐渐消失。10余日前无明显诱因出现双下肢水肿，在当地卫生院住院，给予抗感染等治疗效果不佳，经介绍转来我处求治。

刻下症见患者双下肢水肿，乏力，睡眠一般，饮食可，小便量较前有所减少，多泡沫，夜尿1~2次，大便正常，双下肢水肿，舌质黯苔薄白，脉细。

辅助检查： T36.3℃，P78次/分，R18次/分，BP108/80mmHg；尿常规：蛋白（++），潜血（+）；肝功能：总蛋白55.1g/L，白蛋白29.7g/L。

西医诊断： 肾病综合征。

中医诊断： 水肿。

辨证： 肝肾阴虚。

治法： 滋养肝肾。

处方： 知母10g，黄柏10g，生地黄10g，牡丹皮10g，茯苓10g，建泽泻10g，山药10g，山茱萸10g，琥珀6g，煅龙骨、煅牡蛎各30g，车前草15g。免煎颗粒，7剂，日1剂，分2次开水冲服。

二诊： 2010年2月22日。腰腿困乏，纳食差，大便溏薄，尿量中等，舌质黯苔薄，脉细弦。小腿抽筋（右重于左），轻咳少痰，咽干水肿。

BP130/90mmHg；肝功八项：总胆红素 10.50μmol/L，直接胆红素 1.70μmol/L，间接胆红素 8.80μmol/L，总蛋白 48.40g/L↓，白蛋白 26.70g/L↓，球蛋白 21.70g/L，白球比 1.23，谷丙转氨酶 29.00U/L，谷草转氨酶 15.00U/L，谷氨酰转肽酶 21.00U/L，碱性磷酸酶 65.00U/L；血脂两项：总胆固醇 7.18mmol/L↑，甘油三酯 1.70mmol/L；尿糖 4.11mmol/L（2018年9月20日）；血凝：凝血酶原时间 10.0sec，国际标准化比值（INR）0.87，活化部分凝血活酶时间 19.20sec↓，纤维蛋白原 3.839g/L，凝血酶时间 18.20sec，D-二聚体 0.43mg/L；免疫球蛋白：免疫球蛋白G 7.83g/L，免疫球蛋白A 3.26g/L，免疫球蛋白M 2.95g/L↑；补体测定：C3 2.44g/L↑，C4 1.74g/L↑；24小时尿蛋白定量 3072.00mg↑。

处方： 守上方。免煎颗粒，8剂，日1剂。

三诊： 2010年3月3日。患者精神可，饮食、睡眠尚可，大便可，小便量正常，未诉明显不适，双下肢无水肿，舌红，苔白，脉沉细。经治疗水肿消退，体重下降，治疗方案同前。中药汤剂调整为健脾补肾、活血化瘀为主。

处方： 党参12g，白术12g，茯苓15g，百合18g，黄精18g，枇杷叶10g，芡实30g，金樱子30g，山药15g，连翘30g，萆薢18g，莲子心15g，牡丹皮15g，建泽泻15g，生地黄18g，山萸肉18g，知母12g，益母草30g，山楂15g，甘草

12g。7 剂，日 1 剂，水煎取汁 400mL，分早晚温服。

四诊： 2010 年 3 月 11 日。患者精神可，水肿基本消失，复查 24 小时尿蛋白定量 685.00mg↑。治疗不变，守上方 10 剂巩固。

按语： 本案病程三载，肿势日剧且肾气已虚，治之较难，若一味应用利水之法，虽可取快一时，但复伤正气，终非良策。高教授认为，肾病综合征从辨证分析多为本虚标实之证，由于肾气不固，脾虚不摄精微物质（蛋白），从小便渗漏不止，土不制水，气不化水，是以肿势滔天。故治疗本案始终以培补脾肾为主，活血化瘀、利水消肿。

案八　水肿（脾肾亏虚，瘀水互结）

患者李某，男，38 岁。2010 年 8 月 16 日初诊。

主诉： 反复颜面及双下肢水肿 1 月余。

1 月前患者无明显诱因出现双下肢水肿，并有乏力，休息后可稍缓解，活动后加重，即到当地卫生所就诊，给予口服中药（具体不详），未见明显好转，遂至某县人民医院就诊，给予检查治疗（具体情况患者及家属不能讲明），效果较差，遂至某省人民医院就诊，给予检查（具体项目不详），未做出明确诊断。双下肢仍有水肿。经亲友介绍来我处求诊。

刻下症见患者精神稍差，乏力，腰酸痛，双下肢水肿，呈凹陷性。下肢皮下可见多发瘀血斑片。舌质淡，苔薄白，脉弦细。

既往史： 慢性乙肝 10 年。

辅助检查： T36.6℃，P76 次/分，R20 次/分；尿常规：潜血（+++），蛋白（++）；肝功能示谷丙转氨酶 47U/L（参考值 0～40），余正常；肾功能示尿酸 392μmol/L，余正常；24 小时尿蛋白定量 3.39g（尿量 3400mL）；ANA 及 ENA 均阴性；免疫九项：乙肝表面抗原阳性，乙肝核心抗体阳性，余均阴性；甲状腺功能正常。

西医诊断： 肾病综合征，慢性乙型病毒性肝炎。

中医诊断： 水肿。

辨证： 脾肾亏虚，瘀水互结。

治法： 补益脾肾，化气行水。

处方： 茯苓 30g，猪苓 20g，建泽泻 10g，桂枝 10g，白术 10g，当归 10g，大腹皮 10g，冬瓜皮 30g，防己 20g，黄芪 10g，椒目 3g，葶苈子 10g，制大黄 3g，大枣 10g，生姜 3g，甘草 3g，生薏苡仁、炒薏苡仁 30g。免煎颗粒，7 剂，日 1 剂，分 2 次开水冲服。

二诊：2010 年 8 月 23 日。药后水肿大消，自觉良好，舌质黯苔白，脉细沉。守上方 8 剂，水煎服，日 1 剂。

三诊：2010 年 9 月 1 日。水肿基本消失，感觉较好，舌红苔白，脉沉细。复查肝功八项：总胆红素 6.60μmol/L，直接胆红素 2.80μmol/L，间接胆红素 3.80μmol/L，总蛋白 70.90g/L，白蛋白 40.40g/L，球蛋白 35.50g/L，谷丙转氨酶 56.00U/L↑，谷草转氨酶 50.00U/L↑，谷氨酰转肽酶 68.00U/L↑，碱性磷酸酶 76.00U/L；肾功五项：血清尿素氮 8.02mmol/L，血肌酐 81.30μmol/L，尿酸检查 351.00μmol/L，胱抑素 C 0.70mg/L，微球蛋白 1.50mg/L；血脂六项：总胆固醇 4.67mmol/L，甘油三酯 1.79mmol/L，高密度脂蛋白 1.16mmol/L，低密度脂蛋白 3.05mmol/L，APOA1 1.31g/L，载脂蛋白 B 0.89g/L；电解质四项：血清钾 4.45mmol/L，血清钠 145.30mmol/L，血清氯 97.40mmol/L，血清钙 2.34mmol/L，离子钙 1.14mmol/L，血凝：凝血酶原时间 11.2sec，国际标准化比值（INR）0.97，活化部分凝血活酶时间 26.00sec，纤维蛋白原 1.337g/L↓，凝血酶时间 19.00sec，D-二聚体 0.11mg/L，糖化血红蛋白 4.90%。

处方：五苓合剂。茯苓 30g，茯苓皮 30g，泽泻 15g，木瓜 15g，肉桂 6g，车前子 15g，鬼箭羽 10g，八月札 12g，防风 10g，牛膝 30g，白花蛇舌草 30g，赤芍 15g，大腹皮 15g，猪苓 40g，滑石 30g，玉竹 30g，芡实 15g，金樱子 15g，炙甘草 6g。10 剂，日 1 剂，水煎取 400mL，分早晚 2 次温服以巩固善后。

按语：本案水肿的病机为脾肾亏虚，瘀水互结。《诸病源候论》："水病者，由肾脾俱虚故也。肾虚不能温通水气，脾虚不能制水，故水气盈溢，渗液皮肤，流遍四肢，所以遍身肿也。"《血证论·瘀血》："瘀血化水亦发水肿，是血病而兼水也。"唐容川认为："血积既久，亦能化为痰水。""血不利则为水。"水滞日久，必致血瘀，瘀血内阻，久必生水。故治疗此病宜采用健脾补肾、活血化瘀之法，以五苓合剂为基础方加减。方中黄芪为补气要药；防己、冬瓜皮、葶苈子、生薏苡仁、大腹皮、猪苓为利水渗湿常用药；当归、大枣为活血化瘀药；诸药合用，共奏扶正祛邪、健脾理气、血水分消之效。

案九 水肿（脾肾阳衰）

患者黄某，男，43 岁。2010 年 7 月 13 日初诊。

主诉：双下肢水肿 1 个月。

1 个月余前患者无明显诱因出现双下肢及脚踝浮肿，活动后加重，按压呈指凹性。在当地卫生院就诊，检查后按肾炎治疗 20 余日，病情时轻时重。2017 年 7 月 10 日就诊于某县人民医院，检查肾功能未见异常，血清白蛋白 26.80g/L，血清总蛋白 54.00g/L，尿蛋白（++），诊断为肾病综合征。

刻下症见精神一般，面色黯黄，声低气怯，纳眠尚可，自觉腰酸腿痛，周身困乏无力，双下肢及脚踝处呈指凹性水肿，小便量少，有泡沫，大便正常。舌质淡，苔白，脉缓弱。

辅助检查： 体温 36.8℃，脉搏 72 次/分，呼吸 18 次/分，血压 146/90mmHg；肝功八项：总胆红素 12.10μmol/L，直接胆红素 2.10μmol/L，间接胆红素 10.00μmol/L，总蛋白 46.50g/L↓，白蛋白 25.90g/L↓，球蛋白 16.60g/L↓，谷丙转氨酶 23.00U/L，谷草转氨酶 14.00U/L，谷氨酰转肽酶 15.00U/L，碱性磷酸酶 53.00U/L；24 小时尿蛋白定量 3478.85mg↑；肾功三项：血清尿素氮 4.25mmol/L，血肌酐 59.10μmol/L，尿酸检查 371.00μmol/L。

西医诊断： 肾病综合征。

中医诊断： 水肿。

辨证： 脾肾阳衰。

治法： 温肾助阳，化气行水。

处方： 五苓合剂加熟地黄 15g，山茱萸 12g，山药 10g，牡丹皮 10g，杏仁 10g，桔梗 10g，紫草 10g，炙甘草 3g，煅龙骨、煅牡蛎各 30g，制附片 10g，党参 10g。免煎颗粒，14 剂，日 1 剂，温水冲服。

二诊： 2017 年 7 月 28 日。服药后以上诸证均好转，腿痛已愈，水肿大消，但自觉皮肤有瘙痒不适，手足心烦热，口干，舌质黯苔薄白，边尖红，脉细弦。

处方： 五苓合剂加知母 10g，黄柏 10g，生地黄 5g，山茱萸 12g，山药 10g，牡丹皮 10g，地肤子 10g，白鲜皮 10g，杏仁 10g，桔梗 10g，紫草 10g，白花蛇舌草 15g，甘草 3g，煅龙骨、煅牡蛎各 30g。免煎颗粒，30 剂，日 1 剂，分 2 次开水冲服。

三诊： 2017 年 8 月 28 日。查血压 120/80mmHg，水肿消失，患者自觉肾亏，自食胎盘两具，瘙痒加重，舌质黯苔白，脉细弦。

辅助检查： 肝功十三项：总胆红素 10.60μmol/L，直接胆红素 1.80μmol/L，间接胆红素 8.80μmol/L，前白蛋白 429.93mg/L↑，单位总蛋白 63.50g/L，白蛋白 34.70g/L↓，球蛋白 19.80g/L↓，总胆汁酸 2.87μmol/L，谷丙转氨酶 24.00U/L，谷草转氨酶 12.00U/L，谷氨酰转肽酶 15.00U/L，碱性磷酸酶 49.00U/L，腺苷脱氨酶 11.80U/L，最大胃酸分泌量测定 9.00U/L，中性粒细胞百分比 45.90U/L；肾功五项：血清尿素氮 5.29mmol/L，血肌酐 54.80μmol/L，尿酸检查 359.00μmol/L，胱抑素 C 1.16mg/L↑，微球蛋白 1.19mg/L；血脂七

项：总胆固醇 5.03mmol/L，甘油三酯 0.90mmol/L，高密度脂蛋白 2.23mmol/L
↑，低密度脂蛋白 2.82mmol/L，APOA1 1.75g/L↑，载脂蛋白 B 0.82g/L，脂蛋
白 a 121.00mg/L；尿糖 4.55mmol/L；凝血四项：凝血酶原时间 9.8sec，国际标
准化比值（INR）0.85，活化部分凝血活酶时间 25.70sec，纤维蛋白原 1.736g/L
↓，凝血酶时间 18.50sec，24 小时尿蛋白定量 594.40mg↑。

处方：知柏合剂合两半合剂（半边莲、半枝莲、白花蛇舌草）各 15g，加地
肤子 12g，白鲜皮 12g，冬瓜皮 12g，煅龙骨、煅牡蛎各 30g，猪苓 10g，杜仲
10g，生薏苡仁、炒薏苡仁各 30g，萆薢 15g，甘草 15g，当归 15g，土茯苓 15g。
20 剂，日 1 剂，水煎 3 次，分 2 次温服。

按语：中医认为此病病位大多为肺、脾、肾，肺失通调，脾失转输，肾失开
阖，导致水液潴留。其中以肾为根本。高教授认为，此患者久病体虚，导致肾脏
虚损。肾阳虚，气化失司，水液代谢失常，导致双下肢水肿；肾精亏损，导致腰
膝酸软。治以温肾助阳，化气行水。方用五苓合剂治疗。白术、泽泻健脾祛湿，
猪苓、茯苓、白鲜皮利水祛湿，桂枝温阳化气解表，桔梗、杏仁宣肺解表，并嘱
咐患者低蛋白饮食。

第三节　膜性肾病诊治经验

一、诊治经验

膜性肾病多发于成人，西医认为单用激素治疗效果不理想，需要联合免疫抑
制剂才能取效。高教授在治疗膜性肾病时总的原则仍然是根据患者的临床表现，
依据水肿、蛋白尿的偏重，采用不同的治疗方法，具体方药及经验同前。但是高
教授认为膜性肾病更容易出现瘀血内阻的情况，因此在辨证的基础上不论患者是
否有瘀血的情况，均适当加用活血化瘀的药物。如果舌苔、脉象没有明显的瘀血
表现，多用丹参、红花、川芎等药活血化瘀，如果舌黯、有瘀斑、有瘀点，瘀血
征象显于外者多用水蛭、土鳖虫等虫类药破血活血。

二、验案精选

案一　水肿（脾肾两虚）

患者陈某，男，37 岁。2017 年 3 月 6 日初诊。

主诉：面目浮肿，腿肿，伴腰痛，飞蛾症迎风流泪 5 年余。

患者于 2012 年出现腰痛，全身、眼面浮肿，飞蛾症迎风流泪。期间因无尿至无锡市某医院住院，虽然消肿但蛋白尿始终未消失。平素易感冒，查尿蛋白（++++），红细胞 3×10^{12}/L。现症见面目浮肿，腿肿，伴腰痛，大小便均正常。舌质黯红，舌苔黄腻，脉细弦。

西医诊断：慢性肾小球肾炎。

中医诊断：水肿。

辨证：脾肾两虚。

治法：补益脾肾。

处方：杞菊地黄汤加当归 15g，黄芪 10g，丹参 10g，生薏苡仁、炒薏苡仁 30g，石韦 10g，蒲公英 10g，车前草 10g，白茅根 10g。9 剂，日 1 剂，水煎 3 次，分 3 次温服。

另予龟鹿益肾丸 10g，3 次/日，口服。

二诊：近来症安，尿蛋白（++），红细胞 3×10^{12}/L。药后肿消，飞蚊症减轻，自觉身轻，腰痛减轻，流泪改善。舌质黯红苔黄腻，脉细弦。BP136/100mmHg。守上方，继续服用 9 剂。

另予龟鹿益肾丸 10g，3 次/日，口服。

两周后随访水肿消失，腰痛减轻，飞蚊症消失。

按语：高教授认为患者属于水肿中的脾肾两虚型。病案中患者腰痛提示肾气虚，腰为肾之府，肾气虚导致肾气不充，腰力不足；面目浮肿，腿肿提示脾肾两虚，气化失司，导致水湿内停，水湿上泛于面目，下注于四肢；飞蛾症提示脾肾两虚，气血不能上充于面目，眼睛不能得到充养，出现迎风流泪；舌质黯红提示肾阴虚；苔黄腻，提示脾肾两虚，湿热内停；脉细弦提示虚火旺盛，湿热内停。其治疗关键在于补益脾肾，虚火得以抑制，脾阳肾阳功能恢复，双目得到营养，迎风流泪缓解，气化利水之功得以恢复，湿热从膀胱随小便排出，病情得以缓解。

杞菊地黄汤既能滋补脾肾，又能使得体内湿热得到蒸化，在此加减运用。由于脾为气血生化之源，脾虚则气血两虚，加当归、黄芪补气补血，使得脾脏生气血之功得以恢复；脾肾两虚，导致体内湿热内停，小便不利，尿少，加清热利尿药，丹参、石韦、蒲公英、车前草、白茅根清热利尿通淋，凉血止血；脾虚湿热盛，加生薏苡仁、炒薏苡仁利水渗透湿邪，健脾止泻，使得一身水肿之象得到缓解。以上合而为用，达到补益脾肾、清热利湿之作用，使得病情得以缓解。口服龟鹿益肾丸增强补肾之功。治法得当，前后服药 3 月余痊愈。

案二 水肿（脾虚湿盛，湿热下注）

患者刘某，女，20岁。2017年6月17日初诊。

主诉：尿痛、尿急、小便短赤1周余。

半月前因肾炎在某医院治疗，痊愈后出院。近期劳累太过，肾疾复发。现症见尿痛，尿急，小便短赤，腰酸背痛，疲倦无力，舌胖苔腻，脉弦细数。

辅助检查：尿常规：尿蛋白（+++），白细胞（+++）。

西医诊断：肾炎。

中医诊断：水肿。

辨证：脾虚湿盛，湿热下注。

治法：清热利湿，健脾祛湿。

处方：桂枝10g，白术10g，猪苓10g，茯苓12g，泽泻12g，石韦15g，蝉蜕10g，大腹皮10g，车前子15g，赤小豆15g，茅根15g。6剂，日1剂，水煎3次，分3次温服。

二诊：2017年6月24日。上药6剂服后，尿量增多，水肿明显减轻，但仍有腰酸困。在原方基础上加苍术12g，金樱子12g，以助健脾利湿。

服后1个月症状消失，尿常规正常。为了巩固疗效原方加服6剂。随访至今未复发。

按语：脾虚不能运化水湿，方中白术健脾而运化水湿，转输精津，使水津四布；桂枝解表助膀胱气化，以利小便；泽泻甘淡性寒直达肾、膀胱，利水渗湿；茯苓、猪苓淡渗，增强利水渗湿之力；蝉蜕有消除蛋白之功，本方利水渗湿，化气解表，使水湿气化，表邪得解，脾气健运，而达到利水目的。

案三 水肿（脾胃虚弱，气化失司）

患者马某，女，40岁。2010年4月22日初诊。

主诉：发现蛋白尿11年，复查尿常规异常2日。

患者11年前在某市中心医院查尿蛋白（+++），诊断为肾病综合征，经治疗好转，多次复查尿常规蛋白阴性；5年来蛋白尿复发2次，在我院给予中西医结合治疗好转后出院，后在当地医院复查尿蛋白一直阴性。现症见流涕、咳嗽、面色萎黄，乏力，恶心、纳差、腹胀，双下肢水肿，舌黯红，苔薄黄腻，脉沉迟。在当地医院查尿常规示尿蛋白（++）。

辅助检查：T36.5℃，P102次/分，R17次/分，BP137/84mmHg，尿常规：尿蛋白（++）；肝功八项：总蛋白70.70g/L，白蛋白41.80g/L，球蛋白28.90g/L，谷丙转氨酶13.00U/L，谷氨酰转肽酶13.00U/L；肾功五项：血清尿素氮

4.09mmol/L，血肌酐 124.90μmol/L↑，尿酸检查 208.00μmol/L，微球蛋白 2.89mg/L↑；电解质六项：血清钾 3.87mmol/L，血清钠 145.20mmol/L，血清氯 97.50mmol/L，血清钙 2.43mmol/L；血脂两项：总胆固醇 4.13mmol/L，甘油三酯 0.87mmol/L。

西医诊断：肾炎。

中医诊断：水肿。

辨证：脾胃虚弱，气化失司。

治法：补益脾胃，温阳化气行水。

处方：五苓合剂加减。茯苓 10g，猪苓 10g，泽泻 10g，桂枝 5g，白术 10g，当归 10g，黄芪 10g，丹参 10g，防己 10g，生薏苡仁、炒薏苡仁各 10g，萆薢 10g，萹蓄 10g，车前草 15g，冬瓜皮 15g，大腹皮 10g，焦三仙（焦麦芽、焦山楂、焦神曲）各 10g，藿香 10g，姜半夏 10g，生姜 3 片。免煎颗粒，17 剂，日 1 剂，分 3 次开水冲服。

二诊：2010 年 4 月 29 日。昨天恶心呕吐，在急诊输液 1 次（药物不详），自觉恶心，气短胸闷，肿消大半，舌质黯，苔黄白腻，脉细沉。中药效不更方，继服 7 剂，免煎颗粒，日 1 剂，分 3 次开水冲服。

三诊：2010 年 5 月 7 日。患者恶心呕吐消失，纳食较好，水肿全消，舌质黯，苔白，脉细。

处方：当归 10g，黄芪 10g，丹参 10g，生薏苡仁、炒薏苡仁各 10g，萆薢 10g，车前草 15g，鱼腥草 15g，冬瓜皮 15g，紫苏叶 10g，厚朴 10g，藿香 10g，姜半夏 10g，焦三仙（焦麦芽、焦山楂、焦神曲）各 10g，砂仁、蔻仁各 6g，甘草 3g。免煎颗粒，17 剂，日 1 剂巩固。

按语：《素问·汤液醪醴论》："平治于权衡，去菀陈莝，微动四极，温衣，缪刺其处，以复其形，开鬼门，洁净府。"张仲景《金匮要略·水气病脉证并治》提出："腰以下肿，当利小便，腰以上肿，当发汗乃愈。"五苓散兼发汗、利小便双功，恰恰与之相符。该患者水肿关键在于脾肾虚弱，无力运化，以致气化失司。治疗以化气利水，兼补脾肾为法。方中茯苓利水渗湿为君，臣以猪苓、建泽泻助君药利水渗湿，肾主水，水湿去则肾阳复，《素问·灵兰秘典论》谓："膀胱者，州都之官，津液藏焉，气化则能出矣。"故加桂枝温阳化气以助肾阳化气利水，佐以白术补气以运化水湿，合茯苓既可彰健脾制水之效，又可调理中焦气机，增进食欲。桂枝还可辛温发散以祛表邪，表邪除肺气不受约束得以宣发，恢复通调水道的功能。全方化气利水，并能兼顾温化肾阳、健脾益胃、调畅肺气，气化恢复，小便得出，水肿自除，诸症痊愈。

第四节 IgA肾病诊治经验

一、诊治经验

近年来IgA肾病的发病率较以往有所增多，这类患者病情较为复杂，临床表现形式比较多，有以单纯血尿发病的，有以蛋白尿发病的，还有血尿、蛋白尿同时发病的。但大多数患者都是因为反复水肿来诊的，这类患者的水肿可以时轻时重，因此很多患者初期不够重视。高教授在治疗IgA肾病的时候喜欢用当归芍药散加减，高教授认为血不利则为水，血虚则容易出现出血及瘀血，当归芍药散补血活血利水三者兼顾，同时根据血虚、血瘀、水湿的轻重加减用药。临床中可见长达五六年蛋白尿都不能转阴的患者，对于这类患者，高教授在方中重用黄芪以益气利水，同时加用土鳖虫、全蝎、水蛭、乌梢蛇等虫类药活血化瘀。

高教授在治疗肾病时喜欢酌加一两味虫类药物。高教授认为虫类药物有善动、善钻的特点，肾病的病位在肾，肾为少阴经，为潜藏较深的经脉，唯有用虫类药物这种善动、善钻的特性才能将药物带入深藏的病邪处。

二、验案精选

患者王某，男，7岁。2016年11月15日初诊。

主诉：尿频，血尿伴多汗，便溏1年余。

患者于1年前无诱因出现尿频、血尿等症，在外院诊为IgA肾病。现症见舌质黯红，舌苔薄白，脉细弦而数。血压80/50mmHg。尿蛋白阴性，尿红细胞（++），尿微量白蛋白74.66mg/L。血常规正常。免疫球蛋白A 1.09g/L，免疫球蛋白G 7.85g/L，免疫球蛋白M 1.21g/L，补体C3 3.87g/L，补体C4 0.83g/L。

西医诊断：IgA肾病。

中医诊断：血淋。

辨证：肝肾阴虚，下焦湿热。

治法：滋养肝肾，清利湿热。

处方：知母5g，黄柏5g，生地黄5g，山茱萸5g，山药5g，牡丹皮5g，土茯苓5g，旱莲草10g，白茅根20g，车前草10g，琥珀粉3g，甘草3g，瞿麦5g，生姜 2 片，红枣 2 枚。7 剂，日 1 剂，水煎 3 次，分 3 次温服。

二诊： 2016 年 11 月 22 日。药后诸症均有改善，舌质黯红，舌苔薄白，脉细数。守上方去山茱萸、山药，加煅牡蛎 15g，小蓟 10g，藕节 10g，仙鹤草 10g。

后稍加出入服至 2017 年 3 月 31 日，复查尿常规：红细胞转阴，尿蛋白阴性，尿微量白蛋白 33.78mg/L。又连续服用上方加减至 2018 年 11 月 24 日，复查尿常规均正常，尿微量白蛋白 16.06mg/L。自觉症状完全消失。

按语： 尿血和血淋都以小便出血、尿色红赤，甚至肉眼血尿为共有症状，其鉴别要点是尿痛的有无，尿血多无疼痛之感，虽间有轻微的胀痛或热痛，但终不若血淋的小便滴沥而疼痛难忍。故一般以痛者为血淋，不痛者为尿血。本案只有镜下血尿而无疼痛感，故当诊为尿血，辨证属肝肾阴虚，兼以下焦湿热，因中医认为"见血就是热"，故治当滋养肝肾，清利湿热，方选知柏地黄汤合清利湿热之品加减出入而最终获愈。

第五节　糖尿病肾病诊治经验

临床上凡消渴病患者，出现泡沫尿（尿白蛋白排泄率、尿蛋白定量异常增高），或出现水肿、眩晕（高血压）、肾功能损害，或伴有视瞻昏渺（糖尿病视网膜病变），都应考虑到消渴病肾病（糖尿病肾病）。同时应注意排除淋证和肾风、肾水、支饮、心悸、眩晕等病证（泌尿系感染和多种原发性、继发性肾脏疾病以及心功能衰竭、高血压病）引起的尿蛋白增高、肾功能损伤。

一、诊治经验

（一）病因病机

糖尿病肾病（DN）是糖尿病常见的严重并发症，属于微血管病变，肾脏血流动力学异常、肾小球微循环障碍与 DN 的发生发展密切相关。本病临床上除表现为糖尿病特有的症状外，还有蛋白尿、水肿、夜尿增多、高血压等，其进一步发展可导致肾功能衰竭而死亡，也是糖尿病致死的重要原因之一。因此，DN 的早期诊断及有效治疗可逆转或者阻止肾损害进程。

DN 主要系糖尿病未能及时调治或误治，或久治不愈，导致脏腑功能失调，阴阳气血亏虚而发病。其起病较缓，正气渐耗，故多以虚为主。涉及脏腑尤以脾肾为要，病理涉及水谷精微的代谢障碍。如《丹溪心法》说："夫人之所以得其性命者，水与谷而已，水则肾主之，谷则脾主之，唯肾虚则不能行水，唯脾虚则不能制水，胃与脾合气，胃为水谷之海，又因虚不能转化焉，故肾水泛溢，反得渍脾土，于三焦停滞，经络壅塞。"若病不得治，阴损及阳，脾肾两虚，气化无力，阳衰阴盛，湿浊瘀血内蕴化毒，终可致关格证候。

究其原因，大部分 DN 患者经历了较长时间的糖尿病阶段，往往会累及多个脏腑，因此难以用"一元论"来诠释其病变转机。相对消渴病病因之多元性而言，DN 的病因很单一，但更应把握 DN 的主要病机。其病变部位与三焦及五脏相关，但主要在于肺、脾（胃）、肾三脏，尤以肾为主。DN 可归于中医学的肾消、虚劳范畴。《圣济总录》云："消渴日久，肾气受伤。肾主水，肾气虚衰，气化失常开阖不利，水流聚于体内而出现水肿。"DN 乃"消渴"缠绵不愈，致使津液亏耗，或久病服用温燥之品，致使燥热内生，阴津不足。脏腑经络失养日久，终累及肾，即《内经》所云："五脏之伤，穷必及肾。"肾元虚衰，无力蒸腾水液，则水湿潴留。另"因虚致瘀"亦是本病的病机。高教授承古今医家的临床经验，结合自己临床经验和感悟，认为 DN 以气虚、阳虚、阴虚为本，湿浊阻络于肾为标，临床以气阴两虚、血瘀脉络的表现为主，病机特点总为本虚标实、虚实夹杂。

（二）辨证要点

1. 辨证须结合尿微量白蛋白 在 DN 的发展过程中，最常见的变化就是蛋白尿，特别是微量尿蛋白，为中医药的早期治疗提供了指征。有些患者可能没有任何症状，尿常规检查亦为阴性，而尿微量白蛋白检查有异常。在难以用传统的水肿来辨治本病的时候，用辨尿微量白蛋白能扩大 DN 的辨证内涵。"漏微"这一名词更能准确地反映早期 DN 的病机及证候特点。对糖尿病肾病（早期）的尿微量白蛋白多以养阴固精法为主进行治疗。自拟的养阴固精汤由山药 30g，芡实 15g，石斛 10g，莲子肉 10g，覆盆子 12g 组成。方以山药为君，《本草纲目》谓其"益肾气，健脾胃，止泻痢，化痰涎，润皮毛"，其虽归手太阴，然肺为肾之上源，源既有滋，流岂无益；与石斛、覆盆子相配养阴固精，与芡实、莲子肉相伍可健脾敛精。如此之法，可于早期有效地减少白蛋白的排出，从而延缓糖尿病肾病之进展。

2. 强调益肾降浊，标本兼治 DN 浊毒之邪内蕴贯穿整个病程，浊毒是加重病情并形成恶性循环的启动因素之一。王肯堂《证治准绳·消瘅》中指出："肾消者……中消之传变。"高教授根据多年的临床实践认为，糖尿病早期多以渴饮多食等胃热伤津证候为主，热盛则耗气伤阴，尤以脾气易受损，加之失治误治，更致气虚不运，而不能散精反化生瘀浊，蕴热酿毒必然累及他脏。如果浊毒瘀阻肾络，氤氲不散，则易致浊毒化火灼扰肾精，使肾封藏不得，必致精血下泄或漏微不止。正如《内外伤辨惑论·辨寒热》中所述："是热也，乃肾间受脾胃下流之湿气，闭塞其下，致阴火上冲，作蒸蒸而燥热。"至此，临床多以益肾健脾、化浊解毒为法治疗。组方药用黄芪30g，丹参15g，熟地黄20g，山茱萸15g，茯苓10g，牡丹皮10g，泽泻10g，山药30g，黄连9g，佩兰6g，车前子15g。方中黄芪大补脾胃之气，以后天充养先天；熟地黄滋肾阴，益精髓；山药健脾补肺，益肾固精；山茱萸滋养肝肾，温精固脱；茯苓、泽泻健脾利水，泄浊消肿；车前子利尿泄浊以固肾；黄连、佩兰化浊解毒清热；黄芪配丹参可益气活血，利水消肿。现代药理研究表明，地黄、山药、山茱萸均能降血糖，增强免疫，抗氧化；泽泻能增加尿量，促进尿素及氯化钠的排泄，有显著利尿及较持久的降压作用，使血中尿素氮减低。该方以益肾健脾为主，正胜则邪易祛，另配化浊清热解毒之品，从而达到标本兼顾之目的。兼尿黄赤者，加用清热利尿之品，如萆薢、土茯苓、白花蛇舌草等；尿中多泡沫、尿蛋白量多者，加芡实、黄柏、覆盆子等；颜面或肢体浮肿者，加淫羊藿、猪苓、薏苡仁等。

3. 辨病与辨证相结合，发挥中医优势 西医擅长 DN 的诊断、检查，故而采纳之。中医从辨证角度来探讨 DN 的病理机转，抓住热浊（高血糖）这一基础病因，明晰肺、脾（胃）、肾之间的病理变化，及早抓住主症，灵活用药，这样既可医有所指，攻有所向，又可未病防变，"药"半功倍。治法主要为清胃化浊，健脾益肾化瘀。既重视了已亏虚之脾肾之本，又可避免脾肾耗伤导致肺、胃、心等脏腑病变，更好地达到既治已病，又祛旧疾，截断扭转，防患于未病的目的。此亦使早期 DN 的治疗更为全面，更体现了中医"治未病"的优势。在早期 DN 的治疗中，如果能很好地辨证运用固涩法，往往可取奇效。一般血糖控制较好，症状不显却伴有较大量的蛋白尿时，可给予固涩方药，如五子衍宗丸加金樱子、沙苑子、芡实等。而对血糖控制不良，伴口苦，脘闷身重，胸闷心烦，舌红，苔黄腻或白垢等有浊邪表现者，要配清利且尽可能不伤气阴的药物，如土茯苓、白花蛇舌草等。此外，针对本病善用药对，如山茱萸配石韦，芡实配薏苡仁，金樱子配茜草，使固与利相辅，涩精与泄浊并施。

（三）分期辨治

1. 糖尿病肾病早期 主要临床表现为微量蛋白尿及尿蛋白异常，也是导致肾损害持续进展的重要原因。目前西医对于糖尿病肾病早期的主要治疗方案是控制血糖、改善微循环，临床疗效一般。高教授从辨证论治出发，总结临床经验，结合消渴病阴虚燥热的基本病机，应用加味知柏地黄汤治疗早期糖尿病肾病，在减少患者尿蛋白症状上疗效显著。方中知柏地黄汤滋肾清虚热，加丹参、鬼箭羽活血通络，黄芪、当归健脾摄精，蝉蜕、蛇蜕祛风清热解毒。沈岚等通过动物实验发现六味地黄汤联合黄连解毒汤能够减少蛋白尿，改善肾功能，减轻肾脏病理损害，其作用机制可能与其降低糖尿病肾病大鼠血清炎性因子 TNF-α、IL-17、VEGF、CRP 表达有关。现代研究证明黄芪具有双向调节血糖作用，补脾胃之气，祛瘀而不伤正，可降脂消除尿蛋白，提高免疫功能。

2. 糖尿病肾病中期 若早期 DN 治疗不当或延误治疗，病情发展并加重可出现腰痛，少尿，腹胀，颜面浮肿，下肢浮肿，甚则出现腹水、胸水、心包积液等症。检查可见大量蛋白尿，高度水肿，高脂血症，低蛋白血症等。辨证属脾肾两虚，气化失司。治则以补益脾肾，化气行水。方选五苓散合己椒苈黄汤。药用茯苓、茯苓皮各 30g，猪苓 20g，泽泻 10g，白术 10g，桂枝 10g，防己 10g，椒目3g，炒葶苈子 10g，制大黄 3g，冬瓜皮 30g，大腹皮 30g。

3. 糖尿病肾病后期 若 DN 中期失治则进一步出现纳呆恶心，大便秘结，少尿无尿，皮肤瘙痒，神疲乏力等症。检查见血肌酐等肾功能指标异常升高，肾性贫血，高钾低钙，血压升高等。辨证属脾肾虚衰，浊毒瘀阻，本虚标实。治则当补益脾肾，降浊排毒。方选经验方藿苏饮。

DN 是糖尿病最常见的并发症，是糖尿病患者死亡的主要原因之一。西医学多采用降糖、降压、调脂、改善微循环等对症治疗，不能有效缓解肾功能恶化。临床通过长期观察发现中医药治疗 DN 可以显著改善患者的症状，降低蛋白尿的排出，改善肾功能，延缓慢性肾功能衰竭进程。高教授经过多年临床实践，归纳总结出治疗 DN 的临床经验，疗效确切，不良反应少，值得在临床上推广和运用。

（四）辨证论治

1. 肝肾阴虚型 形体消瘦，潮热汗出，或盗汗，五心烦热或手足心热，咽干口渴，目睛干涩，大便干结，腰膝酸软，眩晕耳鸣。舌瘦红少苔，或有裂纹，脉细数。

方药：知柏合剂（知柏地黄汤加减）。

2. 脾肾两虚型 气短乏力，腰膝酸软，腹胀便溏，面色萎黄。舌淡胖齿痕苔薄白，脉沉细。

方药：五苓合剂（五苓散合己椒苈黄汤）加减。

3. 脾肾阳虚型 畏寒肢冷，腰膝冷痛，大便溏泻，尿少浮肿，或小便清长，或夜尿频多。舌淡胖苔薄白或水滑，脉沉迟无力。

方药：理中汤合右归丸加减、桂附地黄汤加减。

4. **脾肾虚衰、浊毒瘀阻型** 纳呆恶心，畏寒肢冷，腰膝冷痛，大便溏泻或便秘，尿少浮肿，或小便清长，或夜尿频多。舌淡胖，苔薄白或水滑，脉沉迟无力。

方药：藿苏饮。

5. **加减法** 合并冠心病，合用瓜蒌薤白半夏汤加沉香、降香等；高血压，合用黄芪、当归、天麻、钩藤、石决明、丹参；合并低蛋白血症，合用五苓散、己椒苈黄汤；低钙，加用煅龙骨、煅牡蛎、海螵蛸；胃气上逆，加生姜、大枣、竹茹、藿香；寐差，加用琥珀、大枣；腰痛，加川续断、狗脊、阳起石；尿酸，加威忍柳桑（威灵仙、忍冬藤、西河柳、桑枝）；纳呆、食欲不振，加焦三仙（焦麦芽、焦山楂、焦神曲）、莱菔子；肤痒，加地肤子、白鲜皮；合并风胜加用活血化瘀之品；便秘加用大黄；小便黄加用琥珀、热淋合剂。

另外，还需重视饮食合理，心理教育，适当运动。①饮食调理：以低盐、低脂、优质低蛋白饮食为原则，保证优质蛋白如牛奶、鸡蛋摄入。适当碳水化合物摄入，以保证热量供给。水肿、高血压患者，应强调低盐饮食。②心理教育：开展消渴病肾病科学知识宣教，指导患者积极控制血糖，及早采用中医药措施积极治疗，以防病情进展；③运动调摄：鼓励患者适当休息和活动，避免重体力劳动和过度劳累、熬夜，宜散步、做八段锦、打太极拳等运动。

二、验案精选

案一 消渴病（脾肾两虚）

患者贾某，男，45 岁。2008 年 9 月 20 日初诊。

主诉：腰酸困痛，伴眩晕 2 月余。

患者 2007 年在南京某医院诊断为 2 型糖尿病及糖尿病肾病，目前症见腰酸困痛，眩晕，舌质黯，苔薄白腻，脉细弦。

辅助检查：尿微量白蛋白 484.0mg/L；血糖 7.23mmol/L，尿酸 530μmol/L，血红蛋白 77g/L。

西医诊断：2 型糖尿病，糖尿病肾病。

中医诊断：消渴病。

辨证：脾肾两虚。

治法：补益脾肾。

处方：知柏地黄汤加当归 10g，黄芪 30g，丹参 10g，生薏苡仁 30g，炒薏苡仁 30g，琥珀 3g，益母草 10g，地肤子 10g，天花粉 10g，萆薢 10g，车前子 10g，车前草 10g，海螵蛸 10g，荷叶 10g，黄连 6g，白花蛇舌草 10g，煅龙骨 30g，煅牡蛎 30g。免煎颗粒，10 剂，日 1 剂，分 2 次开水冲服。

另予龟鹿益肾丸 6g，3 次/日，口服。

二诊：2008 年 9 月 27 日。患者自觉腰痛疲困大为改善，舌质黯，苔薄白腻，脉细弦。血糖 8.40mmol/L，BP120/92mmHg。

处方：守上方，60 剂，日 1 剂，分 2 次开水冲服。

2008 年 10 月 8 日，患者来电（在海南），近日查尿微量白蛋白阴性，自觉良好，工作繁忙也不觉腰痛，深表谢意。

按语：该患者生于海南，长期居于湿地，食用生冷肥甘，易导致寒湿内盛，脾阳受困，久之脾气运化失司，积热内蕴，耗伤气津，发为消渴。消渴日久，津液耗损，则脾胃不得濡养，肾精不得滋助，致脾肾两虚，腰膝失养而腰酸困痛；津液耗损清窍失养而眩晕。治则以补益脾肾为益，方以知柏地黄汤滋阴清热为主，佐以丹参、生薏苡仁、炒薏苡仁、益母草、地肤子、天花粉、车前子、车前草、荷叶、黄连、白花蛇舌草加强清热利水渗湿之效，当归、黄芪补益气血，琥珀、益母草等活血化瘀。患者尿微量白蛋白明显升高，中医学认为此为脾肾不固，致精微物质流失，加以海螵蛸、煅龙骨、煅牡蛎收敛固涩。经过治疗，患者诸症好转。

案二　消渴，水肿（脾肾两虚，气化失司）

患者兰某，男，71 岁。2015 年 4 月 22 日初诊。

主诉：面部及双下肢浮肿半年余，伴双腿无力。

患者于半年前出现面跗俱肿，在当地治疗无效而来诊。有糖尿病病史 10 年余，平素口渴，予以诺和灵 30R，早 22U，晚 18U；有腰椎间盘突出病史，舌质黯，苔薄白腻，脉细弦。

辅助检查：BP158/70mmHg；尿蛋白（+），葡萄糖（++），胆红素（+），尿微量白蛋白 256.52mg/L；血糖 6.32mmol/L，电解质阴性。

西医诊断：糖尿病，糖尿病肾病。

中医诊断：消渴，水肿。

辨证：脾肾两虚，气化失司。

治法：补益脾肾，化气利水。

处方：茯苓 15g，猪苓 10g，桂枝 5g，泽泻 10g，白术 10g，当归 10g，黄芪 20g，丹参 10g，冬瓜皮 30g，大腹皮 15g，车前草 15g，鱼腥草 15g。免煎颗粒，6

剂，日 1 剂，分 2 次开水冲服。

二诊：2015 年 4 月 28 日。药后肿消，血糖 6.0mmol/L，唯觉口渴欲饮，舌质黯，苔白腻，脉细数。

处方：茯苓 15g，猪苓 10g，桂枝 5g，泽泻 10g，白术 10g，当归 10g，黄芪 20g，丹参 10g，冬瓜皮 20g，焦三仙（焦麦芽、焦山楂、焦神曲）各 10g。6 剂，日 1 剂，水煎 3 次，分 2 次温服。

三诊：2015 年 5 月 4 日。近来症安，纳寐均佳，大便干，尿量中等，口渴已好转，舌质黯，苔薄白腻，脉细数。

处方：①茯苓 15g，猪苓 10g，桂枝 5g，泽泻 10g，白术 10g。9 剂，打粉，日 1 剂，分 2 次温服；②当归 10g，黄芪 30g，丹参 10g，冬瓜皮 30g，焦三仙（焦麦芽、焦山楂、焦神曲）各 10g，姜枣引。9 剂，日 1 剂，分 2 次温服。

按语：《伤寒寻源》言："水蓄于下，不能输津于上，故治渴必先治水。"《金匮要略》论水肿曰："诸有水者，腰以下肿，当利小便……治湿不利小便，非其治也，制五苓散以利之。"故方选五苓散加味以益气健脾，渗湿利水，佐以清热补肾。方中黄芪、白术、茯苓、猪苓、泽泻、冬瓜皮、大腹皮、车前草、鱼腥草健脾益气，行气利水；桂枝振奋脾阳，助膀胱气化之功；当归、丹参补血活血；治疗后肿消渴甚，利水之药减量，加焦三仙（焦麦芽、焦山楂、焦神曲）调运中焦，五苓散做散冲服，有输精散布之功。经过治疗，诸症明显好转。

案三　消渴（肝肾阴虚，肝郁气滞）

患者路某，女，56 岁。2011 年 11 月 14 日初诊。

主诉：腰凉不适，头晕蒙，失眠，双下肢浮肿 1 年余。

去年 10 月出现上症，伴尿频，夜尿 5~6 次，健忘耳鸣，双下肢水肿而来诊。自服金匮肾气丸腰凉好转，但上火，神疲乏力，烦躁易怒，左乳乳腺癌切除术后 11 年。2008 年诊断为 2 型糖尿病，去年 10 月口服二甲双胍片及诺和灵 30R 早 14U，晚 12U；舌质黯，舌体胖，苔白腻。

辅助检查：尿蛋白（-），尿微量白蛋白 18.24mg/L。

西医诊断：2 型糖尿病，糖尿病肾病。

中医诊断：消渴。

辨证：肝肾阴虚，肝郁气滞。

治法：补益肝肾，疏肝解郁。

处方：知柏地黄汤加栀子 10g，柴胡 12g，赤芍 10g，白芍 10g，当归 10g，苍术 10g，白术 10g，薄荷 10g，延胡索 10g，郁金 10g，石菖蒲 10g，珍珠母 10g，酸枣仁 10g，柏子仁 10g，地龙 10g，桑叶 10g，煅龙骨 10g，煅牡蛎 10g。7 剂，日 1 剂，水煎 3 次，分 2 次温服。

另予八子补肾胶囊，每次 2 粒，每日 3 次。

二诊：2011 年 11 月 22 日。服上药后肾病改善，腰凉好转，停药失眠，耳鸣时作，口干，舌质黯，苔黄腻，脉细弦。守上方，7 剂。另予八子补肾胶囊，每次 2 粒，每日 3 次。

按语：《圣济总录》言："消渴，皆单阳无阴，邪热偏胜故也。"消渴日久，则肾阴亏损，又阴阳互根，阳生阴长，若病程日久，阴损及阳，而致阴阳俱虚。肾阳虚衰则温煦不足而腰凉不适，津液不化而水肿；肾阴不足，虚火内炎而尿频数。肾阴不足，水不涵木，肝阴亏损，肝肾之阴不足，则肝阳亢逆无制，气血上冲，则眩晕、耳鸣、失眠、多梦；肝木失养，疏泄失调而气机郁滞则烦躁易怒。故辨证为肝肾阴虚，肝郁气滞。方药用加味知柏地黄汤，熟地黄、山萸肉、山药滋补肾阴，知母、黄柏加强清热降火；加以柴胡、白芍、当归、白术、苍术、薄荷等养肝柔肝，疏肝理气化解肝郁之证；郁金、石菖蒲以开窍醒脑，改善头晕症状；酸枣仁、龙骨、牡蛎等重镇安神；另佐以八子补肾胶囊（菟丝子、枸杞子、五味子、蛇床子、金樱子、覆盆子、韭菜子、川楝子、淫羊藿、巴戟天、肉苁蓉、地黄、川牛膝、人参、鹿茸、海马）温补肾阳以阴阳双补。

案四 消渴（脾肾两虚，湿热下注）

患者任某，女，50 岁。2016 年 8 月 12 日初诊。

主诉：夜尿频、腿抽搐 1 年。

糖尿病病史 4 年，糖尿病肾病病史及高血压病史，伴右腿肿 1 年余，舌质黯红，苔薄黄，脉细弦。

辅助检查：BP140/80mmHg。尿微量白蛋白 63.64mg/L，胱抑素 C 1.18mg/L，血糖 7.57mmol/L。

西医诊断：糖尿病，糖尿病肾病。

中医诊断：消渴。

辨证：脾肾两虚，湿热下注。

治法：补益脾肾，清热祛湿。

处方：五苓合剂合热淋合剂加当归 10g，黄芪 10g，丹参 10g，牛膝 10g，车前草 10g，冬瓜皮 30g，煅龙骨 30g，煅牡蛎 30g，生薏苡仁、炒薏苡仁各 30g。7 剂，日 1 剂，水煎 3 次，分 2 次温服。

二诊：2016 年 8 月 19 日。药后好转，腰痛明显，双下肢水肿，纳寐可，胃酸多，大便可，尿量少，腿抽筋，双足踝痒，脱发严重，BP126/70mmHg。舌质黯，苔薄白腻，脉细弦。

处方：守上方加冬瓜皮30g，大腹皮10g。7剂，日1剂，水煎3次，分2次温服。

三诊：2016年8月26日。近来患者胃酸多，腰痛甚，腿肿胀，大便干，尿量少，尿浊，足踝痒，脱发好转，舌质黯，苔薄白腻，脉细弦。

处方：守上方加海螵蛸30g，黄连10g，吴茱萸10g，瓦楞子30g，川续断10g，狗脊10g，杜仲10g，牛膝10g，车前草15g，车前子15g。7剂，水煎服，日1剂，分2次温服。

在上方基础上加减运用至2016年9月30日，腰酸好转，大便干，日行1次，难解。尿多，舌质黯，苔薄黄腻，脉细弦。

按语：本病因风邪袭表、疮毒内犯、外感水湿，饮食不节，久病劳倦、禀赋不足导致肺、脾、肾三脏功能失调。肺失通调，脾失转输，肾失开阖，三焦气化不利，水液潴留致水肿。方以五苓散加味，药取茯苓、猪苓之淡渗利水；泽泻、冬瓜皮渗湿利水；生黄芪、白术、薏苡仁健脾益气，以运化水湿；热淋合剂、车前草清利湿热。诸药共伍，使小便增多，水肿明显减轻，病症好转。余药则随症加减。

案五 消渴（脾肾两虚）

患者董某，男，50岁。2014年11月17日初诊。

主诉：腰酸困痛1年余。

1年前出现上症来就诊，糖尿病病史5年余，舌质黯，苔白腻，脉细弦。

辅助检查：尿微量白蛋白200mg/L；血生化：血肌酐78μmol/L，血清尿素氮4.81mmol/L，尿酸333.9μmol/L，血糖8.58mmol/L，糖化血红蛋白7.5%，总胆固醇3.69mmol/L，甘油三酯1.17mmol/L，高密度脂蛋白0.81mmol/L，低密度脂蛋白2.26mmol/L。

西医诊断：糖尿病，糖尿病肾病。

中医诊断：消渴。

辨证：脾肾两虚。

治法：补益脾肾。

处方：知柏合剂加当归10g，黄芪30g，丹参10g，生薏苡仁、炒薏苡仁各30g，蝉蜕10g，紫苏叶10g，桑叶10g。7剂，日1剂，水煎3次，分2次温服。

另予龟鹿益肾丸10g，3次/日，口服。

二诊：2014 年 11 月 25 日。药后诸症明显改善，纳寐二便如常，舌质黯，苔白，脉细弦。

辅助检查：尿微量白蛋白 41mg/L，血糖 8.0mmol/L，尿糖（＋），尿蛋白阴性。

处方：守上方，7 剂，日 1 剂，水煎 3 次，分 2 次温服。

另予龟鹿益肾丸 10g，3 次／日，口服。

三诊：2014 年 12 月 5 日。近来症安，空腹血糖 6.9～9.7mmol/L，纳寐二便如常，唯上火，舌质黯，苔薄白，脉细弦。

处方：知柏合剂加当归 10g，黄芪 30g，生薏苡仁、炒薏苡仁各 30g，蝉蜕 10g，紫苏叶 10g，荷叶 10g，桑叶 10g，枇杷叶 10g，鱼腥草 10g，杏仁 10g，桔梗 10g。7 剂，日 1 剂，水煎 3 次，分 2 次温服。

在上方基础上加减服用至 2016 年 8 月 31 日，查尿微量白蛋白 75mg/L，尿糖 7.78mmol/L，糖化血红蛋白 8.6%。予以龟鹿益肾丸巩固治疗。

按语：糖尿病肾病患者素体肾虚，糖尿病迁延日久，耗气伤阴，五脏受损，兼夹痰、热、郁、瘀等致病。发病之初气阴两虚，渐致肝肾阴虚；病情迁延，阴损及阳，伤及脾肾；病变晚期，肾阳衰败，浊毒内停；或见气血亏损，五脏俱虚。

糖尿病肾病初期临床症状多不明显，可见倦怠乏力、腰膝酸软，随着病情进展，可见尿浊、夜尿频多，进而下肢、颜面甚至全身水肿，最终少尿或无尿、恶心呕吐、心悸气短、胸闷喘憋不能平卧。本患者主要症状为腰酸困痛，四诊合参，治疗上以补益脾肾为主要治法，选方知柏合剂加减，方中熟地黄甘温，滋肾阴、益精髓；山药甘平，益气养阴、补脾肺肾；山茱萸酸温，滋肾益肝；三药合用加强滋补肝肾之功；知母，甘、寒，滋阴润燥；黄柏，苦、寒，入肾经，泻相火，退虚热；两药合用滋肾降火、退虚热；当归性温，味甘辛，补血和血，止痛，能显著促进机体造血功能，升高红细胞、白细胞和血红蛋白含量；抑制血小板凝聚，抗血栓，调节血脂；抗心肌缺血、心律失常，扩张血管，降低血压；丹参，性微寒，味苦，归心、肝经，具有祛瘀止痛、活血通经、清心除烦之功效，现代药理研究证明本药有改善肾功能、抗氧化之功效；生薏苡仁性微寒，味甘、淡，以利水渗湿为主，炒薏苡仁味甘淡，性平，以健脾为主；蝉蜕甘寒，入肺、肝经，具有散风热、宣肺、定痉的功能。早在《内经》中，就有"风水""肾风"的病名记载，风为百病之长，易夹邪伤肾。在处方时用蝉蜕对蛋白尿的消除有确切疗效；紫苏叶有行气和胃的功效；桑叶，味甘、苦，性寒，归肺、肝经，具有平抑肝阳之功效。

龟鹿益肾丸内含龟甲胶、鹿角胶、山茱萸、当归、黄芪、丹参等，可补肾壮阳，益气血，壮筋骨，用于肾阳虚所致的身体虚弱，头晕目眩，精神疲乏，腰腿酸软，夜尿多等。

诸药合用，以扶正祛邪、攻补兼施为原则，具有补益脾肾之功，经过治疗，诸症明显好转。

案六 消渴，水肿（肝肾阴亏，气化失司）

患者靳某，女，58岁。2010年1月19日初诊。

主诉：眼浮肿2月余。

DM病史23年，常服二甲双胍、格列齐特等。去年因视网膜出血，眼部注射DDC、尿激酶。2月前出现眼睑浮肿，伴血小板减少而来诊。在肿瘤医院注射升白针剂并口服地榆升白片后，白细胞计数升至 $8.56×10^9$/L。现症见眼睑浮肿，痤疮，腹胀，眠差，舌质黯，苔薄白，脉细弦。

辅助检查：生化：血肌酐 55μmol/L，血清尿素氮 4.8mmol/L，尿酸 174μmol/L；血常规：血红蛋白 112g/L，红细胞 $3.70×10^{12}$/L，白细胞 $2.01×10^9$/L，血小板 $188×10^9$/L，球蛋白 11.3mmol/L；尿白蛋白 17.91μg/mL；尿蛋白（++）。

西医诊断：2型糖尿病，糖尿病肾病。

中医诊断：消渴，水肿。

辨证：肝肾阴亏，气化失司。

治法：滋养肝肾，化气利水。

处方：知柏合剂加当归10g，黄芪30g，丹参10g，女贞子10g，旱莲草30g，三七粉7g（分吞），骨碎补15g，仙鹤草10g，冬瓜皮30g，防己15g，天花粉15g，丝瓜络15g。7剂，日1剂，水煎3次，分2次温服

另予至灵胶囊3片，3次/日，口服；肾复康片2片，3次/日，口服。

二诊：2010年1月27日。药后肿消，自觉良好，效显，痤疮好转，腹胀尚不彻底，但矢气较多，舌质黯，苔薄白，脉细弦，失眠改善。

处方：守上方加枳壳10g，莱菔子10g，车前子15g，车前草15g。8剂，日1剂，水煎3次，分2次温服。

另予至灵胶囊3片，3次/日，口服；肾复康片2片，3次/日，口服。

三诊：2010年2月5日。药后鼻疖已消而愈，腹胀已除，舌质黯，苔薄白，脉细弦。查血常规白细胞 $2.51×10^9$/L。

中药守上方，8剂，日1剂，水煎3次，分2次温服。

四诊：2010 年 2 月 23 日。无特殊不适，舌质黯，苔薄白，脉细弦。

按语：本患者有糖尿病病史 23 年，四诊合参，辨证为肝肾亏虚，气化失司；故治疗上以滋养肝肾、化气利水为主要治法，方中熟地黄、山药、山茱萸三药合用加强滋补肝肾之功；知母、黄柏两药合用滋肾降火、退虚热；当归补血和血、止痛，具有祛瘀止痛、活血通经、清心除烦之功效；女贞子、骨碎补、旱莲草补肝肾，三七粉止血、散瘀；丝瓜络活血通络；仙鹤草收敛止血；冬瓜皮利尿消肿；防己利小便以消肿，天花粉有清热生津，消肿之功效。至灵胶囊补肺益肾，肾复康片清热利尿，益肾化浊。以上药物配合使用，共奏滋养肝肾、化气利水之功效。

案七 消渴（湿热内蕴，胃失和降）

患者康某，女，69 岁。2010 年 3 月 2 日初诊。

主诉：发现血糖升高 5 年，胃胀痛，反酸 1 月余。

患者患血糖升高 5 年，予以二甲双胍片、格列美脲片控制血糖，1 月前过食肥甘厚味后引起上症来就诊。症见胃胀痛，反酸，腰痛，舌质黯，苔薄白，脉细弦。

辅助检查：血糖 10.6mmol/L↑，血清尿素氮 5.3mmol/L，尿酸 306μmol/L，胱抑素 C 0.46mg/L，甘油三酯 1.92mmol/L，血肌酐 55μmol/L；尿微量白蛋白 140.46mg/L。

西医诊断：2 型糖尿病，糖尿病肾病。

中医诊断：消渴病。

辨证：湿热内蕴，胃失和降。

治法：清利湿热，和胃降逆。

处方：藿苏饮加焦三仙（焦麦芽、焦山楂、焦神曲）各 10g，当归 10g，黄芪 10g，炒莱菔子 10g，炙鸡内金 10g，川续断 10g，狗脊 10g，炒杜仲 10g，怀牛膝 10g，陈皮 6g，厚朴 10g，炒白芍 10g，甘草 3g，延胡索 10g，川楝子 10g。免煎颗粒，4 剂，日 1 剂，分 2 次开水冲服。

二诊：2010 年 3 月 8 日。药后胃胀痛好转，反酸缓解，知饥，纳可，眠差，大便干，眼流泪，腿麻，舌质黯，脉薄白，脉细弦。

辅助检查：心电图示心率 102 次/分，窦性心动过速，非特异性 T 波异常。

处方：在上方基础上加用煅龙骨 30g，煅牡蛎 30g，瓜蒌皮 10g，珍珠母 10g，柏子仁 10g，沉香 1g，炒酸枣仁 10g，薤白 10g，生姜 3g，制大黄 3g，丹参 10g。免煎颗粒，10 剂，日 1 剂，分 2 次开水冲服。

三诊：2010 年 3 月 27 日。近来腹胀明显减轻，稍有恶心，大便干，纳可，眠一般，舌脉如常。上方基础上加用琥珀 3g，黄连 6g，吴茱萸 6g，竹茹 6g，免煎颗粒，10 剂，日 1 剂，分 2 次开水冲服。

四诊：2010 年 4 月 9 日。诸症皆消，纳眠可，二便调，舌脉如常。嘱患者清淡饮食，按时服用降糖药物，定期复查。

按语：本患者糖尿病病史 5 年，患者久食肥甘厚味，辛辣香燥损伤脾胃，运化失司，痰湿内蕴，化热伤津，消谷耗液，发为消渴；一诊中以藿苏饮加味治疗，藿苏饮能化湿降浊，扶助正气，并可益气健脾，方中当归、黄芪补气养血，焦三仙（焦麦芽、焦山楂、焦神曲）、莱菔子、鸡内金健脾消食，续断、狗脊、杜仲、牛膝补肾，陈皮化痰，白芍、甘草调和肝脾、缓急止痛，延胡索活血、散瘀、理气、止痛，川楝子止痛；经过一诊治疗患者胃胀痛好转，反酸缓解。二诊加煅龙骨、煅牡蛎重镇安神，珍珠母潜阳、定惊、安神，柏子仁、酸枣仁养心安神，瓜蒌皮、薤白宽胸散结，大黄泻下攻积、祛瘀通经，丹参活血通络。三诊时患者诸症好转，治疗上加用黄连苦寒泻火，直折上炎之火势，吴茱萸辛散温通，开郁散结，降逆止呕，两药伍用，有辛开苦降，反佐之妙用。加用琥珀宁心安神，竹茹除烦止呕。经过以上治疗，诸症皆消。

案八　消渴（脾肾两虚）

患者王某，女，55 岁。2010 年 5 月 28 日初诊。

主诉：下肢足跗浮肿 1 月余。

患者于 3 月前患 DM、DN，治疗痊愈后，于近期因糖尿病并发眼底出血，先后在郑州及南阳进行激光治疗好转。近因心脏不好且下肢浮肿，右上腹痛而来诊。尿余沥，尿涩，口服降压药，舌质黯红，苔白腻。

辅助检查：血红蛋白 96g/L，血糖 9.85mmol/L↑，乙肝五项：1、4、5 阳性，尿蛋白（＋）。BP144/86mmHg。

西医诊断：2 型糖尿病，糖尿病肾病。

中医诊断：消渴。

辨证：脾肾两虚。

治法：补益脾肾。

处方：知柏合剂加当归 10g，黄芪 10g，丹参 10g，生薏苡仁、炒薏苡仁各 30g，萆薢 12g，萹蓄 12g，琥珀 6g，车前子 15g，车前草 15g，金钱草 15g，茵陈 10g，五味子 12g，炒栀子 10g，菊花 6g，冬瓜皮 10g，姜枣引。7 剂，日 1 剂，水煎 3 次，分 2 次温服。

二诊：2010 年 7 月 28 日。近因外感咳嗽发热，于外院及诊所输液、服中药引起眼睑浮肿，下眼睑肿甚，手麻，纳少，恶心，寐欠安，咳嗽，胸闷、气短、善太息，大便日行 1 次，尿量少，腰不痛，腿肿，舌质黯，苔白腻，脉细弦。

血压 135/70mmHg。2010 年 7 月 20 日复查：血肌酐 85.7μmol/L，血清尿素氮 5.83μmol/L，胱抑素 C 0.7mg/L，高密度脂蛋白 1.66mmol/L，低密度脂蛋白 4.0mmol/L↑，总胆固醇 5.63mmol/L，甘油三酯 1.26mmol/L，T 72.9g/L，A43.2g/L，白蛋白 12.84μg/mL，微球蛋白 2.78，免疫球蛋白 G 4.7μg/mL，乙肝 5 项：1、4、5 阳性；心电图示窦性心律，T 波改变，心率 74 次/分。

处方：知柏合剂加当归 10g，黄芪 10g，丹参 10g，生薏苡仁、炒薏苡仁各 30g，焦三仙（焦麦芽、焦山楂、焦神曲）各 15g，苍术 10g，砂仁 6g（后下），蔻仁 6g（后下），白术 10g，杏仁 10g，藿香 10g，竹茹 5g，炒白芍 10g，全瓜蒌 10g，薤白 10g，姜半夏 10g，冬瓜皮 30g，茵陈 6g，炒栀子 6g，五味子 6g，炒莱菔子 10g。7 剂，日 1 剂，水煎 3 次，分 2 次温服。

三诊：2010 年 8 月 19 日。近来症安，唯肿存，双下肢为甚，尿不畅，舌质黯苔薄白，脉细弦，关节痛。

处方：知柏合剂加当归 12g，黄芪 30g，丹参 12g，生薏苡仁、炒薏苡仁各 30g，焦三仙（焦麦芽、焦山楂、焦神曲）各 20g，白术 12g，砂仁 6g（后下），蔻仁 6g（后下），冬瓜皮 30g，延胡索 12g，川楝子 12g，吴茱萸 6g，炒乌贼骨粉 15g，黄连 6g，猪苓 15g，桂枝 6g，防己 12g，甘草 6g，大腹皮 15g，白茅根 20g，枸杞子 12g，菊花 12g，夏枯草 12g。7 剂，日 1 剂，水煎 3 次，分 2 次温服。

四诊：2010 年 11 月 18 日。诸症皆安，水肿明显好转，舌质黯，苔薄白，脉细弦。

按语：水肿有阳水、阴水之分。腰以上肿，表现为表、实、热证者为阳水；腰以下肿，表现为里、虚、寒证者为阴水，但临证不可拘泥。《景岳全书·肿胀》："凡水肿等证，乃肺脾肾三焦相干之病。盖水为至阴，故本在肾；水化为气，故其标在肺；水唯畏土，故其制在脾。今肺虚则气不化精而化水；脾虚则水不制土而反克；肾虚则水无所主而妄行，水不归经，则逆而上泛，故传入脾而肌肉浮肿。"故本患者通过知柏合剂随症加减治疗 6 月余，病情明显好转，诸症皆消。

案九 消渴（脾肾两虚，肝阳上亢，气滞成瘀）

患者胡某，女，70 岁。2018 年 1 月 15 日初诊。

主诉：面跗俱肿，腰酸，尿频尿急 1 月余。

糖尿病病史 5 年，予以二甲双胍、格列吡嗪，1 年前发现尿蛋白阳性；高血压病史 20 年，予以氨氯地平治疗。现症见面跗俱肿，腰酸，尿频尿急，夜尿 3~4 次，寐不安，便秘，口渴，腿抽筋，皮肤瘙痒，舌黯红苔黄腻，脉细。

西医诊断： 2 型糖尿病，糖尿病肾病，高血压病。

中医诊断： 消渴病。

辨证： 脾肾两虚，肝阳上亢，气滞成瘀。

治法： 补益脾肾，化气利水，平肝潜阳，行气活血。

处方： 猪苓 10g，泽泻 10g，桂枝 6g，炒白术 10g，茯苓 20g，当归 10g，黄芪 10g，丹参 10g，薏苡仁 60g，芡实 30g，金樱子 10g，山茱萸 10g，珍珠母 30g，煅龙骨 30g，煅牡蛎 30g，瓜蒌皮 10g，薤白 10g，半夏 10g。7 剂，日 1 剂，水煎 3 次，分 3 次温服。

二诊： 2018 年 1 月 22 日。药后腰酸消失，水肿减轻，夜尿 2 次，纳食增多。舌黯红苔白腻，脉细。

处方： 茯苓 10g，猪苓 10g，泽泻 10g，桂枝 6g，炒白术 10g，当归 10g，黄芪 30g，丹参 10g，薏苡仁 60g，芡实 30g，金樱子 10g，山茱萸 10g，珍珠母 30g，煅龙骨、煅牡蛎各 30g，瓜蒌皮 10g，薤白 10g，法半夏 10g。10 剂，日 1 剂，水煎 3 次，分 3 次温服。

按语： 从患者症状可知，本患者属于脾肾两虚，气化失司兼肝阳上亢，气滞成瘀；治疗上予以补益脾肾，化气利水，平肝潜阳，行气活血。在治疗中予以五苓合剂加减，其优点在于健脾益肾，利水消肿，通过加减可以运用于脾肾两虚、气化失司之各种水肿。

方中茯苓、猪苓、泽泻利水渗湿，肾主水，水湿去有利于肾阳恢复；《素问·灵兰秘典论》谓："膀胱者，州都之官，津液藏焉，气化则能出矣。"故以桂枝温阳化气以助利水且使肾阳得温，并可辛温发散以祛表邪，表邪除肺气不受约束得以宣发，肺气恢复通调水道的功能；白术补气以运化水湿，合茯苓既可彰健脾制水之效，又可奏输津四布之功，津液上承则口渴解，还可杜饮水加重蓄水之虞，脾气得健，则水湿生化无源。当归、黄芪活血益气、化瘀养血，现代临床研究证明两者合用可改善肾动脉压，增加肾血流量，调节血压，改善肾间质、肾小管、肾小球基底膜、减少蛋白尿等功效；煅龙骨、煅牡蛎具有较强的吸附非蛋白氮作用，故而降肌酐、尿素氮、尿酸等，同时两味药富含微量元素钙，可改善肾性低钙，纠正酸中毒作用；丹参具有祛瘀止痛，凉血消痈，清心除烦，养血安神之功效；薏苡仁健脾渗湿，芡实益肾补脾除湿，金樱子、山茱萸固精缩尿，珍珠母平肝潜阳，安神定志，瓜蒌皮、薤白宽胸理气，半夏燥湿化痰。

以上诸药合用共奏补益脾肾，化气利水，平肝潜阳，行气活血之功效。

案十 消渴（脾肾两虚，湿毒瘀阻）

患者王某，男，68 岁。2017 年 6 月 13 日初诊。

主诉：尿频、口干 10 余年，加重伴头项痛，头昏、咳痰 2 周。

患者于 10 余年前因尿频、口干伴多饮多食诊断为 2 型糖尿病，半年前在当地医院就诊，诊断为糖尿病肾病，口服降糖药物治疗（具体不详）。2 周前尿频加重，夜尿 4~5 次，伴口干多饮，伴头项痛，头昏、头晕、咳痰，痰白，伴皮肤痒，行走劳累后双腿抽筋严重。自本次发病以来，纳差，夜寐差，夜尿多，大便日 1 次。舌质黯红，苔黄腻，脉濡。

既往史：有高血压病、高脂血症、抑郁症病史，长期口服降压药及右佐匹克隆片、氯氮平片、地西泮片等抗精神抑郁药物治疗。

西医诊断：2 型糖尿病，糖尿病肾病。

中医诊断：消渴病。

辨证：脾肾两虚，湿毒瘀阻。

治法：健脾祛湿，活血通络。

处方：藿苏饮加减。广藿香 15g，紫苏叶 10g，姜半夏 10g，砂仁 7g，豆蔻 6g，炒苍术 10g，焦山楂 10g，炒薏苡仁、生薏苡仁各 30g，当归 12g，黄芪 15g，黄芩 15g，丹参 15g，地龙 12g，川芎 10g，焦麦芽 30g，炒神曲 30g，天麻 15g，钩藤 15g，三七 3g。7 剂，日 1 剂，水煎 3 次，分 3 次温服。

忌生冷、辛辣刺激、过咸食物，忌饮酒。

嘱按肾功能衰竭十六字方针调摄。

二诊：2017 年 6 月 21 日。患者寐差、头昏、口干等前述症状均明显好转，心情亦好转，嘱逐步减少抗抑郁症相关药物，继续服用前方 10 剂调理。

按语：该患者消渴日久以致脾肾两虚为主，脾主四肢，脾虚四肢失养则劳累后抽搐，脾虚生湿则纳差，湿聚为痰则咳白痰，湿邪上扰清窍、阻遏气机则头昏、头痛，湿久生热，湿热内生为虫，则皮肤瘙痒；肾虚无以约束小便，肾失固藏故尿量多，口干，甚则饮多溲多。疾病进展，脾肾功能衰竭则水湿潴留，久湿为浊，久浊为瘀，湿邪阻滞气机则水道不通，瘀血内生，两者互为因果。正如《灵枢·五变》说："五脏皆柔弱者，善病消瘅。"指出了五脏虚弱是发生消渴的重要因素。藿苏饮其优点在于健脾祛湿的同时兼顾运化水湿，使气机通畅，脉络通利。

第六节　其他肾病验案

一、肾盂肾炎

案一　热淋，带证（肝肾亏虚，湿热下注）

患者郭某，女，53 岁。2018 年 7 月 30 日初诊。

主诉：尿混浊如膏，泡沫多，伴阴痒，白带黄稠有异味 2 年余。

患者 16 年前患急性肾炎，当时全身浮肿。平时脾胃虚寒，恶食生冷，食则腹泻。2017 年 9 月 17 日查尿蛋白（++）。现症见小便混浊如膏、泡沫多、会阴瘙痒，白带黄稠有异味，舌质黯红，苔薄黄，脉细弦。

辅助检查：尿蛋白（+），红细胞（+），白细胞（+++），尿微量白蛋白 564.52mg/L，血肌酐 70.5μmol/L，尿素 5.81mmol/L，尿酸 304μmol/L，胱抑素 C 1.05mg/L，$β_2$球蛋白 1.78mg/L，血常规正常。

西医诊断：慢性肾盂肾炎合并阴道炎继发感染。

中医诊断：热淋，带下证。

辨证：肝肾亏虚，湿热下注。

治法：补益肝肾，清利湿热。

处方：萆薢 10g，萹蓄 10g，瞿麦 10g，土茯苓 10g，石韦 10g，蒲公英 10g，车前草 10g，白茅根 15g，白薇 12g，败酱草 12g，贯众 12g，鸡冠花 12g，炒白术、白芍各 10g，砂仁、蔻仁各 3g（打，后下）。7 剂，日 1 剂，水煎 3 次，分 3 次温服。

另予白龙液（内含明矾、冰片、樟脑等）500mL，每次 20mL 加开水 2000mL 外洗阴部，每晚睡前 1 次。

二诊：2018 年 8 月 8 日。药后白带减少，阴痒明显改善，唯时觉胃寒不适，舌质黯红，苔薄黄，脉细弦。

处方：守上方加干姜 10g，藿香 15g。15 剂，日 1 剂，水煎 3 次，分 3 次温服。继续用白龙液外洗如前。

三诊：2018 年 8 月 24 日。诸症均有明显改善，白带已少，胃和纳佳，唯夜寐欠安，尿泡沫多。舌质黯红，苔薄白，脉细弦。守上方去瞿麦、石韦，加金钱草 15g，琥珀 6g。10 剂，日 1 剂，水煎 3 次，分 3 次温服。继续白龙液外洗。

四诊：2018 年 9 月 3 日。白带已除，效果显著，舌质黯红，苔薄白，脉细弦。守上方 20 剂，继续服用巩固疗效，追访至今未发。

按语： 患者 16 年前患急性肾小球肾炎，素体下焦湿热，近年来因严重的阴道炎感染、白带黄稠、异味重而继发泌尿系统感染，阴道与尿道感染互相影响，引起双重感染，湿热下注的严重带证以黄带为主。故治以清利湿热为主，方选经验方热淋合剂加石蒲车茅和完带汤，及上海曙光医院吴竺天老中医常用治带药白薇、败酱草、鸡冠花、贯众，诸药配伍，共奏清利湿热之功。另外用经验方白龙液外洗，局部用药可直达病所，使发病 2 年余的严重阴道炎（带下证）继发阴道和尿道混合感染得以迅速治愈。

案二 热淋，发热（脾肾两虚，下焦湿热）

患者姚某，女，64 岁。2018 年 8 月 8 日初诊。

主诉： 高热，寒热往来，腰痛难忍 1 月余。

患者于 2018 年 7 月 6 日因高热神昏被急救车送往市某院重症监护室治疗，输抗生素等 1 周仍高热不退而转某院住院，至今仍高热不解而来求治。刻下症见高热，恶寒，伴尿涩不畅，大便不畅，恶心纳呆。舌质黯红，舌体胖大，舌苔白腻而厚，脉细数。

辅助检查： 血压 130/85mmHg。体温 38.7℃。尿红细胞（+），白细胞 612.4/μL，细菌计数 10 076/μL。血白细胞 $12.89×10^9$/L，红细胞 $4.13×10^{12}$/L，血红蛋白 119g/L，血小板 $242×10^9$/L，中性粒细胞 $10.53×10^9$/L，血肌酐 117.6μmol/L，尿素氮 5.55mmol/L，尿酸 348μmol/L，胱抑素 C 1.45mg/L，$β_2$ 微球蛋白 4.04mg/L，超敏 C 反应蛋白 243.91μg/L。

既往史： 糖尿病史 20 余年，合并肾病及肾功能不全 5 年余。2017 年 12 月 30 日因子宫癌行子宫及附件全切术，做化疗加中药治疗，至 2018 年 7 月 6 日停药。

西医诊断： 急性肾盂肾炎伴菌血症，高热。

中医诊断： 热淋，发热。

辨证： 脾肾两虚，下焦湿热。

治法： 补益脾肾，清利湿热。

处方： 藿香 10g，紫苏叶 10g，姜半夏 10g，茯苓 10g，砂仁 3g，白豆蔻 5g，炒苍术、白术各 10g，柴胡 20g，乌梅 10g，黄芩 15g，萹蓄 12g，土茯苓 15g，金钱草 15g，焦神曲 10g，焦山楂 10g。5 剂，日 1 剂，水煎 3 次，分 3 次温服。

另予热淋清颗粒 4g，日 3 次；银花泌炎灵片 4 片（2g），日 3 次。

二诊： 2018 年 8 月 13 日。药后 1 日热退，纳食有增，身痛消失，自觉良好。

舌质黯红，舌体胖大，舌边有齿印，舌苔薄白腻，脉细弦。血压 130/80mmHg。

处方： 守上方柴胡量减至 10g。8 剂，日 1 剂，水煎 3 次，分 3 次温服。

另予热淋清颗粒 4g，日 3 次；银花泌炎灵片 2g，日 3 次；龟鹿益肾丸 9g，日 3 次。

三诊： 2018 年 8 月 23 日。热退后一直未发，纳寐均佳，唯胃酸多，尿频，余沥不尽，大便少。舌质黯红舌苔薄白，脉细弦。

处方： 守上方去紫苏叶、砂仁、蔻仁，加海螵蛸 30g，黄连 3g，吴茱萸 3g，14 剂。

热退后一直未发，纳寐均佳，二便通畅，无任何不适，自觉良好。先后服药 27 剂，病情告愈。

按语： 本案患者 64 岁，有糖尿病肾病、肾功能不全史，2017 年又患子宫癌而手术切除且经化疗，后全身菌血症而引起高热不退，尽管在重症监护室用大量抗生素抢救也无济于事，原因就是脾肾虚衰，浊毒瘀阻，湿热内蕴，此时当以芳香化湿降浊，清热解毒退热，方中藿香、紫苏叶、半夏、茯苓、砂仁、蔻仁、苍术、白术可芳香化湿降浊；柴胡、黄芩解肌退热；药理试验研究证明，柴胡配乌梅有较强的杀灭大肠杆菌等病菌的作用；萹蓄、土茯苓、金钱草可清利下焦湿热，使热有去路；焦神曲、焦山楂可和胃消食以助芳香化湿降浊。诸药配伍，共奏清热解毒，解肌退热，芳香化湿，降浊排毒，健脾和胃等功效，能使全身菌血症引起的高热不退的急危重症迅速得以控制并痊愈。

案三　水肿，热淋（脾肾两虚，下焦湿热）

患者朱某，女，71 岁。2018 年 3 月 6 日初诊。

主诉： 双下肢水肿伴失眠头痛半年。

患者有高血压病史 30 年余，常服降压药（倍他乐克、沙坦等），老年性阴阴道炎反复发作，静脉输注左氧氟沙星，口服呋喃妥因片而愈。2017 年 10 月发现双下肢水肿，到南阳市某医院查肾功能，有 3 项指标增高（患者及家属口述不清）。血糖正常。最近自觉不适故来就诊。现症见双下肢凹陷性水肿，夜尿量少，腿无抽筋，大便正常，舌质黯红，舌苔黄腻，脉细弦，血压 125/80mmHg。

西医诊断： 肾功能不全，老年性肾盂肾炎。

中医诊断： 水肿，热淋。

辨证： 脾肾两虚，下焦湿热。

治法： 补益脾肾，清利湿热。

处方： 茯苓 30g，猪苓 10g，桂枝 6g，炒白术 10g，泽泻 10g，当归 10g，黄

芪 30g，丹参 10g，萆薢 10g，萹蓄 10g，瞿麦 10g，冬瓜皮 30g，酸枣仁 15g。7剂，日 1 剂，水煎 3 次，分 3 次温服。

二诊： 2018 年 3 月 13 日。药后症安，无任何不适，纳可，但仍有失眠，靠服安眠药入睡，睡中易惊醒，双下肢水肿明显减轻，稍有凹陷，大便正常，小便中等，夜尿少。腿无抽筋。舌质黯红，苔薄黄，脉细弦。

处方： 茯苓 30g，茯苓皮 10g，猪苓 10g，桂枝 6g，炒白术 10g，大腹皮 10g，防己 10g，黄芪 50g，当归 10g，酸枣仁 15g，柏子仁 15g，五味子 12g，琥珀 3g，姜枣引。7 剂，日 1 剂，水煎 3 次，分 3 次温服。

三诊： 2018 年 3 月 21 日。用药后症安，双下肢水肿已基本消退，失眠有所改善，配合西药能入睡，患者状态稳定，舌质黯红，舌根白腻，脉细弦。

处方： 守上方加车前子 15g，川芎 10g，以巩固疗效。

按语： 肺脾肾三脏相互联系，相互影响。如肾虚水泛，逆于肺，则肺气不降，失其通调水道之职，使肾气更虚而加重水肿。若脾虚不能制水，水湿壅盛，必损其阳，久则导致肾阳亦衰；反之，肾阳衰不能温养脾土，脾肾俱虚，亦可使病情加重。正如《景岳全书·肿胀》篇指出："凡水肿等证，乃肺脾肾三脏相干之病，盖水为至阴，故其本在肾；水化于气，故其标在肺；水唯畏土，故其制在脾。今肺虚则气不化精而化水，脾虚则土不制水而反克，肾虚则水无所主而妄行。"其中以肾为本，以肺为标，以脾为制水之脏。此外，瘀血阻滞，损伤三焦水道，往往使水肿顽固不愈。

《景岳全书·肿胀》篇指出"温补即所以化气，气化而痊愈者，愈出自然，消伐所以逐邪，逐邪而智愈者，愈出勉强。此其一为真愈，一为假愈，亦岂有假愈而果愈者哉！"《医门法律·水肿门》："经谓二阳结谓之消，三阴结谓之水……肾者，胃之关也……肾气从阴则阖，阴太盛则关门常阖，水不通而为肿。经又以肾本肺标，相输俱受为言，然则水病，以脾肺肾为三纲矣。"

二、紫癜性肾炎

患者彤某，男，20 岁。2017 年 6 月 23 日初诊。

主诉： 血尿 3 个月。

患者于 4 年前患过敏性紫癜并发紫癜性肾炎，3 个月前出现血尿，无其他特殊症状。现症见血尿，无腰痛，纳可，大便可。血压 100/80mmHg，尿红细胞（+++）。舌质黯红，舌苔黄腻，脉细数。

西医诊断： 过敏性紫癜，紫癜性肾炎。

中医诊断：血淋。

辨证：肝肾阴虚，下焦湿热。

治法：滋养肝肾，清利湿热。

处方：血淋合剂加减。女贞子10g，旱莲草30g，石韦10g，蒲公英10g，车前草15g，白茅根30g，煅龙骨30g，煅牡蛎30g，地肤子15g，生地黄10g，小蓟15g，甘草6g。7剂，日1剂，水煎3次，分3次温服。

另予热淋清颗粒4g，3次/日，口服。

二诊：2017年6月29日。近来症安，舌质黯红，苔黄腻，脉细弦。查尿红细胞（++），尿微量白蛋白49.80mg/L，BP 115/75mmHg。

处方：热淋合剂加减。萆薢10g，萹蓄10g，瞿麦10g，土茯苓10g，女贞子10g，旱莲草30g，小蓟10g，白茅根30g，蒲公英10g，生地黄10g，地肤子10g，煅龙骨30g，煅牡蛎30g。14剂，日1剂，水煎3次，分3次温服。

三诊：2017年7月15日。查尿微量白蛋白77.17mg/L，IgA 9.14g/L，IgG12.69g/L，IgM1.5g/L，C3补体3.95g/L，C4补体1.2g/L。

处方：热淋合剂加减。萆薢10g，萹蓄10g，瞿麦10g，土茯苓10g，女贞子10g，旱莲草30g，小蓟10g，石韦15g，蒲公英15g，车前草15g，白茅根30g，煅龙骨30g，煅牡蛎30g，生薏苡仁30g，黄芪15g。12剂，日1剂，水煎3次，分3次温服。

四诊：2017年8月9日。复查尿蛋白（－），红细胞（＋），尿微量白蛋白67.01mg/L，IgA7.21g/L，IgG9.14g/L，IgM1.5g/L，C3补体1.89g/L，C4补体0.7g/L。

处方：热淋合剂加减。萆薢10g，萹蓄10g，瞿麦10g，土茯苓10g，女贞子10g，旱莲草30g，蒲公英15g，车前草15g，白茅根30g，煅龙骨30g，煅牡蛎30g，生薏苡仁30g，仙鹤草10g，小蓟15g，三七粉2g。12剂，日1剂，水煎3次，分3次温服。

半个月后随诊，血尿症状减轻，效不更方，为巩固治疗，守上方继续服用7剂。

按语：本患者血尿3个月，且之前患过敏性紫癜并发紫癜性肾炎，尿痛、小便频急，而出现血尿。治法当滋养肝肾，清利湿热。由于热淋之甚为血淋，所以，本案用热淋合剂（功能清热利湿，主治湿热内阻引起的尿道炎、肾盂肾炎等泌尿系感染）的基础上加上血淋合剂（功能滋养肝肾，凉血止血，主治以血尿为主的各种肾炎等）并根据其他症状逐一用药，即方从法出。女贞子加旱莲草为二至丸，补益肝肾，滋阴止血；石韦通淋而补阴不足，利小便而泄湿，可缓解刺痛，专治涩淋之证；白茅根补虚而养血，补中益气，除瘀血，利小便；蒲公英清热利湿；车前草利水渗湿；煅龙骨、煅牡蛎平肝潜阳，软坚散结；生地黄清热，凉血止血，地肤子可利膀胱。以上合用可滋养肝肾，清利湿热。口服龟鹿益肾丸可滋补肾阴虚，补肾壮阳。四十余剂后诸症基本痊愈。

三、狼疮性肾炎

患者顾某，女，33 岁。2018 年 5 月 3 日初诊。

主诉：腰痛、发胖、多梦 1 年余。

患者 1 年前出现腰痛、发胖、多梦等不适，伴全身骨节酸困、走窜疼痛，双下肢抽搐明显，伴动则汗出，经常叹气等，反复在当地医院治疗，效果不佳。自觉身体虚弱至极而求助于我院门诊。舌质黯红，苔薄白根白腻，脉沉细而数。

既往史：2 年前，妊娠 6 个月时在某市中心医院诊断为系统性红斑狼疮，而转至某三甲医院住院治疗，甲强龙冲击治疗 1 周，产前子宫破裂，行剖宫产，顺利产一男婴。用强的松片、环孢霉等治疗至今。有甲状腺功能减退病史，每晚服用优甲乐 1 片。

个人史：21 岁结婚，育三胎，产后 2 个月，月经未复。

辅助检查：心电图及心脏多普勒示：少量心包积液，左右心室反流。腹部彩超正常。尿常规（2018 年 4 月 8 日）：红细胞（－），血小板 $274×10^9$/L；中性粒细胞 $0.7×10^9$/L；淋巴细胞 $3.32×10^9$/L；肝肾功能：肌酐 59.7μmol/L；尿素氮 4.44mmol/L；尿酸 315μmol/L. 白蛋白 62.7mmol/L；球蛋白 33.6mmol/L，C3 补体 1.05g/L，C4 补体 0.19g/L；$T_3$3.43nmol/L，$T_4$18.69nmol/L，TSH 0.51μIU/mL。

西医诊断：狼疮性肾炎。

中医诊断：虚劳。

辨证：肝肾亏损，气血两亏兼以冲任失调，下焦湿热。

治法：补益肝肾，补益气血，佐以调理冲任，清利湿热。

处方：知柏合剂加减。知柏合剂（知母、黄柏、夏枯草、白芍、生地黄、丹皮各 10g），当归 10g，黄芪 30g，生薏苡仁 30g，煅龙骨、煅牡蛎各 30g，党参 10g，麦冬 10g，五味子 10g。免煎颗粒，7 剂，日 1 剂，分 2 次，开水冲服。

二诊：2018 年 5 月 10 日。药后诸症明显改善，精神转佳，胸闷、长叹气及骨痛均消失，自诉服用上药后有显著疗效，感觉舒服，有力气。唯经期、阴雨天觉身困乏力，吃辣椒引起痔疮发作而致肛胀不适。舌质黯红，苔稍黄腻，脉细弦数。效不更方，守上方加槐花15g。免煎颗粒，7剂，日1剂，分2次，开水冲服。

三诊：2018年5月19日。近来症安。唯上火咽中有痰，双足跟腱僵硬酸困疼痛，阴雨天加重，痔血已愈，舌质黯红，苔薄白，脉细数，大便干，2日一行。红细胞沉降率29mm/h，肌酐82μmol/L，尿酸445μmol/L；当前口服强的松片上半月5片，下半月4片；赛能早晚各1片；环孢素（100mg）早晚各2片。

处方：守上方去槐花，加杏仁15g，桔梗15g，鱼腥草15g。7剂，日1剂，水煎3次，分3次温服。

另予白菊花煎鸭蛋方（菊花、鸭蛋、绿豆、芝麻油、蜂蜜），每晚1次，口服。

嘱激素减药指征为尿蛋白转阴。尿蛋白转阴时递减激素方法：16日减1片（每2日减掉八分之一，直至第15、16日减掉1片），中间复查尿蛋白，有阳性指标时停止减量，应用该方法减量，病情平稳，不反弹。

四诊：2018年7月7日。唯夜寐欠安，眠中谵语，膝不利，纳可，大便2~3日一行，小便量中等偏少，舌质黯红，苔薄白，脉细弦。守上方去龙骨、牡蛎，黄芪加量至90g，薏苡仁加量至90g。免煎颗粒，7剂，日1剂，分2次，开水冲服。

五诊：2018年7月14日。近来症安，纳寐均可，唯去郑州开会劳累后引起髋关节疼痛，尿泡沫已转清，二便通畅，时而大便通畅，时而2日一行，舌质黯红，苔薄黄，脉细弦小滑。

处方：守上方加川续断10g，牛膝10g，炒杜仲10g，桑寄生30g。免煎颗粒，5剂，日1剂，分2次，开水冲服。

嘱畅情志，规律饮食，按时作息等，失眠多梦可服用三七粉3~10g，每日2次。

按语：该患者肝肾精血亏虚多因久病劳损，多产耗伤气血或肾精亏损导致肝血不足，或肝血不足引起肾精亏虚所致。该患者病机特点为肝肾、气血亏虚日久、浊毒、湿热瘀阻。肝肾精血亏虚，冲任失充，则月经量少，腰痛，月经延迟甚至闭经，心悸失眠、多梦易惊，舌红、脉细等。肝肾亏损进一步发展，可导致肝肾阴虚。治疗上紧扣补肝肾，清湿热等，以知柏合剂滋补肝肾，当归、黄芪补益气血，生薏苡仁清利湿热，煅龙骨、煅牡蛎通肾气，安神，党参、麦冬、五味子益气养阴等。咳嗽有痰时加杏仁、桔梗、鱼腥草清热化痰止咳。腰痛加用川续断、牛膝、炒杜仲、桑寄生补肝肾、强腰膝等。病程日久，平素重在调理，调理重在补气血，调阴阳，有标实时清热、化痰、利湿等达到标本同治。

患者患狼疮性肾病，应用激素及免疫抑制剂有诸多副作用，通过中药辨证施治取得显著疗效，由此看出中药在治疗肾病中的突出贡献！

第七节 肾脏疾病的日常调护

1. 长期饮食过咸可致肾脏病 食盐是人们生活中不可缺少的营养物质，但食之过量就会对人体造成伤害。调查显示，我国许多地区每人每天吃盐约 16g，大大超过了世界卫生组织推荐的 6g 安全线。据报道，长期高盐饮食可导致肾脏疾病、心脑血管疾病、糖尿病、高血压等。大约 80% 的肾脏疾病同时伴有高血压，而这种肾脏病合并的高血压 80% 是容量依赖性高血压，即其体内钠离子浓度过高而引起水肿。曾治一名患者就因长期高盐饮食导致慢性肾功能衰竭。这名患者说，他家里的饮食口味偏重，特别是他近年来从事体力劳动后，炒菜时吃盐更多，一家三口平均一周要吃近 500g 食盐。后来，他因腰痛到医院检查，被诊断为慢性肾功能衰竭。临床治疗要求肾脏病患者应低钠饮食。建议应酬较多或口味较重的人多吃水果和蔬菜，每周保证 2 次出汗运动，出汗可以排盐。此外，可每周吃一次无盐餐，这样有利于平衡细胞内外渗透压，逐渐将口味转淡。不过，无盐餐不能吃得太频繁，一周最多 2 次，否则同样会破坏体内的钠离子平衡，也对身体不利。

2. 肾功能衰竭患者能吃豆类食品吗 蛋白质是由各种氨基酸组成的，组成蛋白质的氨基酸可分为两大类，即必需氨基酸（EAA）和非必需氨基酸（NEAA）。蛋白质被人体吸收利用以后会产生含氮的代谢废物，这些代谢废物是尿毒症毒素的主要成分，堆积在体内会对人体产生毒害作用。慢性肾功能衰竭（CRF）时，肾脏排泄代谢废物的功能减退或丧失，以蛋白质代谢产物为主的毒素堆积在体内，如果再进食 NEAA 含量高的植物蛋白会加重病情。既往的观点认为，豆类属于植物蛋白，NAEE 含量高，所以 CRF 患者应禁食。但是，国外有学者以浓度相同的大豆蛋白和酪蛋白喂养慢性肾功能衰竭大鼠，结果发现，喂养大豆蛋白的一组生存时间长，尿蛋白减少，无蛋白性营养不良，肾组织损害程度轻，血脂水平改善。因此，学术界认为 CRF 患者没有必要禁食豆类食品。相反，食用豆类食品（豆浆、豆腐及豆制品）还会改善患者的营养。

3. 肾功能衰竭、尿毒症患者如何过冬 冬季的严寒给虚弱的肾功能衰竭、尿毒症患者带来更大的威胁，往往因为寒冷导致病情加重和恶化。对于慢性肾功能衰竭患者来说"冬季是一关"。有资料显示,冬季肾病的发病率和复发率比夏季高出两倍。那么肾功能衰竭、尿毒症患者如何安然过冬呢?

(1)防寒保暖,及时增减衣服,及时安排取暖设备。

(2)有晨练习惯的患者可适度转入室内锻炼。

(3)勤沐浴或药浴(皮肤透析),睡前热水泡足或药物(常用中药藿香、紫苏叶、艾叶、苍术、防风等)足浴,对肾脏十分有利。

(4)定时进行室内空气消毒,预防流感。

(5)冬季饮食应选择高蛋白、低脂肪食物,多食富含维生素和微量元素的新鲜果菜,以保证足够的热量供应。

(6)定时复诊和检查,在医生指导下正规、合理、安全用药。

(7)冬季是肾功能衰竭治疗的最佳季节,中医认为"肾主冬",应"顺时令而养"。若在冬季调养补肾,温阳药物也可乘阳气上升之势迅速获效。病情严重的肾功能衰竭、尿毒症患者在冬季选择住院正规治疗比较安全,可避免病情恶化,降低死亡率。

(8)肾功能衰竭患者血色素低于 8g 者应及时纠正贫血,或皮下注射 EPO(促红细胞生成素)。血肌酐高于 800μmol/L 以上时应尽早进行血液透析,可保护心、脑等重要脏器而防止多脏器衰竭。

4. 肾功能衰竭、尿毒症患者如何安然度夏   夏季炎热而潮湿,所以肾功能衰竭、尿毒症患者应采取以下措施,以安然度夏。

(1)午休:午后休息 1 小时,对肾功能的改善有帮助。

(2)防止感冒:尿毒症患者免疫力低下,小小感冒便可使病情恶化,甚至致命。

(3)防止感染:包括饮食不慎引起的消化道感染,蚊虫叮咬引起的皮肤感染以及不同程度的泌尿系感染等。

(4)适量饮水:暑热引起失水,可导致有效循环血量减少,肾血流量不足,加重肾功能损害。所以,凡是没有水肿、尿少的患者都应少量多次补充水分以保持充足的尿量。

(5)荷叶代茶:荷叶可清暑益气,宁心安神,适量煎水代茶,对尿毒症毒素有化解作用。

(6)药浴疗法:又称皮肤透析。可选用藿香、紫苏叶、艾叶、苍术等中药水煎后入浴桶,再加适量温水进行药浴治疗,每日 1 次,浴后卧床休息 1 小时,可改善症状和降肌酐。

（7）酷暑天气，病情危重者，当住院治疗为宜。

5. 肾病、肾功能衰竭患者如何合理运动 生命在于运动，已经成为人类的共识。可是肾病、肾功能衰竭患者能运动吗？事实上肾病、肾功能衰竭患者也要适当运动。运动可以使气血运行流畅，新陈代谢增强，免疫功能提高，心理压力减轻，有利于肾病的康复。但是，肾病患者出现以下情况时不可运动，并且需要卧床休息和静养。

（1）中度以上水肿。

（2）中重度高血压。

（3）肉眼血尿或少尿，每日尿量在 400mL 以下者。

（4）肺部感染或心功能不全导致气短、咳嗽、心慌、胸闷者。

（5）急性肾炎、各种肾病出现氮质血症者。

（6）慢性肾功能衰竭中晚期有严重合并症或多脏器衰竭者。卧床休息是相对的，若患者症状体征减轻则可适当活动。急性肾炎一般治疗 2～3 周，症状会明显改变，但一般休息不少于 3 个月，之后可正常工作和学习；慢性肾炎和肾病综合征患者如无上述症状也可适当活动，若病情稳定，水肿消退，蛋白尿减少，可从事较轻工作；慢性肾功能衰竭早中期患者甚至晚期患者经中西医结合妥善治疗后，只要病情稳定，也可适当活动。

运动要循序渐进，量力而行，以走路、体操、太极拳、气功、跳舞等运动方式为主，特别是走路更为适宜，即所谓的"百练不如一走"。对于症状改善的肾病、肾功能衰竭患者，尤其是情绪郁闷，悲观失望者，医生和家属可鼓励其大胆走进舞场，适当听听音乐，跳跳舞，对稳定情绪，改善症状，增强生活和治疗的信心非常有益，音乐疗法不仅可调剂情绪和心情，而且还具有调节人的神经、免疫、内分泌、血液循环、体液代谢等系统的作用，从而不同程度地改善肾功能、增强肾功能衰竭患者的机体代偿功能。同时要把握好运动量，时间不超过 1 小时，以全身发热，微微汗出，但不觉心慌和疲劳，运动后心跳次数+年龄≤170 为宜。

6. 慢性肾病患者是否可以怀孕 做一个母亲对于普通女性来说似乎是顺理成章的事，可对于患有慢性肾病的女性，这似乎是一个奢望。其实，慢性肾病患者只要治疗得当，也可以怀孕生子，实现做母亲的愿望。

一般来说，慢性肾病患者可以怀孕的条件有 4 个方面：①血压正常；②肾功能正常；③病情稳定；④肾穿刺病理检查属于微小病变肾病、早期膜性肾病或轻度系膜增生性肾炎，没有明显的肾小管间质病变。虽然具备上述条件，但妊娠以后慢性肾病仍可加重。所以妊娠患者应高度重视，一方面注意休息保养，一方面应积极配合医生监测病情。妊娠后应每 2 周复诊 1 次，怀孕 32 周后应每周复诊 1 次，就诊时应查尿常规、肾功能、血压等，血压升高应卧床休息；单纯的蛋白尿增加，没有血压升高和肾功能损害者不必终止妊娠；如果有肾功能损害，而且经过医生检查是不可逆转的，则应终止妊娠，以保全母亲的安全。还需注意的是，妊娠对慢性肾病的影响不仅是怀孕期，有的会延长到产后的 1~2 年。所以慢性肾病患者产后需要家人更为周到的护理和帮助，不宜过劳，还应定期复查，以保母子平安。

第八节　泌尿系统疾病诊治经验

一、诊治经验

尿路感染属于中医学的热淋，一般尿路感染有上下之分，下泌尿系感染以尿感、尿道综合征、膀胱炎为主，上泌尿系感染多由下泌尿系感染未及时控制而逆行上泌尿系，波及肾实质引起肾盂肾炎。高教授对此病的辨证多以下焦湿热和湿热下注为主，治疗原则多以清利下焦湿热为主，方药多用经验方热淋合剂、石蒲车茅汤（石韦、蒲公英、车前草、白茅根）和四叶汤（桑叶、紫苏叶、荷叶、枇杷叶）及八正散、小蓟饮子等。

泌尿系结石属于中医学石淋和血淋范畴，当泌尿系结石因湿热下注在输尿管活动时，可导致血尿而出现尿血及肾绞痛。对于肾绞痛，高教授先以拇指点压双侧三阴交、委中、肾俞等穴或针刺让患者疼痛缓解后，再用石淋合剂消石。若肾绞痛严重，可加服消旋山莨菪碱片 5~10mg，维生素 K_3 4~8mg，维生素 B_6 20mg，碳酸氢钠片 0.9g，每日 3 次。

在生活上，泌尿系感染患者勿食辛辣刺激性食物，多饮水，勿存尿；泌尿系结石患者每天要做到"四个三"，即每天生姜 30g，黑木耳 30g，核桃 3 枚，开水 3000mL，多食碱性物质，勿食菠菜炖豆腐（含草酸多的菠菜和含钙多的豆腐），少食酸性物质，以碱化尿液，以达溶石、化石、排石之功。

二、验案精选

（一）尿路感染

案一　热淋（肝郁气滞，下焦湿热）

患者廖某，女，55 岁。2010 年 7 月 19 日初诊。

主诉：尿频、尿痛不适5日。

5日前患者尿频、尿痛不适等，伴高热，体温39.0℃，经当地诊所治疗（具体不详）高热已控制，仍有尿频、尿急等不适，为进一步系统诊治特来我院门诊。精神差，尿痛，尿频，纳差，乏力，小便混浊，大便可，偶有汗出，畏寒，伴腰痛，腹痛，舌红苔黄腻，脉弦。

辅助检查：尿常规：上皮细胞计数20.4/μL，细菌计数786.4/μL，尿蛋白（++），尿隐血（+），白细胞计数789.1/μL。

西医诊断：尿路感染。

中医诊断：热淋病。

辨证：肝郁气滞，下焦湿热。

治法：凉肝解郁，清利湿热。

处方：牡丹皮10g，炒栀子10g，柴胡12g，乌梅12g，乌药10g，萆薢12g，萹蓄12g，瞿麦10g，制大黄（后下）3g，甘草6g，琥珀3g，车前子12g，鱼腥草12g，姜枣引。7剂，日1剂，水煎3次，分2次服。

二诊：2010年7月26日，患者精神一般，尿痛、尿频大见好转，纳食可，小便稍混浊，大便可，舌红苔腻，脉弦。以上方合四妙散加减。

处方：柴胡12g，乌梅12g，乌药10g，萆薢12g，萹蓄12g，瞿麦10g，甘草6g，琥珀3g，车前子12g，苍术15g，黄柏12g，牛膝10g，生薏苡仁30g，姜枣引。7剂，日1剂，水煎取汁400mL，早晚温服。

按语：热淋多因恣食辛热、肥甘；或酗酒太过，酿成湿热；或感受暑邪未及时清解，而导致湿热注于下焦；或下阴不洁，秽浊之邪侵入下焦，酿成湿热；或风热风寒之邪乘虚袭表，太阳经气先病，引动膀胱湿热之邪，邪气充斥于足太阳经和腑；或因心火亢盛，下移小肠。以上诸因皆可导致湿热蕴结下焦，膀胱气化不利，发生热淋。《诸病源候论》谓："热淋者三焦有热，气搏于肾，流入于胞而成淋也，其状小便赤涩。"本案患者平素工作繁忙，近日又因家庭琐事颇为烦心，以致肝气郁滞，气机不利，故纳差，乏力；湿热瘀结膀胱，膀胱气化失常，下焦水道不利，故尿频、尿痛。此病例以"解郁利湿清热"为治疗原则，以丹栀合剂为基本方加减。方中柴胡疏肝理气；萆薢善利湿分清去浊；车前子、萹蓄、瞿麦通利水道，清膀胱热结；制大黄、鱼腥草清热解毒；甘草调和诸药。全方共奏疏肝解郁，清利湿热之功。

案二 热淋（下焦湿热）

患者张某，女，46岁。2011年7月18日初诊。

主诉：腰部酸困，小便频，余沥不尽 8 年余，加重 3 日。

8 年前出现腰酸困痛，腿痛，尿频，余沥不尽，夜尿 4~5 次，月经前后不定期，经期乳胀腹痛，眠差。3 日前患者症状加重，自服消炎药物，未能缓解，为求进一步治疗，来本科就诊。精神一般，面色黑黄，偶有乏力，腰酸腿疼，小便量少次数多，尿急、尿频及尿痛，稍恶心，饮食及睡眠稍差，舌质黯红苔黄腻，脉细弦。

既往史：糖尿病史 3 年余，平素可控在 8.0mmol/L 左右，无高血压及冠心病史。

辅助检查：尿蛋白（－），镜检淡黄微浊，红细胞 1~4/HP，鳞状上皮 C（++），尿微量白蛋白 59g/L。

西医诊断：泌尿系感染，糖尿病肾病。

中医诊断：淋证。

辨证：下焦湿热。

治法：清热通淋，利水消肿。

处方：热淋合剂加琥珀 6g，车前草 15g，煅龙骨、煅牡蛎各 30g，牡丹皮 10g，炒栀子 10g，柴胡 6g，乌梅 10g，乌药 10g，当归 10g，炒白芍 10g，炒白术 10g，芡实 10g，川续断 10g，狗脊 10g，炒杜仲 10g，牛膝 10g，茯苓、茯苓皮各 10g，姜半夏 10g，甘草 30g。免煎颗粒，7 剂，日 1 剂，分 3 次开水冲服。

二诊：2011 年 7 月 26 日。服上药后，腰酸困好转或消失，腿痛消失，尿余沥不尽，尿少尿急，查尿黄混浊，失眠改善，月经先后不定期，量大，经期腰酸，易怒，舌质红苔黄腻，脉弦滑。

处方：丹栀合剂。柴胡 12g，赤芍、白芍各 10g，当归 10g，茯苓 10g，炒白术 10g，薄荷 6g，萆薢 10g，萹蓄 10g，瞿麦 10g，乌药 10g，乌梅 10g，川续断 10g，狗脊 10g，芡实 30g，金樱子 10g，益智仁 10g，山药 10g，山茱萸 12g，炒杜仲 10g，怀牛膝 10g，甘草 3g，焦三仙（焦麦芽、焦山楂、焦神曲）各 10g，生姜 3g。免煎颗粒，7 剂，日 1 剂，分 3 次开水冲服。

三诊：2011 年 8 月 3 日。服药后，腰酸腹痛均已消失，病情稳定，舌质黯苔白腻，脉细。

处方：丹栀合剂。柴胡 6g，赤芍、白芍各 10g，当归 10g，茯苓 10g，炒白术 10g，薄荷 6g，萹蓄 10g，瞿麦 10g，乌药 10g，乌梅 10g，桃仁 10g，川续断 10g，狗脊 10g，芡实 30g，金樱子 10g，益智仁 10g，山药 10g，山茱萸 12g，炒杜仲 10g，怀牛膝 10g，甘草 3g，焦三仙（焦麦芽、焦山楂、焦神曲）各 10g，生姜

3g。7剂，免煎颗粒，日1剂巩固善后。

按语：《灵枢·五癃津液别》有言："邪气内逆，则气为之闭塞而不行，不行则为水胀。"明确提出了邪气内蕴，阻滞人体气机，气机不畅则发为水气病。亦如《金匮要略·水气病脉证并治》言："风气相击，身体洪肿，汗出乃愈。"认为感受风邪，水为风击是风水的发病机理。另言黄汗病"汗出入水中浴，水从汗孔入得之"。亦指出水湿之邪侵入肌表，可引起身肿。风与湿可以夹寒，也可以转化为热，故风寒、风热、寒湿及湿热之邪发病也常见。其治疗上多考虑用汗法宣散。此患者因后天久病体虚致肾脏虚损。辨证为肝经湿热，湿热下注，故治疗以热淋合剂主治，杜仲、川续断补益肝肾，生薏苡仁、炒薏苡仁、萆薢、瞿麦清利湿热。

二诊时患者有明显易怒、情绪不稳，选用丹栀合剂以清热疏肝为主。

（二）泌尿系结石

案一　腰痛，石淋（湿热下注，肝经气滞）

患者谭某，男，33岁。1981年8月15日急诊入院。

主诉：右侧腰腹绞痛半小时。

患者突感右侧腰腹绞痛难忍而急送来诊。诊见面色苍白，大汗淋漓，屈身辗转，呻吟不安，右侧肾区叩击痛强阳性，腹壁稍紧张，右腹部输尿管走行部位有明显压痛，且牵掣阴部。舌质红苔黄燥，脉弦数。

辅助检查：尿常规：尿色混浊，蛋白（±），红细胞（++++），白细胞1~4/HP。

西医诊断：结石性肾绞痛。

中医诊断：腰痛，石淋。

辨证：湿热下注，肝经气滞。

治法：清利湿热，行气止痛。

处理：急以手法点穴，针药并举。手法点双侧三阴交穴，重按使之酸困麻痛，1分钟后疼痛有所缓解，再令患者取俯卧位分别点按双侧肾俞、委中穴各1分钟，再沿双侧腰椎棘突向下、向外按摩30次，继针刺双侧三阴交、复溜、委中穴，捻转并上下提插强刺激，得气后瞬间疼痛消失。

摄X线腹平片提示右侧输尿管上段如黄豆大之不透X线影。

予服化石通淋汤（石淋合剂）3剂，于8月17日自尿道排出一枚6mm×5mm的结石伴菜籽样结石颗粒30余粒。随后尿检转阴，追访6年未复发。

按语：对于泌尿系结石，高教授建议，①结石小于5mm的应用中药保守治疗。②结石 5mm~1cm 的结合血压、心脏功能，可以碎石 1~2 次，配合黏膜分离法，再配合口服中药、输注抗炎药物、肌注黄体酮注射液，口服西药 654-2、维生素 B_6、维生素 K_3、苏打片排石。③1 周后做彩超复查：看石头有没有动，需不需要第 2 次碎石。如果有肾积水、肾门疼痛，考虑可能有肾盂嵌顿，或者肾功能损伤等，则不再予以碎石。④大于 1cm 的石头，可以经皮肾镜微创手术或者胆道取石。⑤最后才考虑传统的取石手术。

肾绞痛多因结石梗阻于尿路的某一部位，导致肾脏或输尿管强烈痉挛而发生。高教授认为辨证多属于肝经气滞不畅，血液瘀阻不通，不通则痛。以往在治疗上，单以西药或中药治疗往往效果不佳。在临床根据中医经络学说中所谓经脉"如环无端"，气血"运行不息"原理，采用手法点穴按摩，针刺穴位加口服中药三步疗法综合治疗，不仅能应急止痛，且获得排石佳效。

案二　石淋（肝经气滞，下焦湿热，凝结成石）

患者郭某，女，46 岁。2012 年 8 月 1 日初诊。

主诉：腰痛伴血尿，不欲饮水 1 年余。

患者于 1 年前出现上症，现来诊。舌质黯红苔薄白。脉细弦。血压 118/66mmHg。

辅助检查：尿常规：红细胞（++），酮体（+）。B 超示右肾上极结石 5mm×4mm。

西医诊断：右肾结石。

中医诊断：石淋。

辨证：肝经气滞，下焦湿热，凝结成石。

治法：疏肝理气，清利湿热，化石排石。

处方：金钱草 30g，海金沙 20g，鸡内金 10g，夏枯草 10g，萆薢 10g，萹蓄 10g，土茯苓 10g，广木香 10g，郁金 10g，延胡索 10g，钩藤 10g，甘草 10g。7 剂，日 1 剂，水煎 3 次，分 3 次温服。

另予：①654-2，每次 5mg，每日 3 次，口服；②碳酸氢钠片，每次 0.6g，每日 3 次，口服；③维生素 B_6 片，每次 20mg，每日 3 次，口服；④维生素 K_3 片，每次 4mg，每日 3 次，口服。嘱其每日食生姜 30g，黑木耳 30g，核桃 3 枚，开水 3000mL。

二诊：2012 年 8 月 9 日。药后小便增多并排出细砂伴混浊黏膜样物质少许。守上方，继续服用至 2012 年 8 月 29 日。复查 B 超提示右肾结石已排出。

按语：石淋以小便排出砂石为主症。《金匮要略·五脏风寒积聚病》认为石淋是"热在下焦"。故本案辨证当以下焦湿热日久凝结成石为主证，并兼有腰腹疼痛的肝经气滞，治当疏肝理气止痛，清利下焦湿热，溶石化石排石。方选热淋合剂（萆薢、萹蓄、瞿麦、土茯苓）加延胡索、钩藤、郁金、广木香以疏肝理气止痛；三金配夏枯草有颇强的溶石化石排石功效。饮食做到"四个三"：每日吃生姜 30g，黑木耳 30g，核桃 3 枚，3000mL 开水。诸药配伍，仅服一个疗程 28 日，右肾结石排出而告愈。本案在排石过程中出现肾绞痛等症，加用 654-2，口服维生素 K$_3$、维生素 B$_6$、碳酸氢钠等以解痉止痛，碱化尿液，以更好地使结石顺利排出。

若伴有恶心纳呆，加用藿香、竹茹以和胃降逆；也可加当归以活血化瘀并通肾气以利溶石、化石、排石，更好地改善结石性体质。

案三 石淋（湿热蕴结，灼炼成石）

患者韩某，男，55 岁。2017 年 1 月 9 日初诊。

主诉：右侧腰腹疼痛，伴口干欲饮 1 月余。

患者 2016 年 12 月出现右侧腰腹疼痛，期间无肢体水肿、下眼睑水肿等症状，患者亦未系统检查及治疗。患者为进一步进行治疗，就诊于我院肾病科。现症见右侧腰腹疼痛，伴口干欲饮，大便干，日 2 次，小便正常。口唇发绀，舌质黯红，苔黄腻，脉细弦。既往冠心病多年。

西医诊断：肾结石。

中医诊断：石淋。

辨证：湿热蕴结，灼炼成石。

治法：清热利湿，排石通淋。

处方：石韦汤加减。金钱草 30g，海金沙 15g，炒鸡内金 10g，夏枯草 10g，酒大黄 3g，麸炒枳壳 10g，炒神曲 10g，焦山楂 10g，制槐角 10g，醋延胡索 10g，地榆 10g，瓜蒌皮 10g，薤白 10g，姜半夏 10g，甘草 6g。7 剂，日 1 剂，水煎 3 次，分 3 次温服。

外用白矾 30g，冰片 5g，熏洗。

另予 654-2 5mg，3 次／日，口服；维生素 B$_6$ 片，20mg，3 次／日，口服。

二诊：2017 年 4 月 27 日。因新年后事忙，未来复诊。近日因腰部疼痛，在当地医院检查示双肾结石、双肾囊肿、双肾钙化灶而来诊。大便干，失眠，肛裂，伴有痔疮，干痒。心功能降低，血压高，舌质黯红，苔薄黄腻，脉细弦。

处方：石韦汤加减。金钱草 30g，海金沙 15g，鸡内金 10g，夏枯草 10g，萹蓄 10g，土茯苓 10g，黄芩 10g，枳壳 10g，当归 10g，地榆炭 10g，防己 10g，大黄 3g，郁金 10g，生姜 3g，甘草 6g。免煎颗粒，5 剂，日 1 剂，分 3 次开水冲服。

三诊： 2017 年 5 月 2 日。药后肾痛止，大便通畅，日 3 次，大便时仍伴肛门痒，肛裂、痤疮均明显改善，腰部疼痛消失，心功能不全也好转，工作时未能及时喝水，口唇均干，舌质黯红，苔薄黄腻，脉细弦。

处方： 石韦汤加减。金钱草 30g，海金沙 15g，鸡内金 6g，夏枯草 10g，炒槐花 10g，生地黄 10g，防风 6g，枳壳 6g，当归 10g，黄芩 10g，炒大黄 2g，钩藤 10g，丹参 10g，生甘草 5g。免煎颗粒，6 剂，日 1 剂，分 3 次开水冲服。

四诊： 2017 年 5 月 9 日。药后诸症明显改善，口唇发绀明显改善，唯存右侧腰部隐痛，食后左腹胃脘胀感，肛裂伴肛门痒尚存，舌质黯红，苔薄黄腻，脉细弦。

处方： 石韦汤加减。金钱草 30g，海金沙 15g，鸡内金 10g，夏枯草 10g，酒大黄 3g，炒枳壳 10g，焦山楂 10g，焦神曲 10g，槐角 10g，地榆 10g，瓜蒌皮 10g，薤白 10g，姜半夏 10g，延胡索 10g，川楝子 10g，甘草 6g，姜枣引。7 剂，日 1 剂，水煎 3 次，分 3 次温服。

白龙液 1 瓶，外洗。

五诊： 2017 年 5 月 27 日。药后诸症明显改善，精神佳，结石随尿液逐渐排出，尿液中出现混浊。舌质黯红，苔薄黄腻，脉细弦。BP140/90mmHg。用药后由于效果明显，则效不更方，守 5 月 9 日方，10 剂，水煎服，日 1 剂，分 3 次温服。

六诊： 2017 年 6 月 6 日。小便用力方能排出，食后胃脘胀痛，舌质黯红，苔薄白腻，边有齿印，脉细弦。

处方： 石韦汤加减。金钱草 20g，海金沙 15g，炒鸡内金 10g，酒大黄 3g，炒神曲 10g，焦山楂 10g，醋延胡索 12g，炒川楝子 12g，姜半夏 10g，甘草 6g，广藿香 10g，厚朴 10g，茯苓 10g，砂仁 5g，煨木香 6g。7 剂，日 1 剂，水煎 3 次，分 3 次温服。

1 个月后随诊，患者右腹腰部疼痛基本缓解，口不渴，尿量中等，尿涩、尿急、尿痛均已消失，肾结石已排出，口唇发绀明显改善，大便正常，各项指标均恢复正常。

按语： 病案中患者腰腹疼痛，大便干是肾虚，湿热蕴结下焦导致膀胱气化失司所致；舌质黯红，提示血脉瘀阻不通；苔黄腻，提示湿热蕴结；弦脉为阳中之阴脉，主诸痛、肝病、痰饮，在此提示气血不通，使得脉道不利出现紧急之象。

则诊断乃湿热蕴结，灼炼成石所形成的石淋证，治当清热利湿，排石通淋，使湿热散开，膀胱得以恢复气化功能，石淋随尿液排出。采方石韦汤可清热利湿，同时能够排石通淋，使气血上下通畅，脉道通利。加金钱草、海金沙、炒鸡内金排石消坚；加酒大黄、麸炒枳壳促进蠕动，有助排石；加行气补气药薤白、焦山楂、炒神曲、甘草有助于推动砂石的排出；甘草亦可缓急止痛，延胡索活血止痛；半夏、瓜蒌皮清热化湿；地榆、制槐角凉血止血；合而用之，使气血通行于脉络，湿热散开，膀胱气化功能得以恢复，石淋随尿液而出，病情好转。

案四　石淋（脾肾两虚，下焦湿热）

患者韩某，男，56 岁。2017 年 4 月 27 日初诊。

主诉： 腰腹酸痛半年，肛门干痒伴大便干、失眠 2 个月。

患者因生活条件差，经常缺水喝，自半年前开始出现腰腹酸困疼痛，伴肛门干痒、大便干、失眠多梦，在当地医院行泌尿系彩超示泌尿系结石，为求保守治疗来我院门诊就诊。舌质黯红，苔厚黄腻，脉细弦。既往有冠心病、高血压病病史。

辅助检查： 血压 150/100mmHg。泌尿系彩超：双肾结石，双肾囊肿，双肾钙化灶。

西医诊断： 肾结石，冠心病，高血压病，痔疮。

中医诊断： 石淋，肠风。

辨证： 脾肾两虚，下焦湿热。

治法： 补益脾肾，清利湿热。

处方： 三金散加减。金钱草 30g，海金沙 15g，鸡内金 10g，夏枯草 10g，萹蓄 10g，土茯苓 10g，黄芩 10g，枳实 10g，当归 10g，地榆炭 10g，防风 10g，大黄 3g，郁金 10g，钩藤 10g，生姜 3g，甘草 6g。5 剂，免煎颗粒，日 1 剂，分 3 次开水冲服。

另予苏打片 0.6g，每日 3 次；654-2 片，5mg，每日 3 次；维生素 B_6 片，20mg，每日 3 次；维生素 K_3 片，8mg，每日 3 次；白龙液适量，外洗。

二诊： 2017 年 6 月 13 日。患者情绪明显转悦。诉尿无力、尿等待、胃脘胀痛、食后痞甚。舌质黯红，边有齿痕，舌苔黄厚腻，舌根厚腻而垢，双下肢凹陷性水肿。

治法： 补益脾肾，化气行水佐以行气化瘀。

处方： 茯苓皮 30g，猪苓 5g，泽泻 6g，桂枝 6g，白术 10g，金钱草 10g，海金沙 10g（另包），延胡索 10g，川楝子 10g，姜半夏 10g，木香 6g，神曲 10g，焦山楂 10g，炒麦芽 10g，酒大黄 3g，姜枣引。7 剂，日 1 剂，水煎 3 次，分 3 次温服。

三诊： 2017 年 7 月 29 日。腰部突感疼痛阵发感，尿少细涩感，似排石感觉，隐痛后一直有腰酸重感，双踝上下肢浮肿轻度，右侧明显重于左侧，胃有食纳后饱胀感，舌尖边红，边有齿印，舌苔黄微腻，舌右侧瘀斑已消，左侧少许较前减轻，口唇发绀，脉细弦。

处方： 金钱草 30g，海金沙 30g，炒鸡内金 10g，夏枯草 10g，木香 10g，延胡索 10g，郁金 10g，钩藤 10g，草薢 10g，萹蓄 10g，瞿麦 10g，土茯苓 10g，石韦 10g，炒白术 10g，白芍 10g，炒枳实 10g，丹参 10g，当归 10g。11 剂，日 1 剂，水煎 3 次，分 3 次温服。

另予 654-2 片、维生素 B_6 片、氢氯噻嗪片，用法同前。

每日饮水 3000mL，食黑木耳 30g，核桃 30g，生姜 30g。

四诊： 2017 年 9 月 19 日。诸症好转，唯劳累后心前区刺痛，因近期照顾孙子，导致睡眠差，舌质黯，苔薄，脉细弦。

处方： 金钱草 15g，海金沙 10g，炒鸡内金 6g，夏枯草 10g，木香 10g，延胡索 10g，郁金 10g，钩藤 10g，炒枳实 10g，丹参 10g，当归 10g，川楝子 10g，瓜蒌皮 15g，薤白 12g，姜半夏 12g，川芎 10g。10 剂，日 1 剂，水煎 3 次，分 3 次温服。

忌生冷、辛辣刺激、过咸食物，忌饮酒。

按语： 本案患者为石淋日久，加上生活因素等均导致脾肾两亏，"腰为肾之府"，"肾主骨"，腰部酸疼，提示肾虚；湿热蕴结下焦，导致膀胱气化失司；血脉瘀阻不通，舌质黯；苔黄腻提示下焦湿热，气化失司。弦脉为阳中之阴脉，主痛，主肝病，脉细主虚。手太阴肝经为起于足大趾甲后丛毛处，沿足背向上，过膝内侧，沿大腿内侧中线进入阴毛中，绕阴器，抵少腹，挟胃两旁，向上穿过膈肌，分布于胁肋部。石淋证所致的腰腹酸痛也属于肝经循行位置，所以加用行气理气药。三金汤为金钱草、海金沙、鸡内金，均能排石消坚，实验研究证明，夏枯草提取液即可化石，钩藤、枳实、延胡索、郁金、木香能疏肝理气，行气止痛，既能推动砂石排出，又可疏理全身气机，能使气血通行于脉络，砂石随尿液排出。初诊时患者存在以肠风为主证的疾病，该证由风从经脉而入，客于肠胃，或外淫风木之邪，内乘于肠胃所致。所以应用萹蓄、土茯苓清热利湿，黄芩清热燥湿，当归活血，润肠通便，地榆炭清热、消肿止痛，防风疏风散邪，大黄清热通便，活血化瘀，郁金凉血清热。出现食后胃脘胀痛明显，以三金汤加用少量酒大黄健胃、活血、通便,加用神曲、山楂健胃消食,半夏燥湿健脾。感腰部隐痛为排石状,所以再用延胡索、川楝子疏肝行气以促进石头排出。因患者有冠心病病史,出现胸闷不适症状,加用瓜蒌皮、薤白宽胸理气。人体内缺少维生素 B_6 容易生长结石,另维生素 B_6 可促进血红蛋白生成,调节中枢神经恢复;苏打片(碳酸氢钠片)碱化尿液,抑制结石生长环境,维生素 K_3 片可止血止痛,对肾结石合并出血尤宜;654-2 片可解痉止痛,松弛泌尿系统平滑肌,有助于石头排出,其作用优于阿托品片,疼痛时可加量至 2 片,副作用是口干、口渴,增加饮水量也有助于结石排出。生活调理等以改变其结石体质,并促使结石更快排出。外用白龙液,成分包含明矾、冰片、樟脑,加酒精稀释外洗。研究发现局部应用明矾有抗菌、收敛作用;冰片局部外用,对感觉神经末梢的刺激性很小,实验证明本品有抗菌、止痛及温和防腐作用;樟脑亦芳香辟秽化浊,温散止痛,除湿杀虫。综合来讲,白龙液对各种皮肤疾患均适宜。

第四章

疑难杂症治验

第一节　痹证

案一　痹证（肝肾亏损，寒湿痹阻）

患者李某，女，55岁。2018年7月10日初诊。

主诉：双膝关节肿痛右甚伴双足水肿，遗尿1月余。

患者于1个月前因劳累而引起双膝关节肿痛严重，在当地医院中西医结合治疗1月无效且日益加重而来诊。舌质黯红苔薄白，脉细弦。MRI检查示：右膝关节骨质增生。

西医诊断：右膝骨质增生，骨性关节炎。

中医诊断：痹证。

辨证：肝肾亏损，寒湿痹阻。

治法：补益肝肾，散寒除湿，通络止痛。

处方：独活20g，桑寄生20g，秦艽10g，延胡索10g，威灵仙15g，姜黄10g，忍冬藤30g，桑枝30g，藿香20g，竹茹6g。免煎颗粒，7剂，日1剂，分2次开水冲服。

白芥子15g，白及10g，麻黄10g，红花10g，威灵仙30g，延胡索15g，独活15g，樟脑30g，冰片10g，生姜30g。3剂。加入55度白酒5千克，浸泡72小时后即制成骨痛外敷液，毛巾浸湿后做膝关节局部湿热外敷，每日2次，每次1~2小时。

二诊：2018 年 7 月 18 日。用上药 2 日后双膝关节疼痛消失，1 周后双足水肿亦完全消失。遗尿好转。舌质黯红苔薄白，脉细弦。

处方：守上方去藿香、竹茹，加川续断 12g，狗脊 12g。15 剂，水煎服，日 1 剂，水煎 3 次，分 3 次温服。

继续照上法做湿热外敷。

巩固治疗直至痊愈。追访至今未发。

按语：本案患者年迈体弱，长期在农村劳作受累引起双膝骨质增生，未及时治疗而出现膝关节骨性关节炎，不仅疼痛加剧且引起双足水肿，而行走困难，且伴肾阳虚弱，肾气不固引起的遗尿等症。应用上方内服加外治 2 日痛止，7 日肿消，遗尿亦愈。骨痛外敷液巩固治疗后疗效显著，愈而不发。患者及家属前来感谢万分！

案二 痹证（肝肾不足，痰瘀阻络，气血失调）

患者李某，男，58 岁。2014 年 12 月 3 日初诊。

主诉：右膝关节疼痛数年，X 线示右膝关节增生。

现右膝关节疼痛加重，伴下肢水肿，苔薄黄，舌质黯有裂纹，脉细滑。

西医诊断：骨质增生症。

中医诊断：痹证。

辨证：肝肾不足，痰瘀阻络，气血失调。

治法：补益肝肾，化痰祛瘀，调和气血。

处方：熟地黄 10g，骨碎补 10g，千年健 15g，威灵仙 15g，土鳖虫 15g，牛膝 12g，天仙藤 15g，淫羊藿 10g，石斛 9g。7 剂，日 1 剂，水煎 3 次，分 3 次温服。

二诊：2014 年 12 月 12 日。右膝关节疼痛减轻，下肢水肿消退，流涎，苔薄黄，质紫，脉细。效不更方，去天仙藤、石斛，加益智仁。14 剂，日 1 剂，水煎 3 次，分 3 次温服。

三诊：2014 年 12 月 27 日。右膝关节疼痛、水肿消失。

按语：骨质增生症为老年人骨质退行性病变，《素问·上古天真论》谓："男不过尽八八，女不过尽七七，而天地之精气皆竭矣。"肾主骨生髓，人至老年，肝肾不足，精气不充，则骨质增生易生，肾阳不振，水失温化则下肢水肿，水湿郁滞，又可上泛为痰，同时阳虚生寒，寒凝则血瘀；而肾阴亏损，虚火灼炼津血可成痰成瘀，痰瘀互结，阻闭脉络，不通则痛，故患者右膝关节疼痛不移，患者肝肾不足，痰瘀痹阻无疑，治当补益肝肾，化痰祛瘀。方中熟地黄、骨碎补、淫羊藿、牛膝、石斛以补益肝肾，阴阳并调，土鳖虫、威灵仙、天仙藤化痰祛瘀通络，祛风散寒除湿，千年健既有祛风除湿之力，又有补益肝肾之功，标本兼治，故效出当然。

案三　痹证（肝肾亏虚，寒湿痹阻，痹阻脉络）

患者杨某，女，50岁。2018年3月6日初诊。

主诉：双膝关节疼痛伴足肿1月余。

MRI检查示右膝关节骨质增生。舌黯紫苔白，脉细沉。

西医诊断：类风湿关节炎。

中医诊断：痹证。

辨证：肝肾亏虚，寒湿痹阻脉络。

治法：补益肝肾，散寒除湿，疏通经络。

处方：杜仲10g，牛膝12g，独活15g，桑寄生20g，秦艽10g，延胡索15g，威灵仙15g，姜黄10g，忍冬藤30g，桑枝30g，藿香20g，竹茹6g。7剂，日1剂，水煎3次，第一、二煎合并，分2次温服，第三煎做局部湿热外敷。

二诊：2018年3月14日。双膝关节外敷后水肿消失，疼痛好转。予川狗合剂（续断、烫狗脊、盐杜仲、牛膝）加独活、桑寄生、秦艽、威灵仙、姜黄、桑枝、忍冬藤，用法同上。

经过治疗疼痛明显好转，足肿缓解。

按语：《素问·痹论》："风寒湿三气杂至，合而为痹也。"风气胜者为行痹，寒气胜者为痛痹，湿气胜者为着痹。痹证总由外受风寒湿邪而引发，但外邪作用于人体发病后，在反复消长过程中，未必始终羁留不去，每因内外相引，进而导致风寒湿邪内生而成为久痹。因此，风寒湿邪既是致病原因，更是重要的病理因素。结合本病例辨证，治疗以秦艽、独活祛风散寒，杜仲、牛膝、桑寄生补益肝肾；姜黄、延胡索破血行气，通经止痛；藿香逐邪甚速，未免耗气亦多，故佐气血之药而取效；竹茹，轻可去实，凉能去热，苦能降下；《本草纲目》言忍冬藤"治一切风湿气及诸肿痛，散热解毒"；威灵仙"主诸风，而为风药之宣导善走者也"（《本草经疏》），诸药合用，共奏补益肝肾，散寒除湿，疏通经络之功。

案四　痹证（寒湿痹阻）

患者金某，女，55岁。2014年12月3日初诊。

主诉：患风湿性关节炎已近10年。每遇寒或劳累即发作，发作时膝关节及肘关节痛如针刺，酸麻难忍，需用热水温敷以图缓解。

现四肢重着，屈伸不利，下肢尤甚，行走时膝关节有压痛感，更不能负重。

触之四肢冰冷，舌质淡，脉沉细。

西医诊断：类风湿关节炎。

中医诊断：痹证。

辨证：寒湿痹阻。

治法：散寒除湿。

处方：麻黄 10g，白芍 12g，黄芪 30g，羌活 10g，独活 15g，薏苡仁 10g，川芎 10g，当归 15g，防风 10g，苍术 10g，桂枝 15g，甘草 6g，制川乌 9g。3 剂，日 1 剂，水煎服。

二诊：2014 年 12 月 7 日。药后疼痛未减，反见心慌。调整治则为调和营卫，以桂枝汤加味而治。

处方：桂枝 15g，白芍 12g，炙甘草 10g，大枣 10g，黄芪 30g，当归 15g，人参 10g，生姜 3 片。2 剂，日 1 剂，水煎 3 次，分 3 次温服。

三诊：2014 年 12 月 10 日。关节疼痛大减，心慌平息，效不更方，继服 8 剂加以巩固。

按语：《素问·痹论》经云："风寒湿三气杂至，合而为痹。"指痹证发病之外因；然而，"邪之所凑，其气必虚"，一般认为气血阴阳不足为形成痹证之内因，一诊治则散寒除湿，但患者自服中药后，症状未予缓解，看来本病另有发病之由，考虑"营卫之气亦令人痹乎……逆其气则病，从其气则愈。不与风寒湿气合，故不为痹"，这说明了营卫之气的正常运行可以预防痹证的发生。但既病之后，协调营卫之气，也当是治疗之大法，此谓"从其气则愈"。叶天士曾谓："风湿肿痹，举世皆以客邪宜散，愈治愈剧""医者但执风寒湿三邪合成为痹，不晓病随时变之理"。故果断调整治则为调和营卫，以桂枝汤加味，连服 2 剂疼痛缓解，继服 8 剂，关节已不疼痛，心慌平息，诸症好转。

案五 痹证（风热痹阻，经络气滞）

患者刘某，女，35 岁。2014 年 12 月 3 日初诊。

主诉：膝关节肿痛，左膝为著，患处有热感，活动时加重 1 年余。

现指、腕关节疼痛，晨僵至下午，食纳可，夜寐尚可，大小便正常，舌质红，舌苔黄腻，脉细。

西医诊断：类风湿关节炎。

中医诊断：痹证。

辨证：风热痹阻，经络气滞。

治法：祛风清热，理气通络。

处方：独活 20g，川牛膝 12g，白芍 12g，牡丹皮 15g，桂枝 10g，延胡索 10g，黄柏 10g，连翘 9g，制附片 10g，炒薏苡仁 10g，砂仁 6g（后下）。3 剂，日 1 剂，水煎服。

二诊：2014 年 12 月 7 日。药后关节疼痛好转，无热感，晨僵仍明显，纳可，有时胃痛，苔脉同前。上方去牡丹皮、炒薏苡仁，加陈皮 6g，雷公藤 10g。7 剂，日 1 剂，水煎服。

三诊：2014 年 12 月 15 日。经治疗，患者手指、腕关节疼痛、晨僵基本消失，仅天气变化偶有不适，膝关节已不肿，灼热感消失，活动后仍痛，两肩关节隐痛，纳可，便调，苔脉同前。上方加白豆蔻（后下）。8 剂，日 1 剂，水煎服。

按语：患者类风湿性关节炎诊断明确，关节肿痛 1 年，属于中医学"痹证"范畴，初诊时，患者肤温高，舌红苔黄腻，热象较重，取牡丹皮、黄柏、连翘等清热凉血，取清热通络止痛之意；桂枝疏风解肌通络；下肢、手指关节有肿胀疼痛，加用独活、牛膝引经下行。复诊时，患者胃感不适，予陈皮行气健脾；患者久病不愈，邪气入络，络脉瘀阻，取雷公藤理气活血，散结通络之功。三诊时患者疼痛缓解，原方巩固。后患者关节疼痛缓解，重拾信心，行动已无大碍。

案六 痹证（瘀热痹阻）

患者张某，男，54 岁。2018 年 10 月 31 日初诊。

主诉：四肢肿痛 20 日余。

现四肢关节游走性疼痛，皮温高，掌指关节、远端指间关节肿痛，怕热，喜冷，舌红，苔薄，脉数。

辅助检查：类风湿因子（RF）152.3U/mL，C 反应蛋白 136.07mg/L，抗环瓜氨酸多肽抗体（CCP）阳性，抗核抗体（ANA）阴性。

西医诊断：类风湿关节炎。

中医诊断：痹证。

辨证：瘀热痹阻。

治法：清热止痛，活血化瘀，祛风化湿。

处方：独活 15g，羌活 10g，防风 10g，防己 10g，桑寄生 20g，牛膝 12g，凌霄花 10g，忍冬藤 20g，丹参 15g，赤芍 10g，黄精 10g，雷公藤 15g，青风藤 15g，陈皮 6g，蜂房 10g，秦艽 10g，泽泻 10g。7 剂，日 1 剂，水煎服。

二诊：2018 年 11 月 8 日。药后关节疼痛好转，肿胀消失，远端指尖关节晨僵，肩关节强痛，活动轻度受限，纳可，苔脉同前。治以活血通络，止痛。守上方加姜黄、桑枝，7 剂，煎法同上。

三诊：2018 年 11 日 16 日。近日天气变化，晨僵明显，四肢关节疼痛未作，皮温正常，纳可，便调，苔脉同前。中药继用上方，8 剂，以加巩固，煎法同上。

按语：患者平素喜食辛辣，因季节交替，感受风寒湿合而为痹，辛辣之热，复加邪郁化热，蒸腾津液，血液黏稠运行不畅，瘀血形成，并与热邪交织，形成瘀热互搏，如油入面，胶结难化，病情缠绵难愈，故见疼痛、肿胀，方中羌活、雷公藤、独活、防己、防风祛风湿，消肿止痛；桑寄生、牛膝补益肝肾；凌霄花、忍冬藤、青风藤清热止痛；丹参、赤芍活血化瘀；黄精滋养胃阴；蜂房祛风除湿，攻毒；陈皮、泽泻理气消肿。二诊患者病情稳定，治则继续以清热、活血化瘀止痛，兼祛风湿为主，治病切忌守执泥古，应临证权辨。

案七　痹证（脾肾亏虚，寒湿瘀血内蕴）

患者张某，女，65 岁。2018 年 3 月 13 日初诊。

主诉：间断关节疼痛 39 年余，加重 1 日。

39 年前无明显诱因出现关节疼痛，指关节明显，逐渐出现双小指关节畸形，到某市第一人民医院诊治，诊断为类风湿性关节炎，给予甲氨蝶呤片、来氟米特等控制病情，规律服用上述药物，病情基本稳定，1 日前出现关节疼痛加重，指关节痛，颈肩部疼痛麻木。为求中医治疗特来我院门诊。

现症见神志清，精神一般，指关节痛，关节疼痛重着，颈肩部疼痛麻木，纳食一般，睡眠差，大便带血，大便稀，次数多，小便有泡沫，手臂肿胀，双脚肿胀，舌淡红苔薄白，脉细。

辅助检查：尿常规：LEU（-），尿蛋白（+），尿酮体（-），尿检红细胞（-）。肝功八项：总胆红素 13.50μmol/L，直接胆红素 4.20μmol/L，间接胆红素 9.30μmol/L，总蛋白 65.70g/L，白蛋白 40.20g/L，球蛋白 25.50g/L。肾功五项：血清尿素氮 6.59mmol/L，血肌酐 66.50μmol/L，尿酸检查 373.00μmol/L，胱抑素 C 1.22mg/L↑，微球蛋白 4.69mg/L↑。风湿三项：类风湿因子 193.0IU/mL↑、超敏 C 反应蛋白 148.86mg/L↑。

西医诊断：类风湿关节炎。

中医诊断：痹证。

辨证：脾肾亏虚，寒湿瘀血内蕴。

治法：补益脾肾，散寒化瘀。

处方：乌头汤加减。麻黄 9g，白芍 9g，黄芪 50g，炙甘草 6g，制川乌 6g

（先煎），当归 20g，川芎 10g，生地黄 20g，陈皮 10g，茯苓 10g，桃仁 10g，红花 10g，生姜 3 片，白芥子 10g。3 剂，日 1 剂，水煎 3 次，分 2 次温服。

二诊：2018 年 3 月 17 日。乏力好转，仍有手腕关节痛不适，颈部疼痛有所缓解，口苦，纳眠一般，二便可，舌黯苔白，脉沉弦。

处方：柴胡桂枝汤加减。柴胡 24g，桂枝 9g，黄芩 9g，赤芍 9g，生晒参 15g，甘草 6g，姜半夏 12g，大枣 10g，生姜 3 片。3 剂，日 1 剂，水煎 3 次，分 2 次温服。

三诊：2018 年 3 月 21 日。神志清，精神可，乏力好转，关节疼痛缓解，纳食可，睡眠一般，二便可，舌黯苔白，脉沉弦。24 小时尿蛋白定量 45.00mg。

上方加减调理半月，关节疼痛基本消失。

按语：患者关节疼痛 39 年余，辨证为痹证。当代痹证名家朱良春主张根据《素问·痹论》"风寒湿三气杂至，合而为痹"之理，将痹证分为风寒湿、风湿热、顽痹三大类。痹证病名首见于《素问·痹论》，分为行痹、痛痹、着痹，又分为皮、肌、脉、筋、骨五体痹，又分为心、肝、脾、肺、肾五脏痹等；《金匮要略·中风历节病脉证并治》称本病为历节病，创乌头汤与桂枝芍药知母汤治疗寒湿和风湿痹病。根据患者关节疼痛重着，大便稀，次数多等情况辨证为寒湿痹证，首诊以乌头汤加减治疗，方中麻黄、生姜发表散寒，黄芪益气固表，白芍、当归、生地黄养阴补血，川芎、桃仁、红花活血祛瘀，陈皮、茯苓健脾利湿，川乌、白芥子温经通脉。

经治疗乏力稍缓解，疼痛缓解不明显，复诊追问病史，患者自述口苦不适，结合大便稀等情况辨证为太阳、少阳合病，方以柴胡桂枝汤加减治疗，方中柴胡、黄芩和解少阳枢机，桂枝调和营卫，赤芍活血，姜半夏、大枣、生姜和胃健脾，生晒参大补元气，甘草调和诸药。药后关节疼痛明显缓解，效不更方，守方加减半月后临床效果明显改善。

案八　痹证，瘀证（瘀血内阻，心血失养）

患者张某，女，67 岁。2017 年 7 月 23 日初诊。

主诉：双腿肿痛，失眠 1 年余。

患者双腿肿痛 3 年余，失眠近 1 年。经骨科等治疗一段时间无效且日益加重，口服牛奶稍缓解。1 个月前查出了双下肢静脉血栓形成，为进一步治疗，来我处就诊。现症见双腿肿痛，失眠，双下肢静脉血栓。舌质黯红，苔薄白，脉弦涩。

西医诊断：类风湿性关节炎，双下肢静脉血栓形成。

中医诊断：痹证，瘀证。

辨证：瘀血内阻，心失所养。

治法：活血化瘀，养心安神。

处方：川续断 10g，烫狗脊 10g，杜仲 10g，牛膝 12g，当归 15g，黄芪 30g，丹参 15g，金银花 15g，玄参 15g，地龙 15g，川芎 10g，桃仁 10g，红花 6g，白芍 12g，熟地黄 10g，姜黄 12g，独活 15g，桑寄生 20g。7 剂，日 1 剂，水煎 3 次，分 3 次温服。

二诊：2017 年 7 月 31 日。双腿肿痛减轻，失眠稍有好转。守上方，加茯神 20g，煅龙骨 20g（先煎），煅牡蛎 20g（先煎），继续服 1 个月。另予消栓溶胶囊 2 粒，3 次/日，口服；金骨莲胶囊 3 粒，3 次/日，口服。

三诊：2017 年 9 月 24 日。药后腰痛明显改善，药用完后疼痛消失，寐转佳，纳可，大便转为日 1 次，尿量中等，夜尿无，腿抽筋止，肤痒止，甲状腺肿大，舌质黯红，苔薄白，舌边有齿痕，脉细弦。尿蛋白（+）。

处方：砂仁 6g，蔻仁 6g，桂枝 6g，防风 10g，陈皮 6g，炒白术 10g，炒白芍 10g，石榴皮 10g，赤石脂 10g，制附子 3g，肉桂 3g，仙茅 10g，淫羊藿 15g，炮干姜 10g，熟地黄 10g，山茱萸 10g，山药 10g，茯苓 10g，泽泻 6g，牡丹皮 6g，焦三仙（焦麦芽、焦山楂、焦神曲）各 10g，胡黄连 10g，诃子 10g，甘草 6g，姜枣引。10 剂，日 1 剂，水煎 3 次，分 3 次温服。

2 个月后随访，双腿水肿消失，失眠缓解。继续服用上方 14 剂，水肿完全消失，夜寐安好。

按语：该患者属于瘀血内阻所致的瘀证并见痹证的杂病；治当以活血化瘀之法为妙。方中续断、狗脊、杜仲合用补肝肾，强筋骨；当归补血活血；黄芪补气升阳；丹参与金银花可活血化瘀止痛，治疗双腿肿痛之症，又可清心热，安神志，助睡眠；玄参、川芎可活血化瘀，止痛消肿；桃仁、红花行血破瘀，消肿止痛；白芍、熟地黄补血滋阴，益精填髓，治疗血虚不行，心悸怔忡，有助于消肿止痛，养心安神；姜黄、独活、桑寄生祛风湿，行气血，通经络，止痹痛，可治疗风湿痹痛。复诊时，双腿肿痛减轻、失眠好转，则守上方加茯神、煅龙骨、煅牡蛎。三诊时诸症均明显改善，尿蛋白（+），高教授则用砂仁、蔻仁加味来疏通肝气之阻滞，使肝胃得以调和，两者一个生血，一个藏血，使胃生之血得有去处而被肝所藏，肝之亏虚得以滋补，又能补益肝肾，突出精血同源。服药 2 月，直达病所，药到病除。

案九　水肿，痹证（脾肾阳虚，气化失司）

患者张某，女，66 岁。2017 年 6 月 20 日初诊。

主诉：双下肢水肿伴膝关节疼痛 1 周。

患者 1 周前无明显诱因出现双下肢凹陷性水肿，伴双膝关节疼痛，伴头晕、纳呆、腹胀、便秘等。头晕眠差，双膝关节疼痛。舌质黯红苔白，脉弦细。双下肢血管彩超示双侧下肢动脉粥样硬化并局部斑块形成。

西医诊断：类风湿性关节炎，双侧下肢动脉粥样硬化并局部斑块。

中医诊断：水肿，痹证。

辨证：脾肾阳虚，气化失司。

治法：补益脾肾，化气行水。

处方：五苓散合五皮饮加减。猪苓 30g，桂枝 10g，茯苓 30g，建泽泻 10g，炒白术 10g，当归 10g，黄芪 30g，丹参 15g，川芎 10g，鸡血藤 30g，冬瓜皮 30g，大腹皮 20g，防己 10g，酸枣仁 20g，茯苓皮 20g。7 剂，免煎颗粒，日 1 剂，分 3 次开水冲服。

螺内酯片 20mg，早上 1 次，口服。

二诊：2017 年 6 月 26 日。药后水肿消失大半，左下肢尚有轻度水肿，纳寐欠安，需服地西泮片方可入睡，大便溏而不畅，小便不利。病已久，首诊药方效果佳，仍予原方再服 7 剂免煎颗粒，用法同前，螺内酯片 20mg×7 片，1 日 1 次。

三诊：2017 年 7 年 4 日。水肿完全消失，唯诉头晕不清醒，右手麻木已久，双膝关节疼痛伴双腿抽筋明显，有局部皮肤瘙痒，大便软不成形，日行 2~3 次，小便量中等，夜尿 2 次。舌质黯红，苔薄白，脉细弦。血压 146/84mmHg。

处方：四妙勇安汤合养血清脑汤加减。当归 12g，金银花 12g，玄参 12g，地龙 12g，川芎 10g，赤芍 10g，熟地黄 10g，延胡索 10g，细辛 3g，夏枯草 10g，决明子 10g，珍珠母 30g，鸡血藤 30g，续断 10g，郁金 12g，石菖蒲 12g，炒酸枣仁 20g。7 剂，免煎颗粒，日 1 剂，分 3 次开水冲服。

忌生冷、辛辣刺激、过咸食物，忌饮酒。

按语：《素问·至真要大论》篇指出："诸湿肿满，皆属于脾。"久湿中阳不振，腰膝以下，肾气主之，脾肾阳虚则出现面跗俱肿，脾脏失其健运，出现纳呆、便秘、腹胀。湿邪上扰清窍则头晕眠差，湿邪重浊黏滞，入侵关节则双膝关节疼痛。水不自行，赖气以动，水肿是全身气化功能障碍的一种表现。涉及脏腑较多，病本在肾，肺不通调，脾失转输，肾失开阖，三焦水道失畅，水液运化失常，久湿为浊，久浊为瘀，终致脾肾虚衰，浊毒瘀阻，正虚邪实，水液停聚，泛滥肌肤，而成水肿。五苓散合五皮饮优点在于利水渗湿同时兼顾温阳化气，使气行血行，上下通畅，水道通利。方中应用建泽泻（不含马兜铃酸）直达肾与膀胱，利水渗湿，臣以茯苓、猪苓之淡渗，增强利水渗湿之力，佐以白术健脾而运化水湿，转输精津，使水精四布而不直驱于下，佐以桂枝既可温阳化气，又可利小便祛湿。茯苓皮、冬瓜皮、大腹皮增强利水渗湿之功，防己祛风行水，配伍黄芪益气固表，行水消肿，固表不留邪。配伍当归益气补血活血，增强体质，有助于抗邪。现代医学研究证明黄芪含微量元素硒，配伍当归可增强人体正能量，改善及保护毛细血管壁。川芎为血中气药，配伍活血化瘀药丹参、鸡血藤等以求气化则湿化，血行水亦行之意，事实证明诸药合用确实可增强利尿消肿之效。酸枣仁助眠安神。初诊时配伍保钾利尿剂螺内酯以利尿消肿，所以复诊时水肿消失明显，继续巩固治疗。

三诊时水肿消失殆尽，根据患者主要临床表现说明体内水湿已去，但仍有脾肾两虚，清阳不升致头晕、大便软之象，瘀血内阻，不通则关节疼痛，手指麻木，结合舌脉及双下肢血管彩超，辨证为脾肾两虚，瘀血内阻。治以补益脾肾，活血化瘀。处四妙勇安汤合养血清脑汤加减治疗。三诊时偏重于下肢及头部处理。运用四妙勇安汤清热解毒、活血止痛，以治疗下肢为主，合用养血清脑汤治疗头部不适。方中四物汤补血活血，其中川芎血中之气药，走而不守，上行颠顶，活血化瘀；当归补血活血，祛风止痛；熟地黄、珍珠母、赤芍补血养肾，养血滋阴，平肝息风潜阳；决明子、夏枯草清肝热而抑肝阳；细辛通窍止痛，鸡血藤补血行血，舒筋活络，钩藤平肝潜阳，延胡索活血行气，续断补肾，郁金、石菖蒲、炒酸枣仁安神助眠。全方共奏补血活血，平肝潜阳之功。现代药理表明，养血清脑颗粒有改善软脑膜微循环，增加脑血流量，缓解血管痉挛、止痛的作用，治疗头晕、头痛、供血不足、血栓病、高血压病、失眠等疾病效佳。

该患者前2次就诊时以水肿为主，应用五苓散治疗后，水肿消失，在三诊时辨证以血瘀为主，调用四妙勇安汤合养血清脑方加减治疗。

案十　痹证（肝肾亏虚，气滞血瘀）

患者李某，男，67岁，2018年3月31日初诊。

主诉：间断关节疼痛40余年，加重2日。

40年前在当地医院诊断为类风湿性关节炎，治疗（具体用药不详）后症状缓解，之后病情反复，间断服用中药（具体用药不详）。现双侧肘关节活动受限，呈针刺样疼痛，晨僵，活动不利，入住我院，给予甲氨蝶呤、雷公藤多苷、来氟米特等药物治疗，病情控制可。2日前患者周身关节疼痛加重，胀痛，晨僵，无畏寒、发热，纳眠差，二便正常。舌暗红，舌体胖，苔稍腻，脉弦数。

辅助检查：类风湿因子 192U/mL，C 反应蛋白 100.07mg/L，抗瓜氨酸多肽抗体阳性；凝血四项：凝血酶原时间 13.4sec、纤维蛋白原 6.574g/L。

西医诊断：类风湿性关节炎。

中医诊断：痹证。

辨证：肝肾亏虚，气滞血瘀。

治法：补益肝肾，疏肝理气。

处方：柴胡疏肝散加减。柴胡 24g，黄芩 9g，生晒参 9g，炙甘草 9g，半夏 9g，大枣 9g，木香 9g，焦三仙（焦麦芽、焦山楂、焦神曲）各 15g，木香 9g，炒白芍 30g，当归 10g，川芎 20g，香附 9g，杏仁 9g，炒白术 20g，桃仁 10g，红花 10g，知母 10g，麦冬 20g。3 剂，日 1 剂，水煎 3 次，分 2 次温服。

二诊：2018 年 4 月 4 日。四肢关节胀痛感减轻，气短，口干不欲饮，纳差，眠可，二便正常。舌红润，舌体胖大有齿痕，苔薄白，脉弦。

处方：茯苓甘草汤合橘枳姜汤加减。茯苓 9g，桂枝 9g，炙甘草 6g，陈皮 6g，枳实 9g，生姜 20g。3 剂，日 1 剂，水煎 3 次，分 2 次温服。

三诊：2018 年 4 月 8 日。气短、口干减轻，诉晨起掌指关节隐痛，活动后约 10 分钟缓解，舌淡，苔稍腻，脉沉数。

处方：桂枝芍药知母汤加减。桂枝 10g，肉桂 10g，白芍 15g，炙甘草 10g，生麻黄 10g，苍术 25g，知母 20g，防风 20g，制附子 10g，制川乌 7g（先煎）。3 剂，日 1 剂，水煎 3 次，分 2 次温服。

按语：患者患类风湿性关节炎多年，关节疼痛不适，此次以关节疼痛加重 2 天入院，其病因为情志不畅所致，急则治其标，故首诊给予柴胡疏肝散加减。方中柴胡、黄芩和解少阳枢机，半夏燥湿健胃，炒白芍、当归养血柔肝，川芎、桃仁、红花活血通经，炙甘草、大枣建中，炒白术、生晒参健脾补气，知母、麦冬养阴清热。二诊四肢关节疼痛缓解，诉气短、口干不欲饮，纳差，舌体胖大有齿痕，此诊以"渴"为切入点，《伤寒论》中五苓散、茯苓甘草汤条均有相关描述，该患者以口干不欲饮，说明水饮较轻，其胃里有寒，故给予茯苓甘草汤合橘枳姜汤，其生姜用量最大。三诊时气短、口干明显减轻，关节疼痛反复，病机复杂，本虚标实，寒热错杂，《金匮要略》言："诸肢节疼痛，身体尪羸，脚肿如脱，头眩短气，温温欲吐，桂枝芍药知母汤主之。"其方用药以辛燥温通为主，兼顾滋阴凉润，既顾护阴血，又防燥伤阴，达到了很好的临床疗效。

案十一 顽痹案（类风湿性关节炎合并银屑病）

患者张某，女，42 岁。2015 年 6 月 2 日初诊。

患者因类风湿性关节炎合并银屑病，在郑州某院住院治疗半月，出院 3 日后，经人介绍来我处就诊。

刻下症见面色发红，面部浮肿，上下肢轻度浮肿，舌胖大，边齿痕；全身癣处皮屑不多，患处皮肤发红，四肢关节微痛，活动不受限。心烦，睡眠质量差，饮食、大小便正常，月经量少，有血块，手足发凉。每日地塞米松 20mg 静脉滴注，强的松片 1 次 9 片，每日 1 次。开药之前与患者沟通，第一，必须慢慢停用强的松片；第二，癣和类风湿症状会马上加重，这是激素药的副作用导致的；第三，用药时间要长；第四，终身忌酒、饮料、海鲜、绿豆制品；第五，不能怕药贵，患者都表示接受。

西医诊断： 类风湿性关节炎，银屑病。

中医诊断： 痹证。

辨证： 少阳气郁，津液凝结，热扰心神。

治法： 和解少阳，通阳泄热，重镇安神。

处方： 柴胡加龙骨牡蛎汤。柴胡 60g，党参 25g，茯苓 25g，黄芩 25g，龙骨 25g，牡蛎 25g，肉桂 25g，磁石 25g，制半夏 20g，大黄 25g，生姜 25g（切片），干枣 12 个（撕开）。10 剂，每日 1 剂。以水 2500mL 浸泡 20 分钟，水开后煮 25 分钟，去滓，把药液放锅内重煎 20 分钟，分 3 次饭后温服。

3 日后，患者来电诉全身疼痛，不能下床活动，癣面积扩大，询问后得知患者回去后即停用强的松片，嘱强的松片日服 6 片。

6 日后，来电诉"心慌"，经询问得知未服强的松片，可见心慌为停激素药太快引起的不良反应，告知"为减轻停用副作用，激素药需要慢慢减量"。

二诊： 2015 年 6 月 12 日。患者持双拐，行动困难，全身皮屑，癣处发红，面部浮肿已消，四肢略有浮肿，睡眠正常，心烦好转。原方不变，20 剂。

三诊： 2015 年 7 月 2 日。患者自行来诊，全身浮肿消失，皮屑消失，四肢关节疼痛减轻，心烦症状消失，舌苔边齿痕消失。

处方： 柴胡加龙骨牡蛎汤。柴胡 60g，肉桂 20g，茯苓 20g，黄芩 20g，党参 20g，龙骨 20g，牡蛎 20g，磁石 20g，制半夏 60g，大黄 20g，生姜 20g（切片），干枣 6 枚（撕开）。20 剂，每日 1 剂，以水 1500mL，泡 20 分钟，水开后煮 20 分钟，去滓，分 3 次饭后热服。

四诊： 2015 年 7 月 21 日。银屑病症状全部消失，浮肿消失，睡眠正常，月经正常，手部关节略有晨僵感。原方继服。

1 个月后，患者告知已经可以下地干活。

按语：《伤寒论》："伤寒八九日，下之，胸满烦惊，小便不利，谵语，一身尽重，不可转侧者，柴胡加龙骨牡蛎汤主之。"本案除面部及四肢肿胀外，尚有心烦、关节疼痛、水肿、小便不利等症，故以柴胡加龙骨、牡蛎汤为治。方中小柴胡汤加桂枝，可使内陷之邪从外而解，桂枝配龙骨、牡蛎通心阳，镇浮越，而止烦惊。大黄泄热和胃而安神，茯苓宁神，利小便。因有邪热弥漫全身（牛皮癣），故去甘草之缓，以求病邪速去。以磁石代铅丹可重镇安神。诸药共奏和解少阳，通阳泄热，重镇安神之功。

第二节　杂症

一、眩晕病

患者刘某，女，38岁。2015年3月16日初诊。

主诉：头晕、血压高1月余。

患者近1个月来血压升高，伴头晕，腰痛，双眼模糊视物不清，失眠，自觉头胀痛、眼胀，经前乳房胀痛，晨起手胀无力，纳可，大便正常，尿量中等，夜尿少，腿抽筋皮肤痒。舌质黯紫，苔薄白，脉细弦。血压160/110mmHg。

西医诊断：高血压病3级。

中医诊断：眩晕病。

辨证：血虚肝旺，血瘀阻络。

治法：养血平肝，活血通络。

处方：当归10g，黄芪30g，熟地黄15g，白芍10g，钩藤10g，鸡血藤10g，香附10g，醋延胡索15g，细辛3g，夏枯草10g，决明子10g，珍珠母30g，威灵仙15g，忍冬藤30g，川芎10g，益母草30g，冬瓜皮30g，防己10g，姜枣引。7剂，日1剂，水煎服。

二诊：2015年3月24日。用药后诸症有所改善，头胀明显减轻，仍失眠，晨起手仍有胀感，关节痛，面部轻微浮肿。血压130/80mmHg。守上方6剂。

三诊：2015年3月31日。服上方后双手晨僵减轻，纳可，寐欠安，睡中易惊醒，大便正常，或2日一行，小便中等量，腿无抽筋，皮肤痒，月经量少，行经前乳房胀。舌质黯红，舌边有少量瘀斑，脉细弦。血压130/90mmHg。

处方：上方去冬瓜皮、防己、姜枣。7剂，用法同上。

随后又继续服药14剂而告愈。

按语：《临证指南医案·眩晕门》云："诸风掉眩，皆属于肝，头为六阳之首，耳目口鼻皆系清空之窍，所患眩晕者，非外来之邪，乃胆肝之风阳上冒耳，甚则有昏厥跌仆之虞。其症有夹痰、夹火、中虚、下虚、治胆、治胃、治肝之分。火盛者，先生用羚羊、山栀、连翘、花粉、玄参、鲜生地黄、牡丹皮、桑叶，以清泄上焦窍络之热，此先从胆治也。痰多者必理阳明，消痰如竹沥、姜汁、菖蒲、橘红、二陈汤之类。中虚则兼用人参，外台茯苓饮是也。下虚者，必从肝治，补肾滋肝，育阴潜阳，镇摄之治是也。至于天麻、钩藤、菊花之属，皆系息风之品，可随证加入。此症之原，本之肝风，当与肝风、中风、头风门合而参之。"

眩晕是临床常见的病症，病情有轻有重。其发生的病机虽颇复杂，但归纳起来，不外四个方面。各类眩晕可单独出现，亦可相互并见。如肝阳上亢兼肝肾阴虚、血虚兼肝阳上亢、肝阳夹痰浊等。临床以虚证或本虚标实证较为多见，须详察病情，辨证治疗。至于治法也有从本从标之异。急者多偏实，可选用息风潜阳、清火化痰等法以治其标。偏虚者，当用补养气血、益肾、养肝、健脾等法以治其本。

中年以上，肝阳上亢引起的眩晕，病情严重时可卒然晕倒，有发展为中风的可能。故中年以上之人，平时宜节肥腻、酒食，忌辛辣，戒怒，节房事，适当增加体力活动，锻炼身体，服药调治。

二、胸痹

案一 胸痹（气滞血瘀，胸阳不振）

患者李某，女，55 岁。2018 年 9 月 27 日初诊。

主诉： 胸闷、气短、心前区不舒，伴头昏、视物昏花、神疲乏力半月余。

患者于 2 周前因劳累引起胸闷气短、心前区不舒等症，入住当地县医院，经输液等西医治疗无效，且症状日益加重而来诊。舌质黯红，苔薄白，脉细弦。

辅助检查： 心电图：窦性心动过缓，心率每分钟 53 次。心脏冠脉 CT 检查：左前降支中远段心肌桥，对角支近段局部管腔轻度狭窄，右冠状动脉近段及中段非钙化斑块形成，局部管腔轻度狭窄。血压 110/70mmHg。血总胆固醇 5.4mmol/L，甘油三酯 2.45mmol/L，高密度脂蛋白 1.3mmol/L，低密度脂蛋白 3.42mmol/L。

西医诊断： 冠心病。

中医诊断： 胸痹。

辨证：气滞血瘀，胸阳不振。

治法：行气活血，宽胸理气。

处方：当归 10g，黄芪 30g，瓜蒌皮 15g，薤白 15g，法半夏 12g，沉香 3g，川芎 6g，党参 30g，麦冬 12g，醋五味子 6g，西洋参 6g，炙甘草 15g，生姜 6g，红枣 10g。15 剂，免煎颗粒，日 1 剂，分 2 次温开水冲服。

二诊：2018 年 10 月 15 日。药后胸闷气短消失，心前区不舒等症状明显改善，舌质黯红，苔薄白，脉细弦。血压 120/80mmHg。效不更法，守上方 15 剂，日 1 剂，分 2 次开水冲服。

三诊：2018 年 11 月 3 日。症情稳定，胸闷气短未发，舌脉如前。守上方，免煎颗粒 15 剂。

追访至今未发。

按语：《金匮要略》胸痹心痛短气的证治中指出：胸痹、心痛、短气三症，实际上是论胸痹和心痛二症，短气只是胸痹的一个兼证。胸痹以胸膈间痞窒满闷、胸部疼痛为主；心痛是包括心窝和上腹部的疼痛。胸痹、心痛、短气往往相兼发作。胸痹的主要病因是上焦阳虚、下焦阴盛引起的胸阳不振，多兼有气滞血瘀和痰湿或痰浊内阻。即尤在泾所谓"虚阳而受阴邪之击"故为心痛。仲景用瓜蒌薤白白酒汤主之。本案正是证属气滞血瘀，胸阳不振，故当治以行气活血，宽胸理气为主法，方选瓜蒌薤白半夏汤以宽胸理气，加沉香、川芎行气，加西洋参、当归、黄芪以活血益气养阴。诸药服 15 剂胸闷气短消失，守方连续巩固治疗 2 月余痊愈。

案二 胸痹（胸阳不振，气滞血瘀）

患者聂某，男，78 岁。2017 年 4 月 8 日初诊。

主诉：胸闷、气短、心慌、心悸 4 年，近来明显伴腰腿疼痛（软而无力），眼昏花，失眠。

患者于 1 年前出现上症遂来诊。舌质黯，苔薄白，脉细弦。

既往史：1996 年行胆囊切除手术，2012 年行前列腺电切术，行膀胱结石微创取出术。患慢性支气管炎。

辅助检查：生化：G9.96mmol/L↑，糖化血红蛋白 7.2%，血肌酐 80.8μmol/L，血清尿素氮 6.22μmol/L，尿酸 30.5μmol/L。血常规：白细胞 7.75×10⁹/L，血红蛋白 135g/L，红细胞 4.9×10⁹/L，血小板计数 220×10⁹/L。尿微量白蛋白 44.12mg/L↑。动态心电图示：窦性心律（平均 79 次/分，58～103 次/分），房性早搏（173 次），非持续性房性心动过速，室性早搏（8 次），非持续性窦性心动过速，ST 段异常，阵发性心动过速。

西医诊断：冠心病。

中医诊断：胸痹。

辨证：胸阳不振，气滞血瘀。

治法：宽胸理气，行气化瘀。

处方：当归 10g，黄芪 10g，丹参 10g，瓜蒌皮 10g，薤白 10g，法半夏 10g，沉香 10g，生薏苡仁 30g，炒薏苡仁 30g，琥珀 10g，珍珠母 10g，煅龙骨 10g，煅牡蛎 10g，炙甘草 10g，炒酸枣仁 10g，柏子仁 10g。7 剂，日 1 剂，水煎 3 次，分 2 次温服。

二诊：2017 年 4 月 27 日。药后症轻，唯胃胀夜甚，舌质黯苔薄白，脉细弦。BP138/78mmHg。

处方：守上方珍珠母加量至 30g，加生牡蛎 30g，延胡索 10g，陈皮 10g，7 剂，日 1 剂，水煎 3 次，分 2 次温服。

按语：此案乃本虚标实，虚实夹杂之证，当归、黄芪补气血相互为佐；丹参，古人有训"一味丹参，功同四物"，养血活血；瓜蒌皮、薤白化痰通阳，行气止痛，法半夏理气化痰，此三味取瓜蒌薤白半夏汤之意，通阳散结，祛痰宽胸；沉香温肾而又通心（《本草新编》）；薏苡仁善开胸膈痹痛（《长沙药解》），开胃气，运中土；琥珀、珍珠母、煅龙骨、煅牡蛎、炙甘草、炒酸枣仁、柏子仁重镇安神，补心养血。复诊珍珠母加量，加生牡蛎、延胡索、陈皮，平冲降逆，行气止痛。经过治疗，诸症缓解。

案三 痹证（肝肾亏虚，气滞血瘀）

患者李某，男，67 岁。2018 年 3 月 31 日初诊。

主诉：间断关节疼痛 40 余年，胸闷、气喘、咳嗽 2 日。

40 年前在当地医院被诊断为类风湿性关节炎，治疗（具体用药不详）后症状缓解。之后随病情反复而间断服用中药，但逐渐加重，出现游走性关节痛，活动不利，晨起重，活动后减轻，逐渐波及双侧肘、膝及肩关节。2 日前因生气出现活动后胸闷、气喘、咳嗽，伴气短不适，今为求进一步系统诊治前来我院门诊。现神志清，精神一般，胸闷、气喘、咳嗽，气短，纳差、恶心、反酸，睡眠差，小便量正常，大便正常，舌黯红，舌体胖，苔稍腻，脉弦数。

辅助检查：肝功八项：总蛋白 55.80g/L↓，球蛋白 18.90g/L↓。肾功五项正常。电解质六项正常。血常规：红细胞 $5.68×10^{12}$/L↑，中性粒细胞百分比 94.5%↑。凝血四项：凝血酶原时间 13.4sec↑，纤维蛋白原 6.574g/L↑。胸片提示肺部感染。心脏彩超：升主动脉近端增宽，左室舒张功能减低。

西医诊断：类风湿性关节炎，肺部感染，慢性支气管炎。

中医诊断：痹证，胸痹。

辨证：肝肾亏虚，气滞血瘀。

治法：补益肝肾，疏肝理气，和胃止痛。

处方：柴胡疏肝散加减。柴胡24g，黄芩9g，生晒参9g，炙甘草9g，半夏9g，大枣9g，焦三仙（焦麦芽、焦山楂、焦神曲）各15g，木香9g，炒白芍30g，当归10g，川芎20g，香附9g，杏仁9g，炒白术20g，桃仁10g，红花10g，知母10g，麦冬20g。3剂，日1剂，水煎3次，分2次温服。

二诊：2018年4月4日。胸闷、关节疼痛好转，仍有后背痛不适，气急时有昏仆之势，偶有咳嗽、气喘、气短，纳食一般，睡眠一般，二便可，舌红润，舌体胖大有齿痕，苔薄白，脉弦。

处方：茯苓甘草汤合橘枳姜汤加减。茯苓9g，桂枝9g，炙甘草6g，陈皮6g，枳实9g，生姜20g。3剂，日1剂，水煎3次，分2次温服。

三诊：2018年4月8日。胸闷、气喘缓解，仍有关节疼痛不适等，晨起手指关节僵硬、强直，不能屈曲，伴关节热痛不适，双手拇指肿胀疼痛，双侧足部关节僵硬，轻度疼痛，双下肢水肿好转，舌淡苔白稍腻，脉沉。

处方：桂枝芍药知母汤加减。桂枝10g，肉桂10g，白芍15g，生甘草10g，生麻黄10g，苍术25g，知母20g，防风20g，制附子10g，制川乌7g（先煎）。3剂，日1剂，水煎3次，分2次温服。

按语：患者患类风湿性关节炎多年，关节疼痛不适，此次以胸闷、气喘、咳嗽不适2日入院，追问病史，诱因为生气，伴纳差、恶心等不适，急则治其标，首诊给予柴胡疏肝散，疏肝理气和胃为法。柴胡、黄芩和解少阳枢机，半夏燥湿健脾化痰，木香、香附、杏仁理气疏肝，焦三仙（焦麦芽、焦山楂、焦神曲）开胃消食，炒白芍、当归养血柔肝，川芎、桃仁、红花活血通经，炙甘草、大枣建中，炒白术、生晒参健脾补气，知母、麦冬养阴清热。药后胸闷症状稍缓解，仍有气短、气喘、后背痛等不适，结合舌脉情况，辨证为胸痹，根据《金匮要略》"胸痹，胸中气塞，短气，茯苓杏仁甘草汤主之，橘枳姜汤亦主之"，患者此次发病以生气为诱发因素，患者自述当时气急时有昏仆之势，类似于中医之气厥，《伤寒论》第356条指出："伤寒，厥而心下悸者，宜先治水，当服茯苓甘草汤，欲治其厥。"患者舌整体苔少，貌似为阴虚，但仔细观察能够发现舌比较滋润，考虑为饮邪为病，中医饮与水不分家，方以茯苓甘草汤合橘枳姜汤加减，方中茯苓健脾利水，桂枝、生姜散寒通阳，陈皮、枳实理气和中，炙甘草调和诸药。3 剂后胸痛、气短大大缓解，仍有关节痛不适，后治其宿疾，以桂枝芍药知母汤加减以善后，方中麻黄、桂枝发散风寒之邪，苍术燥湿健脾，附子、川乌温阳散寒止痛，防风祛风散邪，白芍、知母滋阴清热，防止燥烈之药伤阴，生甘草清热解毒，调和诸药。诸药合用起到了很好的临床效果。

三、胃脘痛

案一　胃脘痛（肝脾不和，气滞血瘀）

患者柏某，女，39 岁。2009 年 9 月 15 日初诊。

主诉：胃脘痛伴纳差半年余。

患者半年前出现胃脘痛伴纳差不适，生气时症状加重，胃脘痛则泄泻，泄泻后胃脘痛减轻，大便频数，月经延后 1 周以上，月经时有血块，月经前心烦、乳胀，平素大便干稀不调，舌质黯红苔白腻，脉细。

辅助检查：胃肠镜检查：慢性胃炎，慢性肠炎。

西医诊断：慢性胃炎。

中医诊断：胃脘痛。

辨证：肝脾不和，气滞血瘀。

治法：调和肝脾，补气和血。

处方：逍遥合剂。赤芍、白芍各 10g，当归 20g，茯苓 10g，苍术、白术各 10g，木香 10g，砂仁、蔻仁各 6g，制香附 10g，防风 10g，陈皮 10g，党参 20g，厚朴 10g，枳壳 10g，焦三仙（焦麦芽、焦山楂、焦神曲）各 10g，蒲公英 20g，香附 10g，柴胡 12g，姜枣引。7 剂，日 1 剂，水煎 3 次，分 2 次温服。

二诊：服上药后胃痛好转，大便转实，日行 1 次，纳可，口苦，舌质黯红，苔白，脉细弦。

守上方加减治疗 2 月余，胃痛控制，饮食好转。随访半年，未再复发。

按语：患者胃脘痛，痛则腹泻，生气时加重，伴心烦不适，考虑肝胃不和，方用高主任经验方逍遥合剂合痛泻要方（防风、陈皮、白术、白芍）加减治疗。本患者肝气不畅，肝郁木旺，木旺则乘土导致脾胃虚弱，从而出现胃脘痛、纳差等不适，经疏肝行气、健脾和胃治疗 2 月余，症状得以缓解。

案二　胃脘痛（肝气犯胃）

患者张某，男，55 岁。2016 年 3 月 8 日初诊。

主诉：胃脘胀满疼痛 1 月余。

现胃脘胀满，攻撑疼痛，连及胁肋，善太息，嗳气频繁，口苦烦躁，嘈杂泛酸，大便不畅，每因情志不舒而加剧，舌淡红，苔白，脉弦。

辅助检查：腹部平坦，触诊柔软，剑突下轻度压痛，墨菲征阴性，麦氏点无压痛、反跳痛。电子胃镜：食管通过顺利，胃底黏膜红白相间，幽门黏膜糜烂、充血水肿，奥迪括约肌松弛，可见黄绿色胆汁反流，提示胆汁反流性胃炎。

西医诊断：胆汁反流性胃炎。

中医诊断：胃痛。

辨证：肝气犯胃。

治法：疏肝理气，健脾和胃。

处方：自拟柴附饮加减。柴胡 10g，香附 10g，川楝子 10g，炒白术 15g，茯苓 15g，炙甘草 15g，陈皮 10g，枳壳 10g，生枇杷叶 15g，姜半夏 10g，姜竹茹 15g，吴茱萸 3g，川黄连 10g。12 剂，日 1 剂，水煎 3 次，分 2 次温服。嘱患者调节情志，忌食油腻辛辣之品。

二诊：2016 年 3 月 22 日。药后胃脘攻撑作痛、嗳气、口苦烦躁诸症递减，仍嘈杂泛酸、大便不畅，舌淡红，苔薄白，脉弦。前方加煅海螵蛸 15g，煅瓦楞子 15g，槟榔 15g，大腹皮 15g。12 剂，服法同前。

三诊：2016 年 4 月 5 日。药后脘胁胀痛、嗳气、口苦烦躁、嘈杂泛酸、大便不畅诸症均失，舌淡红，苔薄白，脉略弦。随访半年未复发。

按语：胃痛，即胃脘痛，多见于急慢性胃炎。中医学认为，胃痛可由饮食不节、忧思恼怒、寒邪客胃、脾胃虚弱等多种原因导致，而以肝气犯胃尤为多见，医家叶天士云："厥阴顺乘阳明，胃土久伤，肝木愈横。"即指出了肝气不舒，木旺乘土为本病的主要病机。本例患者气郁恼怒而伤肝，肝失疏泄，横逆犯胃，气机郁滞，故而胃脘胀满，攻撑疼痛，连及胁肋；肝气郁滞，胃失和降，则嗳气频繁；肝胃郁热，故口苦烦躁，嘈杂泛酸；气机不利，肠道传导失常，故大便不畅；情志不舒时病情加剧，脉弦，均为肝气郁结之象。仲景指出："见肝之病，知肝传脾，当先实脾。"故本例患者虽证属肝气犯胃，但应疏肝、健脾、和胃并调，方中柴胡疏肝解郁，以祛发病之源，为君药；香附、川楝子理气止痛，并增强柴胡疏肝解郁之力，为臣药；炒白术、茯苓、炙甘草健脾益气，与疏肝理气之剂相伍，以达扶土抑木之功效；川黄连与吴茱萸相伍，辛开苦降，清解肝胆郁热，共为佐药；陈皮、枳壳理气和胃；生枇杷叶、姜半夏、姜竹茹降逆止呕，四药共为使药。诸药相伍，共奏疏肝理气，健脾和胃之功效。

案三 胃脘痛（肝经气滞，脾胃不和）

患者张某，女，33 岁。2016 年 9 月 30 日初诊。

主诉：间断胃脘痛、胃胀、恶心1年余。

患者1年前出现胃脘痛、胃胀等不适，伴恶心、纳差、乏力等，曾住院诊断为胆汁反流性胃炎，经治疗效果不佳，为求中医治疗特来高教授门诊。

西医诊断：胆汁反流性胃炎。

中医诊断：胃脘痛。

辨证：肝经气滞，脾胃不和。

治法：疏肝解郁，健脾和胃。

处方：逍遥合剂加减。藿香10g，厚朴10g，姜半夏10g，柴胡10g，炒苍术10g，炒白术10g，炒白芍10g，当归10g，茯苓10g，青皮6g，陈皮6g，麦冬6g，五味子10g，枸杞子10g，香附10g，煅海螵蛸30g，浙贝母10g，炙甘草10g，生姜6片，大枣6枚。10剂，日1剂，水煎3次，分2次温服。

二诊：2016年11月16日。患者自觉恶心，胃不适，吐酸水，失眠。大便稀，日行2~3次，舌黯红苔黄腻，脉细弦。

处方：藿苏饮加减。藿香10g，紫苏叶10g，当归10g，黄芪30g，丹参10g，生薏苡仁30g，炒薏苡仁30g，延胡索10g，川楝子10g，煅海螵蛸30g，浙贝母10g，炒白芍10g，焦三仙（焦麦芽、焦山楂、焦神曲）各10g，炙甘草10g，独活15g，桑寄生15g，杜仲10g，威灵仙10g。7剂，用法同前。

三诊：2016年11月24日。近来症安，乏力缓解，口腔溃疡，舌黯红苔薄，脉细弦。

处方：上方加香附10g，益母草10g，鸡血藤10g。7剂，用法同前。

四诊：2016年12月4日。近来症安，唯胃部撑胀感，舌黯红苔薄，脉弦。守上方加减治疗3月余，胃部不适等好转。

按语：逍遥合剂加减治疗胃脘痛为高教授治疗肝郁犯胃证候的主方。本案患者首诊以逍遥合剂为主方疏肝解郁，健脾和胃，药后患者胃痛等仍较明显，大便稀，伴口吐酸水，考虑湿浊中阻，次诊以藿苏饮为主方加减治疗，化湿健脾，理气和胃止痛，取得满意疗效。守方治疗3月余，胃不适好转。临床中我们应把辨证与辨病结合起来，往往事半功倍。

四、胃痞

案一 胃痞（肝经气滞，肝胃不和）

患者李某，女，38岁。2009年10月28日初诊。

主诉：胃脘撑胀5月余。

5 月余前出现胃脘撑胀不适，伴打嗝，心烦易怒，失眠，月经先期，经前乳胀。4 月前胃镜检查提示胃炎、胃下垂。服用奥美拉唑、吗丁啉、果胶铋等效果不佳而来诊。舌质黯红，苔薄白，脉细弦。

西医诊断： 胃炎。

中医诊断： 胃痞。

辨证： 肝经气滞，肝胃不和。

治法： 疏肝理气和胃。

处方： 丹栀合剂加木香 6g，砂仁、蔻仁各 6g，黄芪 10g，姜半夏 10g，青皮、陈皮各 6g，厚朴 10g，焦三仙（焦麦芽、焦山楂、焦神曲）各 10g，郁金 10g，延胡索 10g，川楝子 10g，竹茹 6g，浙贝母 10g，煅海螵蛸粉 10g，炒莱菔子 10g，吴茱萸 6g，黄连 6g，姜枣引。7 剂，日 1 剂，水煎 3 次，分 2 次温服。

二诊： 2009 年 11 月 5 日。服上药后胃胀稍好转，便溏，流涎多，饭后胃胀，舌质黯红，苔薄黄腻，脉细弦。

处方： 藿苏饮加焦三仙（焦麦芽、焦山楂、焦神曲）各 10g，莱菔子 10g，厚朴 10g，青皮 10g，川楝子 10g，延胡索 10g，高良姜 10g，香附 10g，郁金 10g，菖蒲 10g，石榴皮 10g，赤石脂 10g，升麻 10g，柴胡 12g，当归 10g，黄芪 10g，陈皮 10g，炙甘草 3g。7 剂，日 1 剂，水煎 3 次，分 2 次温服。

三诊： 2009 年 11 月 13 日。服上药后胃脘撑胀感明显好转，大便成形，舌质黯红苔薄白，脉弦。守上方加减治疗 2 月余，诸症好转。

按语： 丹栀合剂用来治疗肝经气滞、肝胃不和导致的纳呆、胃痛、反酸等消化系统疾病是高教授治疗的一大特色。根据四诊情况辨证为肝经气滞，患者表现为胃部撑胀感明显，在丹栀合剂基础上重用理气行气之品，加入益气、清热化痰、消食和胃药物，服药后患者仍有胃胀不适，伴流涎多，考虑湿阻，改为藿苏饮加减以疏肝理气、消食除胀，药后胃胀明显好转，后继服 2 月余，诸症好转。

案二　胃痞（脾胃两虚，气滞血瘀）

患者张某，女，39 岁。2011 年 11 月 26 日初诊。

主诉： 胃脘痞胀 20 日。

20 日前出现胃脘痞胀，伴嗳气，尿频，心烦，腰痛，大便不畅，饭后胃胀不舒，偶有胃酸不适。舌质黯苔薄白，脉细。10 日前胃镜检查提示慢性胃炎。

西医诊断： 慢性胃炎。

中医诊断： 胃痞。

辨证： 脾胃两虚，气滞血瘀。

治法：补益脾胃，行气化瘀。

处方：柴胡 12g，白芍 10g，当归 10g，桑皮 10g，桑叶 10g，地骨皮 10g，藿香 10g，厚朴 10g，姜半夏 10g，茯苓 10g，苍术、白术各 10g，薄荷 6g，砂仁、蔻仁各 6g，生薏苡仁、炒薏苡仁各 20g，煅海螵蛸 20g，浙贝母 20g，瓜蒌皮 10g，薤白 10g，沉香末 2g，枳壳 10g。7 剂，日 1 剂，水煎 3 次，分 2 次温服。

二诊：2011 年 12 月 5 日。服上药后胃脘痞胀好转，舌质黯红苔薄白。上方加减治疗半月，胃脘痞胀未再反复。

按语：患者胃脘痞胀 20 日，疼痛难忍前来我院就诊。胃镜提示慢性胃炎。高教授认为患者胃脘痞胀伴嗳气、心烦、脉细等症，病机乃脾胃两虚，气滞血瘀。治当补益脾胃，行气化瘀为法。方选丹栀合剂合藿苏饮加味来益气健脾，行气化瘀。高教授认为胃脘痞胀乃气滞所致，行气化滞为之解法，行滞同时当扶正，以行气化瘀。患者服药半月痊愈，理法方药行之正确。

五、胁痛

案一 胁痛（六经辨证属少阳兼阳明证）

患者徐某，女，26 岁。1978 年 4 月 11 日初诊。

主诉：上腹剧痛伴恶心、呕吐 1 小时许。

患者患胆囊炎年余，反复发作，久治不愈。近因多食油腻引起上腹剧痛，伴发热恶寒，恶心、呕吐、口苦，纳呆，心烦，尿黄，大便 3 日未行，诊前曾肌内注射阿托品仍痛势不减而来急诊。舌红苔黄腻，脉弦数。

辅助检查：剑突右下方压痛明显，向右背部放射，体温 38.6℃，血常规：白细胞 13×10^9/L，红细胞 8×10^{12}/L，中性粒细胞百分比 78%，淋巴细胞百分比 19%。

西医诊断：急性胆囊炎。

中医诊断：胁痛。

辨证：少阳兼阳明合病。

治法：和解少阳，兼通阳明。

处方：大柴胡汤加味。柴胡、黄芩、半夏、生大黄、枳实、青皮、木香、延胡索各 10g，白芍、芒硝（冲服）、茵陈、败酱草各 15g，甘草 6g，生姜 3 片，大枣 3 枚。2 剂，日 1 剂，水煎服。

二诊：1978 年 4 月 13 日。痛势缓解，大便已通，余症减轻，体温 37.5℃。舌红苔白腻，脉滑数。守上方，大黄、芒硝均减为 6g，继服 2 剂。

三诊：1978 年 4 月 15 日。疼痛消失，余症渐去，纳差，舌红苔薄腻，脉细弦。体温 37℃，血常规检查：白细胞 8×10⁹/L，红细胞 4×10¹²/L，中性粒细胞百分比 56%，嗜酸性粒细胞百分比 1%，单核细胞百分比 2%，淋巴细胞 41%。守上方去大黄、延胡索、茵陈，加郁金、神曲、白术各 10g，再服 2 剂以清余邪。

后以万应茶饼泡服常饮，调理善后。随访 4 年未发。

按语：本例证因少阳病不解，邪热内传阳明，胃肠燥实，形成少阳与阳明同病之证。邪犯少阳则见发热恶寒，口苦等症。病邪兼入阳明，因正气尚盛，燥实阻结较重，致使胆胃气逆，腑气不通，故恶心呕吐，郁闷心烦，大便秘结，上腹拘急疼痛。仲景曰："呕不止，心下急，郁郁未烦者……与大柴胡汤下之则愈。"故以该方外解少阳，内泄热结。方中以柴、芩、芍药清解少阳之经；大黄、枳实寒泄阳明之腑；半夏、姜枣降逆止呕而和中；加茵陈、败酱草以助清利肝胆湿热；加木香、青皮、延胡索以助理气止痛；加芒硝以助泄热利胆。诸药合用，使邪去痛除，愈而不法。

案二　痛证，关格（六经辨证属阳明腑实证）

患者李某，女，46 岁。1976 年 9 月 21 日初诊。

主诉：上腹胀痛伴呕吐频作 2 日。

2 年前行胃切除术，1 年后引起粘连性肠梗阻而再次手术。诊前又因阵发性腹绞痛伴呕吐、大便闭结不通，先于当地大队医疗站诊治 3 日无效，而以急性粘连性肠梗阻入外科住院。考虑术后粘连，以保守治疗为妥，经用解痉、止吐、缓泻等西药及灌肠、胃肠减压等处理 2 日仍无效，而邀中医会诊。症见屈身捧腹，辗转翻滚，哭嚎不休，面红耳赤，上腹胀痛拒按，食后即吐，大便 5 日未解，无矢气、肠鸣音亢进，舌质红苔黄腻，脉弦滑。

西医诊断：急性粘连性肠梗阻。

中医诊断：痛证。

辨证：阳明腑实，里热内结。

治法：泄热通结，行气导滞。

处方：大承气汤加味。生大黄 15g（后下），芒硝 18g（冲服），枳实 9g，厚朴 9g，莱菔子 18g，生代赭石 30g（先煎），桃仁、木香、青皮、陈皮各 9g。2 剂，日 1 剂，水煎服。

水煎后余视其服之，第一次卧床服后即吐，第二次令其坐起服之则未吐，剩下 2 次每隔 2 小时服 1 次，均未吐。约 2 小时后自觉腹中一阵绞痛后即有矢气，晚上 10 点觉有便意，片刻即解出大便，腹痛骤然消失。次日晨起诸症尽除，观察 1 日，告愈出院。

按语： 本病是外科常见的急腹症，多以手术治疗为主。本例患者 2 次梗阻，皆因术后粘连引起，已形成了"手术→粘连→梗阻→手术"的恶性循环，此时能以中药打破恶性循环，使梗阻解除，避免多次手术。因患者肠道梗阻不通，而出现痛、呕、胀、闭四大症状，气血不通则痛；滞塞上逆则呕；清气不升，浊气不降，肠气积聚则胀；肠道不利则闭。肠道乃传化之府，司水谷之传送、消化、转输之职，其生理特点是泻而不藏，动而不静，降而不升，实而不满，以通降下行为顺，以滞塞上逆为病，故治法"以通为用"，取大承气汤泄热通结，行气导滞；加莱菔子、木香、青皮、陈皮行气止痛；加代赭石可重镇降逆止呕；加桃仁可活血化瘀，促进肠壁的血液循环，以改善粘连。诸药配伍，可迅速解除梗阻，恢复肠道功能，避免多次手术之弊。

案三 痛证（肝郁气滞，肝脾不和）

患者李某，女，31 岁。2018 年 3 月 26 日初诊。

主诉： 双侧少腹、胁部痛及肛门坠胀痛 2 年余。

患者因双侧少腹、胁部痛，伴肛门坠胀痛而于 2 周前在某院做肠镜检查时口服甘露醇后引起严重腹泻数次，双侧少腹及肛门坠胀痛加重而来诊。舌质黯红，苔薄白，脉细弦。

西医诊断： 肠道痉挛，肠镜检查后遗症。

中医诊断： 痛证。

辨证： 肝郁气滞，肝脾不和。

治法： 疏肝解郁，调和肝脾。

处方： 丹栀逍遥散合痛泻要方合金铃子散加减。牡丹皮 9g，炒栀子 9g，醋北柴胡 6g，当归 9g，炒白芍 9g，炒白术 10g，茯苓 10g，薄荷 6g，甘草 6g，醋延胡索 12g，川楝子 12g，防风 10g，陈皮 10g，炒白芍 10g，木香 6g，黄连 6g，生姜 6g，大枣 10g。免煎颗粒，6 剂，日 1 剂，分 3 次开水冲服。

二诊： 2018 年 4 月 2 日。药后左少腹痛减轻，腹泻止，舌质黯红，苔薄白，脉细弦。守上方 7 剂，免煎颗粒，日 1 剂，分 2 次开水冲服。

三诊： 2018 年 4 月 9 日。近来症安，少腹痛及胁痛消失，大便通畅，舌质黯红，苔薄白，脉细弦。守上方连续服 1 个月后，诸症消失，未再复发。

按语： 该患者 2 年前做了胃镜检查后发生感染，因而引起腹痛、胁痛、肛门坠痛。高教授认为该患者是由于肝郁气滞，肝脾不和出现的痛证。中医上讲"不通则痛"，治当疏肝理气，调和肝脾，肝脾之气条达畅通，则痛证即止。丹栀逍遥散疏肝理气，调和肝脾，解决主要病机，加上痛泻要方、金铃子散加减来理气止痛。复诊时腹痛减轻，三诊时腰痛消失，腹痛好转，效不更方，续服 1 个月后痊愈。

六、泄泻

案一 泄泻（肝脾不和）

患者张某，男，48 岁。2016 年 4 月 14 日就诊。

主诉： 心烦易怒，上火，大便稀薄日引 5 次，时而腹痛 2 周余。

患者 2 周前出现心烦易怒，上火，里急后重，神疲乏力，胃部、腹部时而隐痛，寐安，大便稀薄日引 5 次，为求得进一步治疗来我科就诊。现症见舌质黯红，舌体稍胖，舌边有齿痕，舌苔黄腻，脉细弦。

西医诊断： 腹泻。

中医诊断： 泄泻。

辨证： 肝脾不和。

治法： 调和肝脾。

处方： 痛泻要方合丹栀逍遥散合白头翁汤。炒白术 15g，炒白芍 15g，广陈皮 10g，北防风 12g，牡丹皮 10g，炒栀子炭 10g，醋柴胡 10g，全当归 6g，茯苓 10g，炒苍术 10g，黄芪 10g，黄连 10g，厚朴 10g，赤石脂 30g，石榴皮 20g，广桂枝 10g，地肤子 12g，白鲜皮 10g，白头翁 15g，秦皮 12g，车前草 15g，甘草 6g，薄荷 6g，饴糖 30g，姜枣引。3 剂，日 1 剂，水煎 3 次，分 3 次温服。

二诊： 2016 年 4 月 17 日。服 2 剂后，泄泻已止，效不更方，继续服用 6 剂。

5 日后来诊，泄泻、腹痛止，精神改善，心烦消失，易怒之象改善，大便改善，由原来日 5 次减少为 2 次。随后守上方 3 剂，痊愈。

按语： 高教授认为本案由脾气素虚，复因情绪变化，致升降运化失常，清浊不分，而致痛泻。治宜补脾疏肝，祛湿止泻。方选痛泻要方加味。方中白术健脾以御木乘，燥湿以止泄泻；白芍养血柔肝，缓急止痛，可"土中泻木"。脾虚易生湿，故用陈皮理气燥湿，醒脾和胃，配少量防风，四药合用，能补脾胜湿而止泻，柔肝理气而止痛，使脾健肝和，痛泻自止。再加上丹栀逍遥散（牡丹皮、炒栀子炭、醋柴胡、全当归、茯苓、赤芍、白芍、薄荷）养血健脾，疏肝清热；又用了白头翁汤（黄柏、白头翁、黄连、秦皮）治热毒痢疾。方中白头翁入血分，清热解毒，凉血止痢；黄连苦寒，清热解毒，燥湿厚肠；黄柏泻下焦湿热，连柏合用可燥湿止痢，而本患者中焦湿热过重，故去掉黄柏，秦皮归大肠经，苦寒性涩，主热痢下重。三药相合，清热解毒，凉血止痢作用较强，为热毒血痢之良方，暗合了当归建中汤（炒白芍、生姜、大枣、全当归、甘草、肉桂）之意，以温中补虚，和里缓急为主。方中重用饴糖，温补中焦，缓急止痛。辛温之桂枝温阳气，祛寒邪；酸甘之白芍养营阴，缓肝急，止腹痛。以生姜温胃散寒，大枣补脾益气。甘草益气和中，调和诸药，其中饴糖配桂枝，辛甘化阳，温中焦而补脾虚；芍药配甘草，酸甘化阴，缓肝急而止腹痛，再配以地肤子、炒苍术清热利湿，祛风止痒；车前草清热利尿，凉血解毒；赤石脂、石榴皮、黄芪涩肠止血，收湿驱虫；以上合用，里急后重、腹痛等症得以缓解。

案二 泄泻（肝胃不和，胃气上逆）

患者李某，女，58 岁。2018 年 7 月 14 日初诊。

主诉：胃脘胀痛伴腹痛、泄泻 2 日。

患者于 2 日前腹泻 1 次后出现胃脘痛，又于 1 日前食香蕉 1 根引起胃脘痛，在当地服药无效后来诊。来诊时伴腹气不畅，打不上嗝，为进一步治疗，慕名而来。现症见胃脘胀痛伴腹痛，腹气不畅、泄泻。血压 102/72mmHg。舌质黯红，苔薄白，脉细弦。

西医诊断：急性胃肠炎。

中医诊断：胃脘痛伴泄泻。

辨证：肝胃不和，胃气上逆。

治法：疏肝和胃，理气降逆。

处方：藿朴夏苓汤合痛泻要方合金铃子散加减。藿香 10g，姜半夏 10g，茯苓 10g，砂仁 10g，炒苍术 10g，炒白术 10g，木香 10g，陈皮 10g，金铃子 10g，醋延胡索 10g，炒川楝子 10g，防风 10g，炒白芍 10g，厚朴 10g，甘草 6g，生姜 6g。免煎颗粒，3 剂，日 1 剂，分 3 次开水冲服。

二诊：2018 年 7 月 17 日。服上药第 1 剂后，胃痛及腹痛即止，服用 3 剂后痊愈，今来复诊。来诊时，舌质黯红，苔薄白，脉细弦。该患者服 1 剂后即可见效，3 剂后痊愈，其效对症，为巩固治疗，守上方去延胡索、川楝子、木香，3 剂，免煎颗粒，日 1 剂，分 3 次开水冲服。

1 周后随访，上述症状未再复发，完全康复。

按语：该患者是由于肝胃不和，胃气上逆所致的胃脘痛伴泄泻。由于发病时间短，之前并没有该病史，持续时间虽已 2 日，高教授认为此为急性胃肠炎，病位在肝脾脏，治疗上以疏肝和胃，理气降逆为主。由于胃气上逆，用藿朴夏苓汤加减。藿香可芳香化湿，厚朴、姜半夏燥湿运脾，茯苓淡渗利湿于下，水道畅通，湿有去路，从而达到宣畅气机，燥湿利水之效。患者泄泻不止，运用痛泻要方。炒白术健脾补中，炒白芍柔肝缓急，陈皮理气和中，防风散肝疏脾，合而共达疏肝和胃之效。加上金铃子散，金铃子善入肝经，可疏肝气，泻肝火，延胡索辛苦而温，可行气活血，善于止痛，两者相配可使气行血畅，疼痛自止，合而共达止痛之效。高教授完全按照理法方药一步步直击病所，患者服用 1 剂则胃痛、腹痛止，3 剂即痊愈，效果优于西医治疗，完美地体现了中医治病求本的重要思想。

案三　泄泻（脾肾两虚，湿热内蕴）

患者王某，42 岁。2018 年 1 月 18 日初诊。

主诉：腹泻半年余。

半年前因出差在外吃饭，饮食不规律，引起腹泻，大便溏薄，排便缓慢，日行 3~4 次，身体日渐消瘦，曾输抗生素无明显效果。食油腻生冷食物加重，尿量中等，饮食尚可，夜寐难安，腿无抽筋，经常腰酸，腰痛，头晕视物昏花，舌质黯红，苔黄腻，脉细弦。血压 144/90mmHg。

西医诊断：肠炎。

中医诊断：泄泻。

辨证：脾肾两虚，湿热内蕴。

治法：补益脾肾，清热利湿。

处方：牡丹皮 10g，焦栀子 10g，藿香 10g，厚朴 10g，姜半夏 10g，苍术 10g，白术 10g，陈皮 6g，骨碎补 10g，炒薏苡仁 30g，威灵仙 10g，黄芩 10g，防风 10g，白芍 10g，木香 6g，夏枯草 10g，神曲 10g，甘草 6g，煅龙骨、煅牡蛎各 30g，生姜、大枣引。7 剂，日 1 剂，水煎 3 次，分 3 次温服。

二诊：2018 年 1 月 26 日。服上方后，腹泻减轻，但在外吃饭后又泻，腰痛未明显好转，寐欠佳，舌质黯红，舌体胖大，边有齿印，苔白腻，脉细弦。

处方：牡丹皮 10g，焦栀子 10g，藿香 10g，厚朴 10g，姜半夏 10g，茯苓 10g，苍术 10g，白术 10g，焦三仙（焦麦芽、焦山楂、焦神曲）10g，生薏苡仁 30g，炒薏苡仁 30g，威灵仙 10g，防风 10g，白芍 10g，陈皮 6g，川续断 10g，狗脊 10g，杜仲 10g，牛膝 10g，枸杞子 10g，甘草 6g，生姜、大枣引。3 剂，日 1 剂，水煎 3 次，分 3 次温服。

三诊：2018 年 1 月 30 日。服上方后，大便溏泻，日行 1~2 次，便前有腹痛感，腰痛有所减轻，纳可，夜寐欠安，守上方加黄连 10g，木香 6g，延胡索 10g，3 剂，以理气止痛止泻。煎法同上。

四诊：2018 年 2 月 4 日。大便溏泻已止，日行 1~2 次，纳可，夜寐佳，近日牙痛，自觉上火引起，舌质黯红，苔黄腻，上方加生石膏 30g，竹叶 10g，生麻黄 10g，赤石脂 10g，7 剂，以巩固疗效。

按语：各型泄泻有单一出现者，有合并出现者，亦有互相转化者。所以各种治法应随证灵活选用，一般而言，外邪侵袭，或饮食所伤，多属实证，治以祛邪为主。若风寒外束宜疏解，暑热宜清化，伤食宜消导，湿盛则应分利。泄泻日久，或反复发作，耗伤正气，多属虚证，治以扶正为主。脾肾阳虚宜温补，中气下陷宜升提，七情不和宜疏理，久泄不止宜固涩，泄泻初起，不可骤用补涩，以免固闭邪气，久泻不止，不可分利太过，以免重伤津液。此外，在治疗的同时，应注意饮食，避免生冷，禁食荤腥油腻等物。

七、尿频

患者黄某，男，35 岁。2008 年 11 月 17 日初诊。

主诉：尿频、尿后余沥半年。

患者半年前出现尿频、尿后余沥不适，伴腰酸困痛，早泄，阳痿，在镇平当地治疗无效而来诊，既往曾行包皮切除术，泌尿系彩超提示前列腺炎。舌质黯红，苔薄白腻，脉细沉。

西医诊断：前列腺炎。

中医诊断：尿频。

辨证：肾阴亏虚，肾精不固。

治法：补益肾阴，固精止涩。

处方：知柏合剂加减。车前子 10g，萆薢 10g，牛膝 10g，琥珀 6g，芡实 20g，金樱子 20g，川续断 10g，狗脊 10g，巴戟天 10g，肉苁蓉 10g，菟丝子 10g，枸杞子 10g，杜仲 10g，萹蓄 10g，瞿麦 10g，土茯苓 10g，甘草 10g，猪苓 10g。10 剂，日 1 剂，水煎 3 次，分 2 次温服。

二诊：2008 年 11 月 29 日。服药后诸症改善，舌质黯，舌体胖大边有齿痕，苔白腻，脉细弦。上方加减治疗 2 月余，尿频、尿后余沥控制，阳痿、早泄明显好转，无明显不适。

按语：知柏合剂为高教授临床中很常用的一个经验方，高教授在长期临床工作中总结出尿频常以虚证为主，本虚标实。高教授以此方基础加减用药治疗了诸多此类患者，临床实践和疗效显著。本案患者虚实夹杂，在知柏合剂基础上加入诸多补肾助阳之品补其不足，佐以清热利湿泻其有余，服药 10 剂，疗效显著，效不更方，加减治疗 2 月余，尿频、尿后余沥控制，阳痿、早泄好转。

八、便秘

患者韩某，女，73 岁。2008 年 12 月 4 日初诊。

主诉：大便干难解 2 年余。

患者 2 年前因痔疮行痔疮手术 3 次，术后大便难解，下坠，平素常服麻仁润肠丸、复方芦荟胶囊，病情反复，治疗效果不佳，为求进一步中医诊治特来我院门诊。现症见大便干结难解，肛门下坠，纳眠可，舌黯红苔黄腻，脉细数。既往冠心病、高血压、糖尿病病史，24 年前行胆囊切除术。3 月前行肠镜检查示：直肠、乙状结肠炎。

西医诊断：直肠炎。

中医诊断：便秘。

辨证：肝胆湿热，腑气不通。

治法：清肝利胆，通腹泻浊。

处方：降浊合剂。生大黄 3g，制大黄 3g，当归 10g，槐角 30g，槐花 30g，地榆 10g，枳壳 10g，防风 10g，赤芍、白芍各 10g，酸枣仁 10g，麻仁 10g，郁李仁 10g，黄芩 10g，沉香 10g，丹参 10g，生地黄 6g，厚朴 10g，肉苁蓉 10g，全瓜蒌 10g，南沙参、北沙参各 10g，栀子 10g，甘草 3g，琥珀 3g。10 剂，日 1 剂，水煎 3 次，分 2 次温服。

二诊：2008 年 12 月 15 日。药后大便通畅，日行大便 1~3 次，停药后大便稍不畅，口渴欲饮，舌质黯红苔腻，脉细弦。

处方：丹栀合剂。生大黄 3g，制大黄 3g，当归 20g，槐角、槐花各 30g，地榆炭 10g，枳实 10g，防风 10g，赤芍、白芍各 10g，南沙参、北沙参各 30g，麦冬 20g，生地黄 12g，玄参 10g，肉苁蓉 10g，柏子仁 10g，炒酸枣仁 10g，琥珀 3g，煅龙骨、煅牡蛎各 30g，薏苡仁 10g，珍珠母 30g，甘草 3g，桔梗 10g。10 剂，日 1 剂，水煎 3 次，分 2 次温服。

三诊：2018 年 12 月 26 日。上方服用后大便通畅，守方加减治疗 3 月余，大便保持通畅，诸症好转。

按语：患者大便干难解 2 年余，乃邪热结聚肝胆，脾运失司，肠道燥结所致。首诊以降浊合剂为基础方，配伍泄热滋阴降气、清热凉血解毒、活血润肠通便之品，以攻邪实为主，服药 10 剂而大便保持通畅，停药后大便稍不畅，次诊考虑患者阴虚之本，方以滋阴清热为主，以丹栀合剂为基础方加减治疗顾护其阴，药后大便畅快，继服 3 月，大便干、难解消除，诸症好转。

九、瘰疬

案一 瘰疬（肝郁气滞，气郁化火，湿热内蕴）

患者曹某，女，19岁。2018年1月23日初诊。

主诉： 右侧腋窝下淋巴结肿大如核桃，伴疼痛半年余。

患者于半年前右侧腋下生一淋巴结，呈梭状迅速生长，现如核桃大，伴触痛难忍，头面及颈背部生痤疮，密集散在，又痒又疼，到某三甲医院外科诊治，医生要求立即手术切除并行切片病检。患者及家属拒绝手术而来求中医治疗。现右侧腋下淋巴结肿大如核桃且坚硬，触痛明显。舌质黯红，舌尖边红绛，苔白腻，脉细弦。尿常规阴性，尿微量白蛋白14.32mg/L。血常规阴性。

西医诊断： 右侧淋巴结炎。

中医诊断： 瘰疬。

辨证： 肝郁气滞，气郁化火，湿热内蕴。

治法： 疏肝解郁，清热降火，除湿解毒。

处方： 牡丹皮15g，生栀子10g，醋柴胡10g，当归10g，白芍10g，炒白术10g，茯苓10g，薄荷6g，甘草6g，地肤子10g，白鲜皮10g，蒲公英10g，板蓝根10g，金银花10g，连翘10g。7剂，日1剂，水煎3次，分3次温服。

另予白龙液（内含明矾、冰片、樟脑）500mL，外擦局部，每日3次。

二诊： 2018年1月30日。右侧腋下淋巴结肿痛明显消失，淋巴结缩小，变软，有消散之象，痤疮亦有明显改善。

效不更方，守上方7剂。白龙液继续外擦局部。

三诊： 2018年2月10日。腋窝下淋巴结肿大已完全消失，痤疮亦渐渐消退。舌质黯红苔薄黄，脉细弦。

守上方15剂以巩固疗效。

连续治疗1个月，29剂中药加白龙液外用，使即将手术治疗的腋窝下淋巴结肿大完全告愈。患者及其母亲非常高兴而再三感谢！

按语： 此案辨证正确，治法合理，用药得当，内服外用，效如桴鼓，运用中医中药治疗使患者避免了一次创伤性手术。究其病因，患者正值青春期女孩，素有内分泌紊乱，在校食辛辣刺激食物，引起湿热内蕴而热毒内生，形成腋窝淋巴结肿大，头面颈背痤疮丛生。其虽是西医学生，但也相信中医，而不愿手术切除，引起瘢痕事小，若湿热内蕴、体质不除，完全有可能右侧切除后，左侧又生出，反复手术，也解决不了湿热内毒性体质。此案是中西医不同观点和不同治法的典型案例。

案二 癥瘕（气滞血瘀，肝肾亏虚）

患者李某，男，76 岁。2018 年 1 月 20 日初诊。

主诉： 右胁痛伴腰痛 1 年余。

患者 1 年前出现右胁痛伴腰痛。B 超检查显示右肾囊肿，有 10mm×8mm 的异常暗区，肝、胆、脾、胰均正常。为求得进一步治疗，慕名来我科就诊。现症见右胁痛伴腰痛，血压偏高，夜尿频，大便可，纳寐均可。舌质黯红，苔黄，脉细弦。

西医诊断： 右肾囊肿，胆囊炎。

中医诊断： 癥瘕，积聚。

辨证： 气滞血瘀，肝肾亏虚。

治法： 理气化瘀，补益肝肾。

处方： 丹栀逍遥散加减。牡丹皮 10g，炒栀子 10g，醋柴胡 10g，当归 10g，炒白芍 10g，炒白术 10g，茯苓 10g，薄荷 6g，三棱 10g，蓬莪术 10g，山茱萸 10g，夏枯草 10g，生甘草 6g。7 剂，日 1 剂，水煎 3 次，分 3 次温服。

二诊： 2018 年 2 月 5 日。药后右胁痛、腰痛好转许多。检查 B 超显示：右肾囊肿缩小为 8mm×7mm 的异常暗区，唯夜尿频尚存，舌质黯红，苔薄黄腻，脉细弦。效不更方，15 剂。

三诊： 2018 年 4 月 11 日。药后诸症明显改善，胁痛消失，腰痛改善，舌质黯红，苔薄白腻，脉细弦。2018 年 4 月 10 日复查 B 超显示右肾囊肿已消失。守上方再进 7 剂，巩固治疗而善后。

经 29 剂中药治疗后，右肾囊肿完全消失而告愈。

按语： 癥瘕、积聚当与水气病和鼓胀相鉴别，《金匮要略·水气病脉证并治》谓："肾水者，其腹大，脐肿腰痛，不得溺。"《医门法律》："凡有癥瘕、积块、痞块，即是胀病之根，日积月累，腹大如箕，腹大如瓮，是名单腹胀。"本案素体肝气郁结，常有心烦易怒，郁久成积，渐渐形成癥瘕——右肾囊肿，引起右肾区胀痛不舒，但无腹大如鼓，虽有腰痛但无肢肿。故此证当与水气病和鼓胀相鉴别。证属肝郁气滞，气滞血瘀。故治以丹栀逍遥散疏肝解郁，加三棱、莪术以活血破瘀，夏枯草清泄肝火，且可软坚散结，因年老体弱，肝肾亏损而加山茱萸补益肝肾，诸药共奏疏肝解郁，活血破瘀，软坚散结，补益肝肾之功，辨证正确，治则合法，疗效显著，使 10mm×8mm 的右肾囊肿，通过 29 剂中药，1 月病除告愈。患者非常高兴而感谢万分。

十、崩漏

案一 崩漏（肝郁气滞，冲任失调）

患者乔某，女，40 岁。2017 年 8 月 26 日初诊。

主诉：患者月经量多半年余，遂致淋漓不止，持续 2 周之久，时多时少，劳累后甚多，颜色鲜红伴有血块，头晕目眩，胸闷气短乏力，自觉全身阵发性烘热汗出，两手至肘麻木，胃纳不佳，少腹空疼，腰酸疼，下肢浮肿，面色不佳，舌淡苔薄，脉沉细无力。B 超检查有子宫肌瘤，曾用止血药，效果不佳故来我院治疗。

西医诊断：子宫肌瘤。

中医诊断：崩漏，癥瘕。

辨证：肝郁气滞，冲任失调。

治法：疏肝理气，调理冲任。

处方：丹栀逍遥散合藤艾乌药散加减。牡丹皮 10g，焦栀子 10g，柴胡 10g，当归 10g，白芍 10g，白术 10g，茯苓 10g，薄荷 10g，海螵蛸 10g，荷叶炭 30g，煅龙骨 10g，煅牡蛎 10g，仙鹤草 10g，棕榈炭 10g，三七粉 10g，阿胶 10g，艾叶炭 10g，熟地黄 10g，川芎 10g，黄芪 10g，大枣 10g，甘草 6g。7 剂，日 1 剂，水煎 3 次，分 2 次温服。

二诊：2017 年 9 月 3 日。服用上方后，经色鲜红，量明显减少，头晕好转，烘热汗出有改善，纳食有所好转，下腹有时作痛，舌质淡苔薄白，脉沉细缓。

处方：牡丹皮 10g，焦栀子 10g，柴胡 10g，当归 10g，白芍 10g，白术 10g，茯苓 10g，薄荷 10g，海螵蛸 10g，荷叶 10g，煅龙骨 30g，煅牡蛎 30g，仙鹤草、棕榈炭、三七粉各 3g，阿胶 10g，艾叶炭 10g，熟地黄 10g，川芎 10g，黄芪 15g，大枣 10g，炙甘草 10g，吴茱萸 10g，杜仲 10g，牛膝 10g，赤芍 10g。7 剂，日 1 剂，水煎 3 次，分 2 次温服。

三诊：2017 年 9 月 11 日。服上方后，四肢麻木、腰酸痛明显好转，少腹痛减轻，月经已止，守上方再服 7 剂，月经已到期。

四诊：2017 年 9 月 19 日。月经来 5 日即止，血量血色均正常，经期无腹痛腰酸，水肿已消。服炒荷叶 15g，海螵蛸 30g 巩固疗效。

按语：张洁古谓"崩者倏然暴下也，漏者淋漓不断也"。崩，出血量多而急；漏，出血量少而缓。两者在病程中可相互转化，有时难以截然区分。临床以血热、气虚、血瘀为常见病机。血热治宜清热凉血为主，血瘀当活血祛瘀为主，气虚宜补气摄血为主，并根据不同的兼证在治法上加减。

有时因剧烈运动，冲任损伤，遂致经漏，为气血虚损，以补气血，固摄冲任为主。有时因中气不足，气虚下陷，治以补中益气，多用龙骨、牡蛎、阿胶、吴茱萸以健脾固摄冲任，治疗中注意加减。有时因阴虚所致，治宜滋阴清热，安神调经，着重调肝清热、固涩。肝经郁热出现的出血，显然是冲任受热所扰，故以清肝疏肝之法，方以丹栀逍遥散为主，止血药以炒炭为多。有时因经前饮冷水致经血不止，并有血块，治宜补血温经，祛瘀止血之法，以温养经血等综合治疗。

本案崩漏，主要为子宫肌瘤出血不止，导致肝脾亏损，出现气血两虚，肝郁气滞。脾阳虚不能摄水，故见下肢浮肿；脾虚失运而纳食减少；脾虚不能统摄血液，而致血不循经，故月经量多；肾精亏损而致腰酸腹痛。当以疏肝理气、健脾补肝，兼消癥瘕而达消瘤止血。一诊方中茯苓、白术健脾，柴胡、白芍疏肝，艾叶炭、海螵蛸、棕榈炭、仙鹤草、三七粉、煅龙骨、煅牡蛎收敛止血，当归、川芎、黄芪有补血补气之功。二诊在上方基础上加吴茱萸、杜仲、牛膝、赤芍以温补肾阳，养血补血。

案二　崩漏（阴虚血热，冲任失调）

患者郭某，女，42岁。2017年11月8日初诊。

主诉：月经量多、经期长10余年。

患者10年前出现月经紊乱，经期延长，月经量多，在油田医院以激素类药物控制，2015年曾做B超示子宫肌瘤并行手术治疗，未有明显效果。每次月经时伴有头痛、发热，甚至眩晕、流鼻血等症状，多次出现崩漏大出血甚至晕厥。曾因绝望而自立遗嘱。首诊时月经已11日，经针灸后第二日月经停止。第二月复来针灸，情况同前。嘱年后以针灸配合汤药综合调理，以月经前后各一周为一疗程。刻下症见患者经量多，身灼热，困痛乏力，饮纳可，二便正常。舌淡红少苔，脉细弱。

西医诊断：功能性子宫出血，子宫肌瘤。

中医诊断：崩漏。

辨证：阴虚血热，冲任失调。

治法：补血凉血，调理冲任。

处方：当归15g，川芎15g，白芍15g，生地黄15g，黄芩8g，黄连6g，知母8g，黄柏9g，女贞子15g，墨旱莲15g。6剂，日1剂，取水800mL，煎取300mL，分早晚2次服。

针灸以任脉及脾经穴位为主。取关元、中极、水道、归来、子宫穴、足三里、三阴交、公孙、隐白。留针 30 分钟，日 1 次。

二诊： 2017 年 11 月 15 日。患者上月月经未至，本月经期正常，经前两天带下褐色，今日腹痛下血，先予针灸治疗，取穴同前。

处方： 炙龟甲 15g，白芍 10g，黄芩 10g，黄柏 12g，香附 15g，白及 10g，地榆 10g，西洋参 10g。免煎颗粒，3 剂，日 1 剂，分 3 次开水冲服。

因药房缺药，嘱患者自备鲜椿树根皮 3 两，分 3 次入药用。

患者服药后，自 4 月至 9 月月经完全正常。

按语： 崩漏是妇科中较为复杂的疾病，不仅出血量多损耗真气，兼变症亦多。本病例有头痛、眩晕、发热、流鼻血，虽症状多而危重，但证型单一，舌脉及体征都提示阴虚血热，治疗时对证下药则可。针灸以健脾固经缓解症状，汤药以芩连四物汤清热补血。四物汤是补血圣药，加黄芩、黄连则反转药性，逆转病症，高主任在此处虽非反佐之法，"医者，意也"，平衡之道，要信手拈来。知母、黄柏清下逐邪，女贞子、墨旱莲养阴精补肝肾。一诊用药施针后患者病情就有好转，所以复诊予以治疗阴虚血热崩漏之固经汤，加白及、地榆以止血，西洋参补气。芩连四物汤与固经汤都能治阴虚血热之崩漏，前者重在补血凉血，后者重在行气理血。

案三 崩漏（肝肾亏虚，冲任失调，湿热内蕴）

患者范某，女，28 岁。2017 年 6 月 10 日初诊。

主诉： 月经量多、错后伴淋漓不净 2 年余，加重 1 周。

现月经量多、错后伴淋漓不净，舌淡红，苔黄腻，脉弦细。

西医诊断： 功能性子宫出血。

中医诊断： 崩漏。

辨证： 肝肾亏虚，冲任失调，湿热内蕴。

治法： 补益肝肾，调理冲任，清利湿热。

处方： 丹栀逍遥散加减。牡丹皮 7g，栀子 7g，北柴胡 7g，白芍 8g，炒苍术 10g，炒白术 10g，茯苓 10g，薄荷 6g，生甘草 6g，荷叶 10g，煅龙骨 30g，煅牡蛎 30g，煅海螵蛸 30g，姜厚朴 10g，陈皮 6g，醋香附 10g，生姜 6g，大枣 6g。7 剂，免煎颗粒，日 1 剂，分 2 次开水冲服。

自此患者分别于 2017 年 6 月 17 日、2017 年 6 月 24 日、2017 年 7 月 1 日二、三、四次就诊，患者腹坠、头晕、乏力诸症均较前改善，唯诉多梦。以上免煎颗粒连服 28 剂，告知其下次月经以第 1 日为始以第 21 日终，根据症状继续服用中药调理，连服 3 个周期后月经已完全正常。

按语： 该患者运用丹栀逍遥散加减治疗出血过多且淋漓不净之崩漏。因其小腹坠胀，所以加用厚朴、陈皮、醋香附以行气消胀。为何同一剂药需连服 28 日？为何患者服药后会多梦？缘于 28 日为一月经周期。"肝藏血、肾生髓"，患者属于肝肾亏虚证，经过调理，使元神之府气血充盈，脑脉通畅方有做梦之症。崩漏虚证多而实证少，热者多而寒者少，但"即使是火，亦是虚火，非实火可比"。崩漏有以崩为主的，有以漏为主的，或崩与漏交替出现，久崩为虚，久漏多瘀，"崩为漏之甚，漏为崩之渐"，有时崩可转漏，漏可成崩。理论上讲由于崩漏发病缓急不同，治疗本着"急则治其标，缓则治其本"的原则，灵活掌握塞流、澄源、复旧三法。这三法又密切相关，塞流需澄源，澄源当固本。治崩宜升提固涩，不宜辛温行血，治漏宜养血理气，不可偏于固涩。治疗应用逍遥散疏肝养肝，加上牡丹皮、栀子清热，共同达到止漏、调理冲任之功。

案四　崩漏（肝肾亏损，冲任失调，血不归经）

患者张某，女，38 岁。2010 年 11 月 2 日初诊。

主诉： 子宫大出血，崩漏淋漓不净 1 月余。

患者于 1 月前出现子宫出血，量大、淋漓不止，伴双下肢水肿，失眠多梦，尿少，先在外院治疗无效而来求治。

既往史： 2006 年患红斑狼疮并狼疮性肾炎，在某院经激素（强的松 60mg/d）、雷公藤多苷、潘生丁等治疗，狼疮性肾炎有所控制，蛋白尿转阴，但出现子宫大量出血，曾在某院做清宫术仍出血不止而来求治。舌质黯红苔白腻，脉细弦。

西医诊断： 狼疮性肾炎合并子宫内膜异位症（子宫出血）。

中医诊断： 崩漏。

辨证： 肝肾亏损，冲任失调，血不归经。

治法： 补益肝肾，调理冲任，引血归经，塞流澄源。

处方： 当归 10g，荷叶炭 10g，煅海螵蛸 30g，煅龙骨、煅牡蛎各 30g，三七粉 2g，棕榈炭 10g，仙鹤草 10g，阿胶 6g，艾叶炭 10g，茜草 10g，黄芪 10g，甘草 3g，红枣 10g。7 剂，免煎颗粒，日 1 剂，分 2 次开水冲服。

二诊： 2010 年 11 月 9 日。自诉服上方 3 剂子宫出血止，感觉良好，纳佳，口干，寐欠安，舌质黯红苔薄白，脉细弦。血压 150/80mmHg。

处方： 牡丹皮 10g，炒栀子 10g，柴胡 10g，炒白芍 10g，当归 12g，荷叶 6g，煅海螵蛸 10g，炒阿胶 6g（烊化），艾叶炭 6g，女贞子 12g，旱莲草 12g，制香附 12g，炒酸枣仁 10g，甘草 6g。7 剂，日 1 剂，水煎 3 次，分 3 次温服。

三诊：2010 年 11 月 16 日。药后症安，唯时而小腿轻度浮肿。查尿常规阴性。尿微量白蛋白 64.07mg/L。舌质黯红，苔薄白，脉细弦。守上方加生薏苡仁、炒薏苡仁各 20g，蝉蜕 6g。7 剂，日 1 剂，水煎 3 次，分 3 次温服。

四诊：2010 年 11 月 30 日。症情稳定，子宫出血已止，本次月经量少色正，无任何不适，纳寐二便如常，舌质黯红，苔薄白，脉细弦。守上方稍加出入。服用 3 个月经周期，子宫出血未发，除有经前轻度疼痛外，月经基本正常，无任何不适。追访 6 年未发。

按语：本案因狼疮性肾炎经系统治疗控制后引起子宫内膜异位而大出血不止。仲景《金匮要略》曰："妇人有漏下者，有半产后因续下血不绝者，有妊娠下血者，假令妊娠腹中痛，为胞阻，胶艾汤主之。"这段经文提示胶艾汤不论平时的崩中漏下，或者胎前产后淋漓不止，只要病机为冲任虚损，阴气不守者，用之皆可。本案因治疗"狼肾"用激素及免疫抑制剂 4 年余，耗伤肾阴，损及冲任，固证属肝肾亏损，冲任失调，治以补益肝肾，调理冲任，可达塞流澄源佳效。方选《金匮》胶艾汤加味。仅 3 剂药即获良效，继之调理肝肾冲任巩固 3 个月经周期而告痊愈。

案五 崩漏（肝经气滞，冲任失调，兼肝寒头痛）

患者张某，女，38 岁。2012 年 3 月 5 日初诊。

主诉：月经提前，出血量大，伴乳胀 3 月余。

患者于 3 个月前因劳累而引起月经不调，出血量大，近 2 周淋漓不止，伴头痛，恶心，失眠，乳胀，腰痛，手足凉 3 月余而来诊。舌质黯红，苔薄白，脉沉细。

西医诊断：内分泌失调。

中医诊断：崩漏。

辨证：肝经气滞，冲任失调，兼肝寒头痛。

治法：疏肝理气，调理冲任，佐温肝散寒。

处方：柴胡 10g，白芍 10g，当归 10g，茯苓 10g，白术 10g，煅海螵蛸 30g，荷叶炭 20g，煅龙骨、煅牡蛎各 30g，阿胶 6g，艾叶炭 10g，吴茱萸 10g，党参 10g，生姜 10g，红枣 10g，炙甘草 10g。7 剂，免煎颗粒，日 1 剂，分 2 次开水冲服。

二诊：2012 年 3 月 10 日。药后经血已止，头痛恶心消失，失眠改善，唯腰痛尚存。舌质黯红，苔薄白，脉沉细。血压 110/75mmHg。守上方，免煎颗粒，7 剂，日 1 剂，分 2 次温服。

三诊： 2012 年 3 月 17 日。诸症均明显改善，未复发，自觉良好。舌质黯红苔薄白，脉沉细。守上方，免煎颗粒，7 剂，日 1 剂，分 2 次开水冲服。巩固疗效而愈。

追访至今未发。

按语： 本案长期月经先期，素体肝郁气滞，常经前乳胀心烦易怒，加上劳累后感受风寒，引起肝经气滞，冲任失调，兼以肝寒头痛而崩漏不止，此时当疏肝理气，温肝散寒的基础上调理冲任，方选逍遥散以疏肝理气，吴茱萸汤以温肝散寒，胶艾汤加荷乌龙牡汤以调理冲任，温经止崩。辨证合理，治法得当，选方正确，用药稳妥，故而药后 7 剂崩漏止，14 剂诸症消，21 剂痊愈。且身体素质增强，追访 3 年未发。

案六　崩漏（肝肾亏损，冲任不固，湿热内蕴）

患者吕某，女，37 岁。2017 年 6 月 13 日初诊。

主诉： 月经淋漓不净 3 月余。

现病史： 患者 3 月前因意外怀孕在家自服用药物流产后开始出现月经淋漓不净，量少，流产较干净。10 余日前，患者月经来临，出血量较多，且淋漓不净，伴外阴瘙痒，曾在外院诊断为霉菌性阴道炎，伴心烦易怒，抑郁不悦，面色萎黄，白带多，色红，小腹胀，小腿抽筋明显。失眠，纳呆，大便干，日 1 次，尿量中等，夜尿 1 次。舌黯，苔黄腻，脉细弦。

西医诊断： 功能失调性子宫出血。

中医诊断： 崩漏。

辨证： 肝肾亏损，冲任不固，湿热内蕴。

治法： 补益肝肾，调理冲任，清利湿热。

处方： 丹栀逍遥散加减。牡丹皮 6g，炒栀子 6g，醋柴胡 10g，当归 10g，炒白芍 10g，炒苍术 10g，炒白术 10g，茯苓 10g，薄荷 5g，荷叶 10g，煅龙骨 30g，煅牡蛎 30g，煅海螵蛸 30g，白薇 10g，败酱草 10g，鸡冠花 15g，贯众 10g，乌药 10g，乌梅 10g，黄芪 15g，炒酸枣仁 15g，地肤子 12g，甘草 6g，姜枣引。3 剂，日 1 剂，水煎 3 次，分 3 次温服。

二诊： 2017 年 6 月 17 日。月经已经干净，仍有皮肤痒，心烦，白带等肝郁气滞有热之象，疗效显著，仍予原方再服 3 剂。

三诊： 2017 年 6 月 20 日。诸症均较前好转，唯血压偏低，肤痒未完全改善，加用参麦饮（党参 15g，麦冬 10g，五味子 12g）以补气养阴，应用地肤子、白鲜皮止痒。

处方：牡丹皮 10g，炒栀子 10g，醋柴胡 10g，当归 10g，炒白芍 10g，炒白术 10g，茯神木 10g，薄荷 6g，炙甘草 10g，黄芪 30g，党参 15g，麦冬 10g，五味子 12g，地肤子 10g，白鲜皮 10g。7 剂，日 1 剂，水煎 3 次，分 3 次温服。3 周后随诊病情均改善。

按语：《诸病源候论·崩中漏下候》指出："冲任之脉虚损，不能制约其经血，故血非时而下。"《圣济总录》亦说："夫冲任之脉，所至有时，非时而下，犹器之津泄，故谓之漏下。"《景岳全书·妇人规》云："崩漏不止，经乱之甚也。"这些论述明确指出了崩漏属月经病范围。冲任二脉损伤是最重要的发病机理。无论脏腑功能失调或者血气失调，往往直接或间接地损伤冲任，使胞宫、胞脉、胞络发生病理性改变。该患者自行药物流产，失血较多则面部萎黄，失血较久伤及肝肾，"肝主疏泄气机"故情志不畅，郁久化热则心烦易怒，抑郁不悦，白带色红、阴部瘙痒、舌黯、苔黄腻、脉细弦均为肝肾亏虚，冲任失调兼湿热下注之象。丹栀逍遥散其优点在于以疏肝养血名方逍遥散加用清血中伏火之牡丹皮及善清肝热之栀子而成。柴胡疏肝解郁，能使肝气条达，白芍酸苦敛阴，养血柔肝。当归养血和血，且气香可理气，为血中之气药，归芍与柴胡同用，补肝体而助肝阴，使血和则肝和，血虚则肝柔，木郁则土衰，肝病易传脾，故以白术、茯苓、甘草健脾益气，使营血生化有源，且能健脾燥湿。小量薄荷疏散郁遏之气，透达肝经郁热，生姜辛散达郁。加用牡丹皮、栀子清热。加用炒苍术增强健脾化湿止带之功，加用茯神木、炒酸枣仁安神助眠，荷叶、煅龙骨、煅牡蛎、煅海螵蛸四者名为荷乌龙牡汤，均打碎炒黄另包，有收敛固涩、调理冲任之功，白薇、败酱草、贯众对湿热型带下有清热解毒止带之效，鸡冠花、苍术、白术对脾虚带下效佳。黄芪、当归益气补血，使气行血行，益气摄血，地肤子缓解皮肤瘙痒。乌药、乌梅合为二乌汤，有理气滋阴之效，现代研究发现柴胡与二乌汤合用有消炎之功，可用来治疗尿路感染等。合而用之，使肝郁得舒，血虚得养。

十一、闭经

患者彭某，女，46 岁。2009 年 10 月 24 日初诊。

主诉：月经半年未至。

患者平素月经量少，自幼身体素质差，有强直性脊柱炎病史 30 余年，常诱发虹膜炎，近半年月经未至，经朋友介绍前来诊治。现症见夜眠差，心烦，饮纳可，二便尚可。舌红，脉弦细涩。

西医诊断：月经紊乱。

中医诊断：闭经。

辨证：肝郁脾虚，肾虚火旺，血行瘀滞。

治法：疏肝健脾，滋阴泻火，活血通络。

处方：牡丹皮 8g，栀子 8g，当归 12g，醋北柴胡 8g，茯神 12g，白芍 10g，炒白术 10g，薄荷 6g，甘草 6g，酸枣仁 15g，柏子仁 12g，益母草 30g，醋香附 30g，鸡血藤 30g，续断 10g，红花 6g，珍珠母 30g。共 3 剂，取水 1000mL，煎取汁 450mL，分早晚 3 次服用。

针灸以腹针取穴及脾经穴位为主。取天地针、腹四关针、大赫（腹针效验点）、足三里、三阴交、太溪。留针 30 分钟，日 1 次。神阙行脐灸 1 柱。

患者针 1 次、服药 1 剂月经即至，当月月经两至，此后月经恢复正常。

按语：妇科病以月经病为重，月经病以肝脾不调为重，表现为月经异常及情志不舒、身体或虚损或滞满。以逍遥散为底方调和肝脾，针灸取腹针调肝脾为捷径，配合体针三阴交、太溪通肾气。本例为经闭，故用益母草、鸡血藤、香附、红花行气化瘀通经。

十二、产后身痛

患者李某，女，27 岁。2016 年 8 月 15 日初诊。

主诉：小产后身体不适 4 月余。

今年 4 月流产后腰困，背痛，脚凉，畏寒，周身憋胀。神疲乏力，夜难寐，梦多眠差，纳食一般，大便尚调。平素易发口疮。舌质黯红，苔白，脉细弦。

西医诊断：风湿病。

中医诊断：产后身痛。

辨证：太阴、少阳合病，寒滞营卫。

治法：温经解表，调和营卫。

处方：麻黄细辛附子汤合桂枝加附子汤加减。生麻黄 5g，制附子 6g，细辛 3g，桂枝 6g，赤芍 10g，生甘草 3g。7 剂，日 1 剂，水煎 3 次，分 2 次温服。

二诊：2016 年 8 月 22 日。服上药后，腰痛、背痛明显好转，畏寒减轻，脚凉转温且微有汗出，脐周潮湿，自觉有物自内渗出。舌质黯红，舌苔薄白腻，脉细弦缓。证属太少合病，寒滞营卫，兼有湿阻。治以温经解表，调和营卫，兼化湿邪。继用麻黄细辛附子汤合桂枝加附子汤加减，上方去生甘草，加生苍术 10g，黄芩 10g。7 剂，日 1 剂，水煎 3 次，分 2 次温服。药后诸症悉无，痊愈。

按语：该患者周身不适，见症颇杂，似无从下手。抓住畏寒、足冷，从寒邪着眼，以麻黄细辛附子汤合桂枝加附子汤温通周身气血为先，复诊守方兼化湿邪。服药 14 剂，全身不适 4 月的症状消失。患者病起于小产后，张景岳论"下胎断产本非仁者之事，然亦有不得已而为之者"。古人用药以水银、虻虫、水蛭之属；现代人多用手术、西药来终止妊娠。凡此诸法，不唯伤胎，且伤母矣。小产后，最易损伤母体的冲、任二脉，而这种损伤，非普通的伤损气血、脏腑可比。故前人告诫"半产，不可轻视，将养十倍于正产也"。首诊辨证，以小产后，阳气虚羸，寒邪留滞于经络，致周身阳气流通障碍，而有腰困、背痛、脚凉、畏寒、周身憋胀之感。神疲乏力、入夜难寐皆阳气不展之故。治以温通太少，调和营卫为先。方用麻黄附子细辛汤合桂枝加附子汤加减。复诊时诸症减轻，随阳气通达一分，则寒邪退却一分。脚凉转温且有微微汗出，脐周亦有湿物渗出感，苔由白转为薄腻，脉兼缓象。此若东北酷寒之地，是冬则水冰地坼，万物刚强；至春得阳气温煦，冰融成水，水润湿土，此热蒸寒化之象。人受气于天地，寒化之后，自有湿现。故继用前方并佐苍术、黄芩祛湿为法。7 剂之后，阳气复，营卫调，湿气化。

麻黄细辛附子汤见于《伤寒论》第 301 条："少阴病，始得之，反发热，脉沉者，麻黄细辛附子汤主之。"《伤寒论》是以治疗外感病的思维构建的，而该患者显然非外感病，那么将此方用于内伤病，该从何立论？从外感立论，此方以温经解表为旨；从内伤立论，该方则以温通太少为法。如何体现是温通而非解表？剂量。原方麻黄、细辛均 2 两，附子 1 枚。而高教授活用于内伤病之后，麻黄细辛附子汤已非原方，麻黄、细辛均为 3g，附子 9g。因为本案患者非外感表证，就不需要用大剂来解表，只取小剂以温通为意。桂枝加附子汤见于《伤寒论》第 20 条："太阳病，发汗，遂漏不止，其人恶风，小便难，四肢微急，难以屈伸者，桂枝加附子汤主之。"桂枝加附子汤于此处同样由治外感的"扶阳解表"之剂，活用为治内伤的"扶阳气、调营卫"之品。综合患者的症状，似乎更多地表现为肢体经络、营卫的阳气不畅。原文治"汗漏不止"，而此处与麻黄细辛附子汤合方。或问，"汗漏不止"可用麻黄？答：不可用，依刘渡舟先生之说，"桂枝加附子汤与麻黄附子细辛汤证的区别，则是在于汗之有无"。可见，两方一是治有汗，一是治无汗。然此案患者并无"汗漏不止"或"无汗"的表现，而上述的有汗和无汗仅适用于从外感立论时。复诊去甘草加苍术、黄芩，均为祛湿而设。去甘草，恐其助湿。加苍术、黄芩者，盖因此湿尚无确凿之据，辨其属寒属热。临证之时，寒热并用是符合临床的。王好古在《东垣先生此事难知》中写道："麻黄附子细辛汤，体沉加防己、苍术，乃胜湿也。"防己性寒，苍术性温，此案之中，但以黄芩易防己而已。外感、内伤之辨，当存乎方士之心。对于经方体系的运用，辨清外感、内伤为第一要务。

十三、郁证

案一 郁证（肝气郁结，肝肾亏损，湿热下注）

患者余某，女，47岁。2017年12月25日初诊。

主诉：烘热汗出、心烦易怒2月余。

2月前因情志不遂后暴怒，继而出现面红潮热，汗出，心烦失眠，月经不调，月经量少，经前乳房胀痛明显，纳差，腹胀，多处诊治均初服药有效，继则乏效。

现症见面色潮红，心情抑郁，言语冲动，家人代诉爱发脾气，一言不合则大吵大闹，汗出，心烦失眠，月经不调，月经量少，经前乳房胀痛明显，带下异味，色稍黄，纳差，腹胀，小便正常，大便稍干。舌红，苔白，舌根黄腻，脉弦，尺脉弱。

西医诊断：更年期综合征。

中医诊断：郁证。

辨证：肝气郁结，肝肾亏损，冲任失调，湿热下注。

治法：疏肝健脾，补益肝肾，调理冲任，清利湿热。

处方：丹栀逍遥散加减。牡丹皮10g，栀子10g，当归10g，白芍10g，炒白术10g，茯苓10g，薄荷6g，败酱草15g，香附10g，益母草30g，鸡血藤15g，龙骨30g，牡蛎30g，白薇10g，柴胡12g。免煎颗粒，7剂，日1剂，分2次开水冲服。

复诊时患者面露笑颜，自诉易怒现象明显好转，家属代诉吵架少了，遂守上方加减服用2月余，诸症均消，月经正常。

按语：更年期综合征是妇女绝经前后出现的一系列因性激素减少导致的症状。临床表现为潮热、潮红、出汗、月经变化、性情变化、心理变化等。随着社会经济水平的提高，物质生活的丰富，此类患者越来越多，西医在治疗上无特效疗法，以心理疏导、补充性激素等治疗为主。中医虽然无更年期综合征病名，但早有郁证的记载，其中描述的症状与现今更年期综合征有相似之处。元·王安道在《医经溯洄集·五郁论》中说："凡病之起也，多由乎郁，郁者，滞而不通之义。"《丹溪心法·六郁》中提出："气血冲和，万病不生，一有怫郁，诸病生焉，故人身诸病，多生于郁。"由此可见郁证多因情志不遂，伤及肝脾而发病。

方中柴胡、薄荷辛散能疏泄肝胆，性凉而不生热，牡丹皮、栀子清泄肝经郁热，当归、白芍养血补血，茯苓、白术健脾以缓肝木乘土，龙骨重镇安神，牡蛎味咸、平，主惊、怒气，女子带下赤白，杀邪鬼，延年，与龙骨合用以平肝安神，带下色黄有异味加败酱草以清热解毒，白薇敛汗以清虚热，香附血中之气药，善行气活血助柴胡、薄荷以散郁结，尺脉弱为肝肾不足之象，年过半百则肾气自衰，男子以精为用，女子以气血为用，故加鸡血藤以补血活血，益母草活血调经。因此在治疗中抓住愤怒而发病这一关键因素，守方服用逍遥散以获全效。"有内必形诸外"，高教授在治疗该患者过程中既注意到了发病的诱因为情志不畅，又抓住年过半百肾气自衰、女子以气血为养的疾病本质，进而使患者面露欢颜。

案二　郁证（肝肾不足，冲任失调）

患者刘某，女，50 岁。2011 年 5 月 30 日初诊。

主诉：烘热半年余，汗出 1 月余。

患者半年前出现烘热不适，近 1 月来出现出汗不适，伴心烦，纳少，睡眠尚可，停经 2 月有余，二便可，舌质黯红苔薄白，脉细弦。

西医诊断：更年期综合征。

中医诊断：郁证。

辨证：肝肾不足，冲任失调。

治法：补益肝肾，调理冲任。

处方：丹栀合剂加减。赤芍、白芍各 12g，当归 10g，茯苓 12g，白术 12g，薄荷 6g，香附 30g，益母草 18g，荷叶 10g，鸡血藤 30g，琥珀 6g，地骨皮 18g，煅龙骨、煅牡蛎各 30g，珍珠母 30g，炒酸枣仁 12g，柏子仁 12g，川续断 10g，狗脊 10g，淫羊藿 10g，炙甘草 6g，生姜 3 片，大枣 6g。7 剂，日 1 剂，水煎 3 次，分 2 次温服。

二诊：2011 年 6 月 8 日。药后烘热汗出基本消失，偶有胃中不适，睡眠一般，二便可，舌质黯苔薄白，脉细。

处方：丹栀合剂加减。柴胡 10g，赤芍、白芍各 10g，当归 10g，茯苓 12g，白术 12g，薄荷 6g，香附 30g，益母草 18g，鸡血藤 30g，川续断 10g，川芎 10g，熟地黄 10g，桃仁 10g，红花 10g，狗脊 10g，地骨皮 18g，牛膝 10g，生姜 3 片，大枣 6g。7 剂，日 1 剂，水煎 3 次，分 2 次温服。

三诊：2011 年 6 月 18 日。近来烘热汗出好转，纳眠可，但停药后偶有烘热，自觉症状已较前明显减轻，舌质黯苔薄白，脉细弦。

处方：丹栀合剂加减。赤芍、白芍各 10g，当归 12g，茯苓 12g，白术 12g，薄荷 6g，香附 30g，益母草 10g，荷叶 15g，鸡血藤 30g，琥珀 6g，地骨皮 30g，煅龙骨、煅牡蛎各 60g，珍珠母 30g，熟枣仁 12g，柏子仁 12g，川续断 12g，狗脊 12g，淫羊藿 12g，炙甘草 6g。7 剂，日 1 剂，水煎 3 次，分 2 次温服。

按语：丹栀合剂治疗郁证为高教授临床经验一大特色。高教授认为老年人阴气不足，肝肾多虚，冲任失调导致五心烦热、烘热不适、心烦失眠、纳少等。常在此经验方基础上加入补肾安神、重镇潜阳之品，辨证加减治疗，临床疗效显著。

十四、干燥综合征

患者纪某，女，56 岁。2017 年 6 月 13 日初诊。

主诉：口干、咽燥、面色及眼周黑黄，伴腹胀 2 年余。

患者于 2 年前自感口干、口苦、眼干、皮肤干、手足麻木，右侧腮腺反复肿大。在市二院及市中心医院肾病科住院，确诊为干燥综合征。曾服强的松，治疗效果不理想。患者于 3 年前在市中心医院行子宫切除术。形体偏瘦，舌质红，舌体胖大，舌周有齿痕，苔白而少津，脉细弦。

西医诊断：干燥综合征。

中医诊断：消渴。

辨证：肝肾阴亏。

治法：滋养肝肾，补肾生津。

处方：知柏地黄丸加减。知母 10g，牡丹皮 10g，泽泻 10g，茯苓 10g，山萸肉 10g，熟地黄 10g，炒山药 10g，当归 10g，黄芪 10g，黄芩 10g，玄参 10g，生地黄 10g，麦冬 10g，天花粉 10g，生姜 6g，大枣 6g。10 剂，日 1 剂，水煎 3 次，分 3 次温服。

嘱清淡饮食，适量运动，保持健康心态。

二诊：2017 年 6 月 24 日。用药后诸症明显改善，口干、咽燥、口苦好转，腹胀消失，舌质红，舌周齿痕，苔白少津，脉细弦。仍有肝肾亏损、津液不足之症，继以原方再服 10 剂。

按语：消渴一名出自《内经》，《内经》有十几篇内容分别对消渴的命名、病因、病机、症状、治则、预后等进行论述，如《素问·奇病论》曰："此人必数食甘美而多肥也。肥者令人内热，甘者令人中满，故其气上溢，转为消渴。"指出了消渴的病因、病机。《素问·逆调论》曰："肾者水脏，主津液。"说明肾脏对津液的代谢起主持和调节作用。后《景岳全书·三消干渴》论治消渴大法认为："凡治消之法，最当先辨虚实，若察其脉证，果为实火致耗津液者，但去其火则津液自生而消渴自止，若由真水不足，则悉数阴虚，无论上、中、下，急宜治肾，必使阴气渐充，精血渐复，则病必自愈，若但知清火，则阴无以生，而日见消散，益以困矣。"指出了治消渴大法为滋阴生津。纵观历代先贤医籍论述，消渴之症虽有上（属肺）、中（属胃）、下（属肾）之分，其实皆为肾水不足。治法必补肾中之水，水足则火自消。故此患者用知柏地黄丸，滋养肝肾，因口干、咽燥为津液不足，加玄参、麦冬、生地黄（增液汤）、天花粉养阴益肺、益气生津；舌质红、口苦、脉弦，知肝经有热，黄芩清之；手足尖麻木色白，加当归、黄芪补气益血。诸药合用起到滋养肝肾、益气生津、滋阴清火的治疗效果，使病情得以好转。

十五、男科疾病

案一 滑精（肝肾阴虚，下焦湿热）

患者翟某，男，22 岁。2018 年 7 月 4 日初诊。

主诉：滑精伴手淫、脱发、失眠多梦、便秘不畅、里急后重 1 年余。

患者因手淫引起上症而来诊。舌质黯红，舌体胖大，舌苔薄白，脉细弦。检查尿常规阴性，尿微量白蛋白 16.64mg/L。

西医诊断：慢性前列腺炎，阴茎冠状沟发炎，滑精。

中医诊断：滑精。

辨证：肝肾阴虚，下焦湿热。

治法：补益肝肾，清利湿热。

处方：前列康合剂合翁沥通合剂加减。生薏苡仁 30g，浙贝母 10g，金银花 10g，旋覆花 10g，泽兰 6g，川木通 6g，炒栀子 10g，黄芪 15g，制大黄 3g，川牛膝 6g，淫羊藿 10g，车前草 10g，炒蒲黄 6g，甘草 6g。免煎颗粒，9 剂，日 1 剂，分 2 次开水冲服。

二诊：2018 年 7 月 28 日。药后滑精明显改善。舌质黯红，苔薄白，舌体胖大，脉细弦。守上方，免煎颗粒，9 剂，日 1 剂，分 2 次开水冲服。

三诊：2018 年 8 月 15 日。滑精已止，失眠多梦明显改善，自觉心情舒畅，心静如水，心态转佳。舌质黯红，舌体稍胖，舌苔薄黄，脉细。效不更法，守上方继服 9 剂。

四诊：2018 年 10 月 19 日。滑精止后未发，诸症明显改善，舌质黯红，舌体稍胖，舌苔薄白，脉细。复查 B 超提示前列腺正常。守上方再服 27 剂巩固治疗而告愈。

按语：滑精之证，多属肾气不固，频繁滑精导致肾精亏损，耗伤肾之真阴，出现精神恍惚，失眠多梦，神疲健忘，腰膝酸软等肝肾亏损和心脾两虚诸证。此外，还有一种为手淫过度引起的肝肾阴虚，下焦湿热或湿热下注之证，即本案的病因病机和临床表现，故治以补益肝肾，清利湿热，佐以活血化瘀。方选经验方前列康合剂合翁沥通合剂联合治疗，取得显著疗效。

案二　遗精（肝脾不调，心肾不交）

患者王某，男，28 岁。2018 年 2 月 7 日初诊。

主诉：遗精 3 年余。

3 年前出现梦遗现象，未予重视，后遗精次数逐渐增多，自行服用金锁固精丸等药物，时好时坏，逐渐发展至每晚均有梦遗现象，甚至每晚 2~3 次。严重影响工作及生活。多家西医院诊治均未发现异常。服用调节神经、补肾等中西药物，效果多不理想，服药时梦遗次数减少，停药则加重。逐渐出现精神焦虑、恐惧等精神症状。

刻下症见精神萎靡不振，神疲乏力，消瘦，腰酸、腰困，汗出、言语低弱，心悸、纳差，失眠多梦，小便色黄，便溏，舌质黯红，舌体胖大，边尖齿痕，苔白，脉细数。

西医诊断：遗精。

中医诊断：遗精。

辨证：肝脾不调，心肾不交。

治法：疏肝健脾，交通心肾。

处方：丹栀逍遥散加减。牡丹皮 9g，栀子 9g，当归 9g，柴胡 9g，白芍 9g，白术 9g，茯苓 10g，茯神 10g，薄荷 6g，甘草 6g，山萸肉 10g，酸枣仁 10g，柏子仁 10g，合欢花 15g，首乌藤 15g，磁石 30g，珍珠母 30g，龙骨、牡蛎各 30g，五味子 10g。7 剂，日 1 剂，水煎取汁 600mL，分早晚温服。

二诊：2018 年 2 月 13 日。诉饮食较前好转，乏力减轻，仍有腰酸现象，遗精现象有所减少，自觉精神较前充沛。舌脉较前无明显变化。守上方加芡实 30g，金樱子 15g，白莲须 10g，以补肾固精。9 剂，煎服法同上。

三诊：2018 年 2 月 23 日。精神奕奕，言语较前增多，面露喜悦之情，诉近 4 日未出现遗精现象，睡眠好转，乏力、纳差等基本消失，自觉无明显不适。舌红，苔薄白，舌体仍稍胖，脉细。效不更方，守上方继续服用 10 剂。嘱患者畅情志，调理饮食，适当运动。

按语： 患者无明显诱因出现遗精，非因手淫或房劳等导致肾气亏虚所致，患者发病之因不可循，然因患病日久反复不愈，情志不畅是关键，继而导致肝郁化火、脾肾亏虚，治疗之重点在疏肝解郁清热兼补肾填精，因此应用丹栀逍遥散以疏肝解郁健脾，另加酸枣仁、柏子仁安神宁心养血，酌加龙骨、牡蛎、磁石、珍珠母以收敛固摄、平肝清肝，首乌藤交通心肾。复诊诸症减轻，增加补肾固精之芡实、金樱子、白莲须。整个治疗先清后补、清中予补，守方加减而获良效。

案三 滑精（肾虚不固）

患者严某，男，20岁。2007年10月8日初诊。

主诉： 间断滑精12月余。

患者于12月前出现滑精，2~3日1次，伴失眠，乏力等，舌质黯苔薄白，脉弦。

西医诊断： 滑精。

中医诊断： 滑精。

辨证： 肾虚不固。

治法： 益肾固精。

处方： 知柏合剂。芡实30g，金樱子20g，覆盆子15g，煅龙骨、煅牡蛎各30g，续断10g，狗脊10g，黄芪20g，五味子10g，麦冬10g，枸杞子10g，谷精草10g，甘草6g，大枣10g，山茱萸6g。7剂，水煎3次，分2次温服。

二诊： 2007年10月15日。药后滑精止，仍有失眠，偶有腹泻，舌黯红，苔薄白，脉细弦。守上方加茯苓10g，半夏10g，白蔻仁10g，薏苡仁10g。7剂，日1剂，水煎3次，分2次温服。

三诊： 2007年10月23日。滑精控制，唯失眠，舌黯红，苔白，脉细。守上方加远志10g，酸枣仁10g，栀子10g。7剂，日1剂，水煎服。

知柏合剂加减治疗3月余，病情稳定，诸症好转，随诊半年，未复发。

按语： 隋·巢元方《诸病源候论·虚劳失精候》指出："肾气虚损，不能藏精，故精漏失。"认为滑精为肾虚精关不固所致。元代朱丹溪继承前人主虚之说，认为滑精与湿热下注、扰动精室有关。本案患者间断滑精1年余，首诊以滋肾阴补肾阳、益气固摄为法，用知柏合剂加减治疗疗效确切，后燥湿利湿治疗腹泻、安神清热宁心治疗失眠不适，治疗3月，滑精控制，随诊半年，未复发。

案四 阳痿，耳鸣（肝肾阴虚）

患者赵某，男，31岁。2016年4月28日初诊。

主诉：耳鸣，脱发伴阳痿 1 年余。

患者 1 年前出现耳鸣，脱发伴阳痿，慕名来我院就诊。现症见耳鸣，脱发，阳痿，饮纳可，夜寐安，二便正常。舌质黯红，舌苔白腻，脉沉细。

西医诊断：阳痿，神经性耳鸣。

中医诊断：阳痿，耳鸣。

辨证：肝肾阴虚。

治法：滋养肝肾。

处方：知柏合剂加减。知母 10g，黄柏 10g，牡丹皮 10g，建泽泻 10g，茯苓 10g，山药 10g，酒山茱萸 10g，熟地黄 10g，醋柴胡 10g，灵磁石 30g，石菖蒲 10g，郁金 10g，制首乌 10g，枸杞子 10g，巴戟天 10g，肉苁蓉 10g，川续断 10g，狗脊 10g，阳起石 15g，芡实 20g，珍珠母 30g，金樱子 10g，炒酸枣仁 10g，柏子仁 10g，煅龙骨 30g，煅牡蛎 30g，生姜 2 片，红枣 2 枚。9 剂，日 1 剂，水煎 3 次，分 3 次温服。

二诊：2016 年 5 月 15 日。近来症安，纳寐、二便正常，腰酸困痛，耳鸣尚存，舌质黯红，苔薄白，脉细数。守上方，7 剂，日 1 剂，水煎 3 次，分 3 次温服。

三诊：2016 年 5 月 21 日。药后病情转好。调方为六味地黄丸加磁石 30g，阳起石 15g，柴胡、石菖蒲、何首乌、枸杞子、巴戟天、肉苁蓉、川狗脊、五味子、芡实、皂角、炒酸枣仁、二仙（仙鹤草、仙茅根）各 10g。9 剂，日 1 剂，水煎 3 次，分 3 次温服。

四诊：2016 年 5 月 31 日。药后好转，耳鸣存，纳可，二便如常，舌质黯红，苔薄白，脉细数。效不更方，守 5 月 21 日方，去炒酸枣仁，加磁石 6g。9 剂，日 1 剂，水煎 3 次，分 3 次温服。

2 周后随访，耳鸣逐渐减轻，脱发减轻，阳痿有所恢复，后又服 6 剂，病情基本转安。

按语：患者耳鸣、脱发伴阳痿 1 年，高教授根据四诊辨证该患者乃肝肾阴虚所致，治法当以滋养肝肾为妙，方用知柏合剂滋肝肾，降虚火。加用醋柴胡行散力强，疏肝解郁之力猛，灵磁石平肝潜阳，聪耳明目，石菖蒲开窍醒神，化湿和胃，郁金凉血清心，行气解郁，珍珠母平肝潜阳，柏子仁润燥除湿，聪耳明目，煅龙骨、煅牡蛎平肝潜阳，收敛固涩，合用以达治疗耳鸣之功；炒酸枣仁补血固血，以益发之源；何首乌、枸杞子、巴戟天、肉苁蓉、阳起石、金樱子滋补肝肾、固涩益精，生姜、大枣补中益气，养血止血；以上诸药合用诸症皆显效。复诊时，唯见腰酸困痛、耳鸣，守上方。三诊时，病情好转去知母、黄柏，加皂角、仙鹤草、仙茅根，四诊时唯有耳鸣尚存，去炒红枣，加磁石。前后共服 40 余剂痊愈。

案五 阳痿（脾肾两虚）

患者范某，男，35 岁。2008 年 4 月 14 日初诊。

主诉：勃起功能障碍 3 年余。

患者 3 年前因思虑劳累引起勃起功能障碍，伴大便溏泻，日行 5 次左右，纳可，腰部困痛，夜寐不安，动则汗出，夜间盗汗，舌质黯红，苔薄白，脉细弦。

西医诊断：勃起功能障碍。

中医诊断：阳痿。

辨证：脾肾两虚。

治法：补益脾肾，固肾填精。

处方：气血饮加味。当归 10g，黄芪 30g，山茱萸 12g，芡实 30g，金樱子 10g，益智仁 10g，煅龙骨、煅牡蛎各 30g，琥珀 3g，木香 6g，黄连 6g，五味子 10g，党参 10g，赤石脂 10g，菟丝子 10g，炒酸枣仁 10g，夜交藤 10g，肉豆蔻 6g，蔻仁 6g，炙甘草 3g，白头翁 10g。7 剂，日 1 剂，水煎 3 次，分 2 次温服。

二诊：2008 年 4 月 22 日。服药后阳痿、早泄及腹泻均较前改善，舌黯苔薄白，脉弦。守上方，14 剂。

三诊：2008 年 5 月 8 日。阳痿、腹泻等明显好转，守方加减治疗 3 月余，阳痿、腹泻未反复，随访半年未复发。

按语：本案中患者思虑劳累，日久伤脾伤肾，脾虚运化失司则大便溏泻，肾虚固摄无权则阳痿早泄，腰为肾之府，肾虚则腰困痛。全方共奏益气健脾固肾之功，气血饮（当归、黄芪）为高教授临床常用方剂，常用于慢性肾功能衰竭、月经紊乱、慢性胃病等多种疾病。

案六 阳痿（肾气亏虚）

患者吴某，男，30 岁。2010 年 6 月 24 日初诊。

主诉：腰部酸困、阳痿 10 余日。

患者于 10 日前感冒及劳累后出现阳痿，伴神疲乏力，咳嗽，痰多，舌质黯红，舌体胖大，苔薄白，脉细弦。

西医诊断：勃起功能障碍。

中医诊断：阳痿。

辨证：肾气亏虚。

治法： 益肾固精。

处方： 知柏合剂加减。当归 10g，黄芪 10g，川续断 10g，狗脊 10g，巴戟天 10g，肉苁蓉 10g，枸杞子 10g，仙茅 10g，淫羊藿 10g，砂仁、蔻仁各 6g，黄芩 10g，甘草 3g，生姜 3 片，大枣 10g。7 剂，日 1 剂，水煎 3 次，分 2 次温服。

二诊： 2010 年 7 月 2 日。服药后出现晨勃。腰部酸困、阳痿、乏力均明显好转，出汗减少，唯偶有失眠不适，舌质黯红，舌体胖大，苔薄白，脉细弦。

处方： 二仁合剂（砂仁 6g，白豆蔻 6g）加杏仁、麻仁各 6g，当归 10g，黄芪 30g，丹参 10g，川续断 10g，狗脊 10g，炒杜仲 10g，怀牛膝 10g，巴戟天 10g，肉苁蓉 10g，仙茅 10g，淫羊藿 20g，山萸肉 12g，山药 10g，菟丝子 10g，五味子 10g，覆盆子 10g，金樱子 10g，芡实 30g，益智仁 10g，白术 10g，甘草 6g，生姜 3 片，红枣 10g，郁金 10g，石菖蒲 10g，煅龙骨、煅牡蛎各 30g，炒酸枣仁 10g。6 剂，日 1 剂，水煎 3 次，分 2 次温服。

三诊： 2010 年 7 月 9 日。诸症安，纳眠可，偶有早泄，舌质黯苔薄白，脉细弦。

守上方加减治疗半月余，腰部酸困、阳痿、早泄、乏力均好转。随访半年，未复发。

按语： 患者阳痿首诊以知柏合剂为基础加入益气补肾清热药物，间断服药月余，阳痿、乏力明显好转，后患者失眠，方用二仁合剂加入益肾固摄、重镇潜阳、解郁安神药物，加减治疗半月余，腰酸、阳痿、乏力均好转，随访半年，未复发。

案七　阳痿，早泄，膏淋（肾阴亏虚，肾精不固）

患者康某，男，26 岁。2008 年 9 月 21 日初诊。

主诉： 早泄、尿白 3 年余。

患者于 3 年前出现阳痿早泄、尿白等症，伴腰部酸困、遗精，平素厌食油腻，纳眠可，大便可，舌质黯红，苔薄白，舌体稍胖大，脉细数弦。尿常规正常，双肾彩超正常。

西医诊断： 勃起功能障碍。

中医诊断： 阳痿，早泄，膏淋。

辨证： 肾阴亏虚，肾精不固。

治法： 滋养肾阴，益肾固精。

处方： 知柏合剂加煅龙骨、煅牡蛎各 30g，荷叶 20g，芡实 30g，金樱子 20g，藿香 10g，厚朴 10g，姜半夏 10g，黄芪 20g，当归 10g，牡丹皮 10g。7 剂，日 1

剂，水煎 3 次，分 2 次温服。

二诊：2008 年 9 月 29 日。仍有早泄、尿白，腰部酸困，舌质黯红，苔白，脉细弦。

处方：知柏合剂加川牛膝 10g，狗脊 20g，石榴皮 20g，菟丝子 20g，延胡索 10g，杜仲 10g，威灵仙 10g，神曲 10g。7 剂，日 1 剂，水煎 3 次，分 2 次温服。

三诊：2008 年 10 月 7 日。服复诊方后自觉早泄明显好转，腰部酸困好转，偶有尿白混浊，舌质黯红苔薄白，脉细。守上方加当归 10g，黄芪 20g，芡实 20g，金樱子 10g，肉苁蓉 10g，炒杜仲 10g，淫羊藿 10g，炙甘草 3g。14 剂，日 1 剂，水煎 3 次，分 2 次温服。

四诊：2008 年 10 月 22 日。服上药后自觉诸症好转，唯有尿混浊时轻时重，舌质黯红苔薄白，脉细。守 10 月 7 日方加猪苓 10g，萆薢 10g，萹蓄 10g，21 剂，日 1 剂，水煎 3 次，分 2 次温服。

五诊：2008 年 11 月 14 日。诸症好转，尿白得到控制。

按语：这是高教授应用知柏合剂治疗阳痿早泄的一个典型病例。首诊以知柏合剂为基础加入涩精固摄、益气行气药物，复诊自述疗效不明显，结合患者尿白、舌苔白等情况，次诊加入温肾助阳药物阳中求阴，兼固摄其精取得较好疗效。三诊继续巩固治疗，四诊加入利尿通淋之品利湿驱邪，药后阳痿、早泄、尿白控制。

案八 睾丸胀痛（肝经气滞）

患者白某，男，31 岁。2018 年 9 月 26 日初诊。

主诉：睾丸胀痛 1 月余。

患者于 1 月前因劳累后出现睾丸胀痛而来诊。舌质黯红，苔薄白，脉弦。既往有胃病史及咽炎史。

西医诊断：睾丸炎。

中医诊断：睾丸胀痛。

辨证：肝经气滞。

治法：疏肝理气。

处方：丹栀逍遥散加减。牡丹皮 10g，栀子 10g，柴胡 10g，炒白芍 10g，炒白术 10g，茯苓 10g，薄荷 6g，荔枝核 10g，橘核 10g，枳壳 10g，延胡索 10g，川楝子 10g，玄参 10g，生地黄 6g，蒲公英 10g，生姜 6g，大枣 10g。7 剂，日 1 剂，水煎 3 次，分 3 次温服。

二诊： 2018 年 10 月 3 日。药后睾丸胀痛消失，舌质黯红，苔薄白，脉细弦。自觉良好，效不更法，守上方继服 8 剂巩固治疗而愈。追访至今未发。

按语： 睾丸胀痛属中医学偏坠范围，当与疝气鉴别，因此处属肝经走行部位，故辨证当为肝经气滞为主，多因饮酒、劳累、寒冷和生气引起，情志所伤，肝郁气滞，不通则痛，治以疏肝理气，佐以温肝通络，本案方选丹栀逍遥散加味，7 剂痛止，15 剂告愈。

十六、腰痛

案一　腰痛（湿热腰痛）

患者陈某，男，47 岁。2018 年 2 月 12 日初诊。

主诉： 腰背困痛半年余。

患者腰酸困无力、下肢困重，平素应酬较多、喜饮酒，20 年前在部队为特种兵，身体素质较好，曾长期高强度锻炼致使腰背肌肉劳损。自感背部困痛，怕湿冷环境。刻下症见全身沉困，头昏蒙，腰背酸困乏力坠重，饮纳少，嗜睡，醒后仍疲劳，小便黄，大便黏滞。舌红苔白腻，脉沉滑。腰椎 MRI 示 L5/S1 椎间盘膨出。

西医诊断： 腰椎间盘膨出。

中医诊断： 腰痛。

辨证： 湿热腰痛。

治法： 清热燥湿补肾。

处方： 烫狗脊 10g，炒苍术 10g，炒白术 10g，炒山药 10g，酒萸肉 10g，生地黄 10g，麦冬 10g，天花粉 10g，续断 10g，知母 10g，黄柏 10g，牡丹皮 10g，川牛膝 10g。共 5 剂，取水 1000mL，煎取 400mL，分早晚 2 次服用。

针灸以膀胱经穴位为主，取肾俞、大肠俞、小肠俞、腰眼、委中，留针 30 分钟，日 1 次，同侧肾俞与小肠俞之间、大肠俞与腰眼穴之间连电针。腰背局部 TDP 烤灯照射。经针药结合治疗，5 次痊愈。

按语： 腰者，肾之府。酒客之人伤湿损络，乃至肾气衰弱，湿热趋于下焦，故用燥湿健脾之苍术、白术、山药，病位在肾，予补肾填精之山萸、地黄，兼牛膝、续断及狗脊强筋骨。清下焦热非知母、黄柏莫属，以天花粉清热生津，牡丹皮透血分之热。针灸疏通局部，使经络通畅，肾气得贯。

案二　腰痛（气虚血瘀，筋骨伤损）

患者黄某，女，79 岁。2017 年 9 月 18 日初诊。

主诉：腰骶部疼痛 1 年，加重 5 日。

患者 1 年前因劳累后出现腰部困痛，活动受限，经休息后好转，未曾系统治疗。5 日前，患者在家做家务后腰部及两髋酸痛不适，行走困难，在本院查腰椎 MRI 示 L4/5 腰椎椎体滑脱。查体：腰椎曲度变大，两侧横突至髂后上棘压痛、直腿抬高试验阴性。夜寐差，舌淡红苔薄少，脉细弱。

西医诊断：腰椎滑脱。

中医诊断：腰痛。

辨证：气虚血瘀，筋骨伤损。

治法：益气活血，行气止痛，舒筋活络。

处方：党参 15g，白术 10g，黄芪 30g，当归 10g，茯神 30g，炒酸枣仁 30g，木香 12g，龙眼肉 10g，土鳖虫 15g，骨碎补 15g，自然铜 10g。6 剂，取水 1000mL，煎取 450mL，分早中晚 3 次服。

针灸取穴以督脉及膀胱经穴位为主，取华佗夹脊穴、阿是穴、大肠俞、次髎、腰眼。重用阿是穴。

患者以上述方案治疗 12 次后痊愈。

按语：腰痛属筋伤者，经年累月而发，病势缠绵，如墙之风化，若不固根本，只治其标则危。针灸取阿是穴循经止痛。本为气血不能充养，以参术芪归补气养血，酸枣仁、木香、龙眼肉加茯神以归脾丸之用意健心脾、养血安神，血行气足的基础上，又加土鳖虫、骨碎补、自然铜续筋接骨，直达病所。高教授认为，整体观念及气血津液辨证不仅用在内科病，凡筋伤疼痛属慢性及入络脉者，结合患者体质、舌脉，"调其气血，以至和平"，此《内经》之本意。

案三 腰痛，盗汗，耳鸣（肝肾亏虚）

患者彭某，男，74 岁。2014 年 4 月 4 日初诊。

主诉：失眠、盗汗、腰痛、耳鸣 2 年余。

患者除上述症状外，伴见纳差，头晕，口干口渴，多痰黏稠。患者于 2 年前吃自配降压药，现出现上症而来诊。BP156/98mmHg。舌质黯红，苔白腻，脉细弦数。

既往史：高血压史 3 年，常口服降压药双降丹（自配药），左右穿孔而耳鸣、耳聋，右耳流脓水。

西医诊断：高血压，中耳炎。

中医诊断：腰痛，盗汗，耳鸣。

辨证：肝肾亏虚。

治法：补益肝肾。

处方： 知柏合剂加减。知母10g，黄柏10g，牡丹皮10g，建泽泻10g，茯苓10g，山药10g，酒山茱萸10g，熟地黄10g，当归10g，黄芪10g，丹参10g，磁石30g，柴胡10g，珍珠母30g，琥珀粉6g，姜半夏10g，神曲10g，煅龙骨10g，煅牡蛎10g，杏仁10g，桔梗10g，地骨皮10g，石菖蒲10g，夏枯草10g，炒酸枣仁10g，柏子仁10g，合欢皮10g，夜交藤10g，姜枣引。6剂，日1剂，水煎3次，分3次温服。

二诊： 2014年4月14日。近来症安，盗汗好转，失眠改善，耳鸣仍存，右耳流脓水，口干，多痰，尿灼热痛，纳可，大便通畅，舌质黯红，苔白腻，脉细弦。守上方，神曲换成焦三仙（焦麦芽、焦山楂、焦神曲）各30g，15剂，日1剂，水煎服，分早晚服用。

三诊： 2014年5月27日。汗多，失眠，耳鸣，纳差，神疲乏力，手足心热，舌质黯红，苔厚腻如积粉，脉细弦。查EKG正常，双肾、输尿管、膀胱未见异常。

处方： 知柏合剂加减。知母10g，黄柏10g，牡丹皮10g，建泽泻10g，茯苓10g，山药10g，酒山茱萸10g，熟地黄10g，当归15g，黄芪60g，黄芩15g，厚朴10g，苍术15g，白术15g，陈皮10g，杏仁15g，生薏苡仁、炒薏苡仁各30g，砂仁6g，豆蔻仁6g，焦三仙（焦麦芽、焦山楂、焦神曲）各30g，佩兰10g，银柴胡12g，地骨皮15g，百部12g，百合12g，白果12g，白芍10g，苦参12g，南沙参12g，桑白皮12g，法半夏15g，黄连6g，天冬10g，五味子15g，大枣5枚，煅龙骨30g，煅牡蛎30g。7剂，日1剂，水煎3次，分3次温服。

四诊： 2014年6月24日。药后盗汗明显改善，睡眠明显改善，唯觉神疲乏力，头晕，耳鸣尚存，舌质黯红，苔白腻，脉细数。该患者服药后有明显改善，效不更方，7剂，日1剂，水煎3次，分3次温服。

五诊： 2014年8月13日。服上药后，盗汗自汗已止，纳寐转佳，唯立秋后耳聋耳鸣、头痛头晕加重，舌质黯红，苔白腻，脉细弦。BP190/80mmHg。

处方： 知柏合剂加减。知母10g，黄柏10g，牡丹皮10g，建泽泻10g，茯苓10g，山药10g，酒山茱萸10g，熟地黄10g，当归10g，黄芪10g，丹参10g，石菖蒲10g，磁石30g，柴胡10g，琥珀6g，石决明30g，天麻10g，钩藤10g，蒺藜10g，珍珠母30g，夏枯草10g，蔓荆子20g，黄芪10g，生龙骨30g，生牡蛎30g。7剂，日1剂，水煎3次，分3次温服。

2周后随访，诸症减轻，病情稳定，效不更方，守上方继续服用14剂。

按语： 患者腰痛是由于肾虚不能充养腰腹所致，此乃不荣则痛之理。盗汗乃阴虚火旺，阴阳失调，腠理不固而致汗液外泄失常所致，耳鸣是由于耳开窍于目，肾虚则耳鸣。失眠乃夜安时段，由于阴虚而阳不入阴，阳亢浮跃于外所致。高教授认为该患者是由于肝肾亏虚所致腰痛、盗汗、耳鸣，三者虽症不同，但病机相同，异病同治尤为重要。其治法乃取补益肝肾为卓见。高教授运用知柏合剂加减。其中用知柏合剂滋补肾精，补养肝肾，为本，加上当归补血汤（黄芪、当归）补气生血，补养肝血；加泻肝安神汤（夏枯草、珍珠母、合欢皮），去钩藤、茯神泻肝安神，配磁石潜阳纳气，镇静安神，夜交藤养血安神，石菖蒲化痰开窍，醒神益智以治失眠；柴胡疏肝，地骨皮凉血除蒸，桔梗在此可镇静解热，神曲、杏仁健脾和胃、化痰止咳，配桔梗、石菖蒲开宣肺气祛痰，共同理脾胃而生气血。高教授整个治疗思路在补益肝肾为本的同时，用"抑木扶土、抑火补土"之法，即以健脾祛痰进而恢复后天之本之功来生化气血，使肝肾同时得到滋养，虚火得以消除。

案四 腰痛（肝郁气滞，气滞血瘀，肝肾亏虚）

患者刘某，女，27岁。2017年9月1日初诊。

主诉： 腰痛肿胀，生气后加重1周。

患者于1周前因生气出现腰痛，伴失眠2日，恶心，厌油腻，婚后6年，育二子（剖宫产），月经推迟10余日，经期月经量少，一般持续2日净，经前乳房胀痛伴分泌物，为求得进一步诊治，来我院肾病科就诊。现症见腰痛肿胀，生气后加重，失眠，恶心，厌油腻，纳呆。血压110/75mmHg。舌质黯红，苔薄白，脉弦。

辅助检查： 右肾轻度分离，双侧输尿管上段扩张，右肾附件区囊性回声，29mm×28mm。

西医诊断： 右肾积水，双侧输尿管上段积水。

中医诊断： 腰痛。

辨证： 肝郁气滞，气滞血瘀，肝肾亏虚。

治法： 疏肝解郁，行气化瘀，补益肝肾。

处方： 丹栀合剂加减。牡丹皮7g，炒栀子7g，北柴胡7g，当归9g，白芍9g，茯苓9g，炒白术7g，薄荷6g，甘草6g，醋香附9g，干益母草9g，鸡血藤9g，续断7g，盐杜仲7g，牛膝7g，生姜5g，大枣5g。免煎颗粒，15剂，日1剂，分3次开水冲服。

另予四妙丸1袋，2次/日，口服。

二诊：2017 年 9 月 16 日。近来症安，腰痛肿胀感减轻，守上方加焦三仙（焦麦芽、焦山楂、焦神曲）、酸枣仁、茯神、煅龙骨、煅牡蛎，15 剂，嘱心情保持舒畅，少生气。

三诊：2017 年 10 月 2 日。近来症安，心情舒畅，恶心止，睡眠改善，基本恢复正常，月经周期改善，月经量增多，经前乳房胀痛减轻，嘱调节情志与药物配合治疗，效果佳，为巩固病情，守上方，继续服用 7 剂。

2 个月后随访，腰痛消失，心情舒畅，月经恢复正常。

按语：患者腰痛，检查提示右肾轻度分离，双侧输尿管上段扩张，右肾附件区囊性回声，29mm×28mm，今日又因生气加重病情，高教授辨证该患者属肝郁气滞，气滞血瘀，肝肾亏虚型腰痛。《素问·脉要精微论》云："腰者，肾之府，转摇不能，肾将惫矣。"治以疏肝解郁，行气化瘀，补益肝肾为基本治法。运用丹栀合剂加减可疏肝解郁，行气化瘀，补益肝肾来强腰止痛，加醋香附行气祛瘀，益母草、鸡血藤活血行血，月经调畅，胀痛气滞消失。复诊时腰痛肿胀减轻，加焦三仙（焦麦芽、焦山楂、焦神曲）益气健脾，酸枣仁、茯神、煅龙骨、煅牡蛎镇静安神。三诊时，恶心止，睡眠显著改善，月经量增多，胀痛减轻，服药 30 余剂后痊愈。

案五 腰痛（肝肾不足，肝郁血虚）

患者赵某，女，37 岁。2017 年 6 月 24 日初诊。

主诉：头晕，嗜睡，全身乏力，剧烈腰痛起卧不便 10 日。

患者因其子长期患病（肾病），情志不舒，近来口干，咽痒，胁肋胀痛，经前乳房胀痛不适，月经错后 10 日，量多，腰痛如折，起卧不便，头晕，嗜睡，神疲乏力，血压 90/60mmHg，舌质淡红，苔薄黄，脉弦细而虚。

西医诊断：月经紊乱。

中医诊断：腰痛。

辨证：肝肾不足，肝郁血虚。

治法：肝肾同补，疏肝益血，益气生精。

处方：丹栀逍遥散合生脉散加减。牡丹皮 10g，栀子 10g，醋柴胡 8g，当归 10g，白芍 10g，茯苓 10g，炒白术 10g，炙甘草 10g，薄荷 6g，党参 10g，麦冬 6g，五味子 6g，川芎 6g，制香附 10g，益母草 10g，鸡血藤 10g，郁金 9g，石菖蒲 9g，生姜 6g，大枣 6g，姜半夏 6g，厚朴 6g，紫苏梗 6g。7 剂，日 1 剂，水煎 3 次，分 3 次温服。

按语：妇人以血为本，统摄于脾而藏受于肝，《灵枢·本神》曰："五脏藏精者也，不可伤，伤则失守而阴虚，阴虚则无气，无气则死矣。"本患者因情志所伤，致肝失疏泄，气机郁滞，郁久化火，热伤冲任，肝热则血不藏而妄行，血妄行过多则血不足，血为有形之本，全身无不依其滋养，血不足则形神皆失其所养，故头晕，嗜睡，神疲无力。《证治汇补·腰痛》："唯补肾为先，而先随邪之所见者施治，标急则治标，本急则治本，初痛宜疏邪滞，理经隧，久痛宜补真元养血气。"指出了补真元，养血气为治本之法。治病必求于本，此患者因情志所伤，肝郁化火，故用丹栀逍遥散疏肝清热，养血健脾，合生脉饮益气复脉，养阴生津，更入紫苏梗、香附增强疏肝理气之力，川芎、益母草、鸡血藤调经养血，郁金、石菖蒲开窍醒神，共奏疏肝解郁，养血益气，生津填精之效。

十七、喉水肿

患者樊某，女，33 岁。2003 年 2 月（春节）。

主诉：喉水肿伴呼吸困难 3 小时。

患者于 3 年前患慢性肾功能衰竭，用中医非透析疗法治疗 1 年余，诸症明显改善，1 日前因食用野生甲鱼后引起异型蛋白反应而于凌晨 1 点左右出现急性喉头水肿，逐渐加重而出现咽喉肿痛压迫气管，呼吸障碍，就近到某医院急诊科，因无喉科医生值班又转另一家医院，仍无喉科急诊，此时患者喉水肿加重，阻塞气管而出现明显呼吸困难。无奈之下，患者家属只好打电话求救于高教授。急通知我院急诊科值班医护做好气管切开准备，备齐手术包，此时高教授也准备了中医急救方案。

西医诊断：急性喉水肿。

中医诊断：喉痹。

辨证：痰热壅阻，上逆于喉。

治法：清热化痰，降逆消肿。

处理：醋矾液。食醋 30mL，麻油 5mL，明矾 5g（研粉），共搅匀，先用棉签浸醋矾液向患者喉咽部涂抹，患者呼吸困难立即改善，继令患者用塑料吸管吸醋矾液，患者感觉咽喉水肿渐渐消失，呼吸道阻塞明显改善，可见咽喉部大量针刺点，为患者因呼吸道阻塞引起呼吸困难而自行用针刺咽喉部引起。前后不足 1小时，中医中药急救喉头水肿奇案告愈！

按语：患者患肾功能衰竭，素体虚弱，且为变态反应性体质，易于过敏，此时食野生甲鱼中毒，引起抗原抗体反应而急患喉头水肿，加上大雪纷飞的严寒天气，春节期间小科室深夜无急诊值班医生，患者无奈只好深夜前来求救，急中生智，急配"醋矾液"施救成功。方中明矾有极强的脱水功效，醋可软坚消肿，麻油清热解毒，润喉利咽。三味一体，共奏清利咽喉，消除水肿之功。此乃中医中药治疗急性喉水肿之奇案！

十八、梅核气

患者宋某，女，54 岁。2017 年 8 月 31 日初诊。

主诉：咽痛有痰，有异物感，轻度急躁呈阵发性 3 月余。

患者 3 个月前咽痛有痰，伴有异物感，轻度急躁呈阵发性，感冒后口服西药低热已退，自觉头晕，纳呆，四肢无力，有气管炎病史。今年 3 月绝经至今，未进行各项检查，患者为求得进一步治疗，来我科就诊。现症见咽痛有痰，伴有异物感，轻度急躁呈阵发性，寐欠安，大便干结，日 1 次。血压 130/70mmHg。舌质黯红，苔薄白腻，脉细数。

西医诊断：咽部神经官能症。

中医诊断：梅核气。

辨证：痰湿内阻，痰气郁结，肝胃不和。

治法：燥湿化痰，理气散结，疏肝和胃。

处方：半夏厚朴汤合黄连温胆汤加减。法半夏 10g，厚朴 10g，紫苏梗 10g，陈皮 6g，茯苓 10g，麸炒枳壳 6g，苦杏仁 10g，北柴胡 10g，黄芩 10g，竹茹 6g，郁金 10g，石菖蒲 10g，炒麦芽 10g，焦山楂 10g，炒六神曲 10g，甘草 6g，鱼腥草 10g，炒蔓荆子 10g，酒大黄 3g，生姜 6g。3 剂，日 1 剂，水煎 3 次，分 3 次温服。

1 周后随访咽痛减轻，痰饮消失，咽中异物感消失，睡眠改善，随后守上方，3 剂痊愈。

按语：显然，该患者是由于痰湿内阻，痰气郁结，肝胃不和所致的梅核气，治以燥湿化痰，理气散结，疏肝和胃。肝气疏解，脾胃得以恢复，痰湿通过脾之健运而消除，痰气随肝郁之气消，情志得以安逸，睡眠自然恢复。半夏厚朴汤合黄连温胆汤加减，其优点在于：半夏厚朴汤主治梅核气，黄连温胆汤主治失眠，两方相互为用，相得益彰，在此加减运用。法半夏苦辛温燥，化痰散结，降逆和胃；厚朴苦辛而温，行气开郁，下气除满，助半夏化痰，生姜辛散温行，助半夏和胃止呕，紫苏梗芳香疏散，宣肺疏肝，助厚朴行气宽胸，宣通郁结之气；以上诸药合用共奏行气散结，降逆化痰之功。麸炒枳壳苦而辛，主下胸中至高之气，消心中痞塞之痰，泄腹中滞塞之气，去胃中隔宿之食，苦杏仁苦而温，助枳壳之下气，治痰结烦闷之象，北柴胡宽中下气，黄芩苦而寒，治疗诸热，尤以痰热、肝胃郁结之热甚妙，竹茹寒而降逆止呕，清热除烦，助黄芩清热消散；石菖蒲辛温而助柴胡、竹茹、苦杏仁清烦热，遏逆气；炒麦芽、焦山楂、炒六神曲、甘草均健脾益气养胃，以恢复脾运化水谷之功，使纳食、大便干等恶象恢复正常，鱼腥草清热解毒，在此可解肺热痰壅之象；炒蔓荆子辛而苦，归膀胱、肝、胃经，可疏散风寒，调和肝胃；酒大黄苦、大寒，入胃、大肠经，可泻下攻积，清热泻火，在此治疗大便干结之象。生姜辛温之品，一是为了预防方中大寒之品伤及脾胃，温中散寒；二是温肺除痰降气之用。以上诸药寒热并用，一阴一阳，使肝胃之功恢复正常，痰浊、急躁等症得以缓解，3剂即痊愈。

十九、中风后遗症

患者李某，女，70岁。2017年9月12日初诊。

主诉：左手肢体麻木硬感、言语不利2年。

2年前因突发肢体麻木不适，到县人民医院住院治疗，查颅脑CT提示脑梗死，经治疗好转，遗留左侧肢体麻木硬感、言语不利等症。现症见左侧肢体麻木硬感、言语不利，胸前区不适，肢体关节活动不利，纳眠一般，偶有头晕、头痛，口干口渴，不欲多饮，二便可，舌黯苔薄白，脉弱。

辅助检查：CT：多发腔梗。血生化：胆固醇3.85mmol/L，高密度脂蛋白1.41mmol/L，低密度脂蛋白1.55mmol/L。心电图：窦性心动过缓，T波改变。

西医诊断：多发腔梗。

中医诊断：中风后遗症。

辨证：气虚血瘀。

治法：益气活血通络。

处方：气血饮加减。丹参30g，黄芪20g，当归20g，僵蚕10g，鸡血藤30g，地龙30g，赤芍10g，石决明30g，全蝎10g，桃仁10g，红花6g，瓜蒌皮10g，薤白10g，沉香10g，煅龙骨、煅牡蛎各30g，苏木10g，海风藤15g，郁金10g，石菖蒲10g，蝉蜕6g，菊花10g，蒺藜10g，甘草3g。6剂，日1剂，水煎3次，分2次温服。

药后肢体麻木硬感、言语不利明显好转，守上方加减1月余，诸症改善，随访2年未复发。

按语：高教授认为，中风后遗症以气虚血瘀证为主要类型，中医认为"不通则痛，不荣则痛"，无论外风或内风导致的中风病，最终遗留的酸麻胀困、活动不遂症状都与气虚血瘀气血不通有关，故选气血饮加减治疗，此患者血瘀证较明显，全方使用大量活血化瘀、通络开窍之品配伍益气行气药物，取得良好治疗效果。

二十、蛔厥证

患者郑某，女，22岁。1980年2月26日初诊。

主诉：患者上午9点50分突感脐下钻顶样剧痛，继而呕吐1次，即刻来诊。诊见面容痛苦，汗出肢冷，心烦不安，舌质红，苔白，脉弦紧。查剑突右下压痛明显，痛向右背放射，略有肌紧张，反跳痛不明显。随即针刺双侧足三里穴，强刺激捻转后疼痛缓解。

辅助检查：白细胞 $5×10^9/L$，红细胞 $6×10^{12}/L$，中性粒细胞百分比64%，嗜酸性粒细胞百分比5%，单核细胞百分比1%，巨大细胞幼稚细胞百分比30%。

西医诊断：胆道蛔虫症。

中医诊断：蛔厥证。

辨证：厥阴证。

治法：寒温并用，安蛔止痛，佐以利胆通下，安蛔驱蛔。

处方：乌梅汤加减。乌梅20g，黄连、干姜各6g，黄柏、柴胡、枳实、木香、芒硝（冲服）各10g，川椒3g，白芍、槟榔各15g。2剂，水煎服。

药后疼痛消失，并解出蛔虫10余条。随访2年未发。

按语：本案发病突然，腹痛急剧，因煎汤剂较慢，不能应急，必先以针刺使痛缓解，方允许详细辨证用药。因蛔得酸则静，故以乌梅之酸静之；蛔得苦则安，故以连柏之苦安之；蛔得辛则伏，故以姜椒之辛伏之；加柴胡以疏肝理气；加白芍以缓急止痛；加木香以行气止痛，并能解除胆道括约肌痉挛；加芒硝、枳实可理胆通下。诸药共奏安蛔驱蛔之功。

二十一、奔豚气

患者于某，男，50岁。1981年5月7日初诊。

主诉：气逆上冲头顶伴头痛、恶心、失眠、心烦10余年。

患者失眠近30年，12年前因受惊恐而致胆怯易惊，闻敲门声即心惊肉跳，常觉有人追捕，每以劳累或精神刺激即发病，发病时自觉有一股气自小腹向上顶冲直达颠顶，继而头痛项强，恶心欲吐，心烦意乱，腹胀肠鸣，甚则小腹抽搐，中西药治疗无效。近来每日发作，伴失眠易惊，持续30~60分钟，自觉气从上向下而渐渐平息。曾于武汉某院住院全面检查均无异常。舌质黯红，舌苔白，脉细。

西医诊断：神经官能症。

中医诊断：奔豚气。

辨证：胃气上逆。

治法：和胃降逆。

处方：证似《金匮要略》之奔豚气，遂选《金匮要略》奔豚汤加减。半夏、当归、葛根各 12g，川芎、黄芩、枳实、钩藤各 10g，白芍 15g，代赭石 20g，生龙骨、牡蛎各 30g，竹茹 6g，生姜 3 片，大枣 5 枚。5 剂，日 1 剂，水煎服。

二诊：1981 年 5 月 12 日。恶心除，余症稍减，舌质淡红，苔白，脉细。守上方出入续服 15 剂，但病情平平无进展，奔豚气时发时止，时轻时重，难以根治。余思片刻，忆起《张子琳医疗经验选集》中曾重用附桂治奔豚气属沉寒痼冷者获愈甚速。今之患者病奔豚气亦年久病深，迁延不愈，且平素畏寒，下肢发凉，冷汗不止。细究其因，结合张老经验，此证当属肾阳虚惫，水寒内蓄而逆气上冲，治以温肾阳，补肾气，化水饮，降逆气。

处方：附片、牡丹皮、泽泻、山茱萸、川牛膝（各）10g，茯苓 15g，山药、白芍各 18g，熟地黄 24g，肉桂、砂仁、沉香各 6g。3 剂，日 1 剂，水煎服。

三诊：1981 年 5 月 16 日。药后诸症大为改善，逆气次数减少，全身觉暖。舌质淡红，苔薄白，脉细。效不更方，继守上方 8 剂，日 1 剂，水煎服。

四诊：1981 年 5 月 25 日。药后奔豚气除，余症如失，舌脉如前。再服 5 剂巩固。续以金匮肾气丸调理善后，随访 8 年未发。

按语：高教授说，山西张子琳先生治奔豚气善用附桂，以调理阴阳，温化水饮，而屡起沉疴。高教授认为，本案年久病深，屡治无效，其本为肾阳虚惫，寒饮内蓄下焦，初用常法只治其标，故症减而不彻，改以温肾治本则药到病除，方中以附桂为主温肾阳，化水饮，以六味滋肾阴，使阴阳相济，肾气充足则逆气自降；再加沉香暖肾降逆；加白芍缓急止痛；加砂仁可制熟地黄腻膈之弊；加牛膝引血下行亦即引气下行，血为气配之故。诸药合用，使阴平阳秘，愈而不发也。

第五章

学术传承

第一节　师承带教工作经验

中医药学是一门实践性、经验性极强的学科，中医的发展过程是传承与创新相伴而生的，师徒传授是中医传承的主要方式之一。我国先秦诸子中的荀子早已指出："学莫便近乎其人，学之径莫速乎好其人。"教者言传身教，传道、授业、解惑，学者侍诊于师，耳濡目染，潜移默化，自古以来，师承教育模式在中医学的学习中都有着重要作用。中医药的继承、发展和创新工作是中医药界当前的首要任务。名老中医学术经验传承是推动中医药事业发展的重要举措，名老中医学术经验传承是中医人才培养的重要途径。以名老中医工作室为载体，通过德术并进，深研经典；提高悟性，临证思辨；申请科研课题；参加学术交流；撰写学术论文等途径，加强名老中医学术思想的继承和宣传，促进人才及学科建设不断发展壮大。我们从医教研工作的经验和体会中，总结了带教中教与学的思路方法、经验教训。教者，传道授业解惑，授之以渔之法，学者，继承创新之获，凸显了教学相长之果。高教授带教经验综合归纳为：一是确立治学理念，端正治学态度；二是以理法方药、思路新见，启发、提高临证思辨能力；三是将"辨证论治"贯穿于医案书写的全过程，以规范医案书写；四是大力开展"中医师承示教活动"，回顾阐述学医之路，学有渊源，强化师承，代代相传，拓展思维，博闻广识；五是从经典名著辅导，提高理论水平；六是强调撰写传承论文要结合临证经验和经典理论，并有所发展创新；七是突出临证传承，潜移默化，写心得体会；八是科研探索、求新求变。

名老中医经验的传承，是提高我国卫生健康保障水平和发展中医药学术的重要支撑，也是当前亟须解决的重要研究课题。高教授就名老中医经验传承的研究内容和方法进行讨论，提出名老中医诊疗经验的研究、名老中医学术思想的研究、名老中医医德与治学研究是其主要研究内容。并指出在研究中应注意的几个问题：应对名老中医的学术思想、临床诊疗经验和医德与治学等内容互参学习；从名老中医经验的独特处入手，着眼于差异比较；基于文化背景去理解名老中医的学术渊源及其学术思想发展脉络；注重名老中医临床经验隐性知识的显化过程；强化名老中医经验评价、推广与应用的循证医学研究。开展名老中医临床经验、学术思想传承研究，要从鲜活的临床经验中吸取营养，丰富发展中医药学，这是推动中医药学术发展、培养造就新一代名医、提高中医临床服务水平的重大举措。

从思考中医经验继承的内涵，提出中医经验继承存在 3 个层次：一是传承医术，二是传承医学，三是传承医道。名老中医作为中医学成就的标杆，在他们肩上承载的是广大民众的医疗保健，以及新一代优秀名医的栽培。中医界人士对名老中医传承工作的方法、模式都进行了大量的研究，总结和传承名老中医经验对继承和发扬中医具有重要意义。我们认为，应建立、健全名老中医传承制度和运作机制，构建规范的经验总结、传承评价体系，加强临床实践，以某一种（类）现代医学疾病作为经验总结与传承的切入点，多个名老中医并行比较研究，并对研究结果进行重现验证，在此基础上加强研究成果与技术转化及药品开发，为中医发展注入活力。

第二节　弟子跟师心得

一、研读经典心得

（一）论《中医基础理论》与《黄帝内经》（童红蕊）

经云："肺主气""肺主治节"。首先来看"肺主气"，在《中医基础理论》教材里，气指的是一身之气和呼吸之气。究竟是不是呢？《内经》中，"肺主气"，实际上说的是"肺者，气之本"（出自《素问·六节藏象论》）。《六节藏象论》在讲肺的这一功能前，首先探讨了气的概念。请看原文："黄帝问曰：愿闻何谓气？请夫子发蒙解惑焉。岐伯曰：此上帝所秘，先师传之也。帝曰：请遂问之。岐伯曰：五日谓之候，三候谓之气，六气谓之时，四时谓之岁，而各从其主治焉。"这段对话非常关键，但也不失幽默。黄帝很想知道气指的是什么，请夫子为其"发蒙解惑"，以便了解它。可这却触到了岐伯的难处，该问题本不应该轻易道出，乃"上帝所秘""先师单传"下来的东西，但碰到黄帝老子问起来，又不能不回答。没有办法，只好如实言之。什么是气呢？五日为一候，三候为一气，也就是十五天的周期就叫作气。一年有二十四个气，可见这个气指的是节气，不是很明确吗？不少孩子都会背二十四节气歌，2月4日是立春，再过十五天就是雨水，再过十五天就是惊蛰，似乎并不稀奇。可是仔细一想，放在当时却是要命的问题，你要知道了它，老天的奥秘你就知道了，天气变化的节律你就知道了，这不是小问题。

再就是"肺主治节"。《中医基础理论》教材讲为"治理和调节"，差距似乎更大。治节这个概念出自《素问·灵兰秘典论》，它与后面的"气之本"是相呼应的。上面说到三候为一气，实际上还是一个笼统的称呼，细分起来，一个月的两个气，一个叫节气，一个叫中气，故统称二十四节气。这样一来，就知道节与气实际上是非常相近的概念。治节的这个"节"，怎么会扯到治理和调节的问题？即便是调节，调节什么呢？

有关上面的"肺主气""肺主治节"，还可以从其他方面思考。肺处胸中，其外包以肋骨，左十二，右十二，一共是二十四根，正好是二十四节气这个数，这是巧合还是必然呢？是一年先有二十四节气变化，还是先有二十四根肋骨呢？可思考之。

弄清了肺与节气的这层关系，肺的意义也起了根本的变化。天人相应，实际上在很大程度上就落在了"肺主气""肺主治节"上面。而在《中医基础理论》教材里面却根本未谈到这方面的问题，怎么能用《中医基础理论》来代替《内经》呢？

（二）读《伤寒杂病论》有感（白富彬）

《伤寒杂病论》所载的方剂里，被注明要先下的药物有麻黄、葛根、蜀漆、葶苈、酸枣仁、茵陈蒿、茯苓、瓜蒌等。这和我们现行教材所规定的先煎有很大的不同。人民卫生出版社出版的《方剂学》对先煎下的定义是："介壳与矿物类药物，因质地坚实，药力难于煎出，应打碎先煎，煮沸后20分钟左右，再下其他药，如龟甲、鳖甲、石决明、生牡蛎、代赭石、生龙骨、生石膏、磁石等。某些泥沙多的药物如灶心土、糯稻根等，以及质轻量大的植物药如芦根、夏枯草等，宜先煎取汁澄清，然后以其药汁代水煎其余药物，处方时注明煎汤代水。"

但是综观《伤寒杂病论》全书，如教材所说的石膏、龙骨、牡蛎等被注明先下的实在难得一见。我们说《伤寒杂病论》是中医临床的奠基之作，那么是什么原因造成先煎的定义古今差别这么大呢？教材里没有说，没有说不等于我们就可以回避这个问题。这关系到我们对中药作用的理解。这种古今对中药作用的理解差异在很大程度上也会影响我们对经典的理解，影响对中医基本理论的理解。最重要的是可能还会影响我们遣方用药时的思路，从而影响临床疗效。下面用表格的形式总结了《伤寒杂病论》里被要求先下的药物和所对应的方剂，以及先煎的时间（以减少的汤液计），见表 5-1。

表 5-1　《伤寒杂病论》先下药物总结表

药物名称	对应方剂	先煎的时间	其他要求
蜀漆	桂枝救逆汤	减二升	
	《外台》牡蛎汤	以水八升，得六升	去上沫
葶苈	《千金》葶苈汤	以水一斗，得五升	去滓
紫参	紫参汤	以水五升，取二升	
瓜蒌实	小陷胸汤	以水六升，取三升	去滓
茯苓	苓桂甘枣汤	减二升	
茵陈蒿	茵陈蒿汤	减六升	
枳实	枳实薤白桂枝汤	以水五升，取二升	去滓
厚朴			
小麦	厚朴麻黄汤	先煮小麦熟	去滓
清浆水	枳实栀子汤	以清浆水七升，空煮取四升	
麻黄	大青龙汤	减二升	去上沫
	麻杏石甘汤	减二升	去上沫
	葛根汤	减二升	去白沫
	葛根加半夏汤	减二升	去白沫
	桂枝加葛根汤	减二升	去上沫
	小青龙汤	减二升	去上沫
	桂麻各半汤	一二沸	去上沫
	桂二麻一汤	一二沸	去上沫
	桂枝二越婢一汤	一二沸	去上沫
	麻黄汤	减二升	去上沫
	麻黄连翘赤小豆汤	再沸	去上沫

续表

药物名称	对应方剂	先煎的时间	其他要求
酸枣仁	酸枣仁汤		
麻黄	麻黄附子细辛汤	减二升	去上沫
	麻黄附子甘草汤	一两沸	去上沫
	麻黄升麻汤	一两沸	去上沫
	麻黄加术汤	减二升	去上沫
	《外台》牡蛎汤	以水八升，得六升	去上沫
	《千金》越婢加术汤		去沫
	射干麻黄汤	两沸	去上沫
	越婢加半夏汤		去上沫
	小青龙加石膏汤		去上沫
	甘草麻黄汤		去上沫
	麻黄附子汤		去上沫
	越婢汤		去上沫
	桂枝去芍药加麻黄附子细辛汤		去上沫
葛根	葛根黄芩黄连汤	减二升	
	桂枝加葛根汤	减二升	去上沫
	葛根汤	减二升	去白沫
	葛根加半夏汤	减二升	去白沫

　　从以上表格可以看出，凡麻黄被要求先煎的时候都会同时被要求去沫；当葛根和麻黄一起先煎的时候都被要求去沫。当葛根不和麻黄一起先煎的时候则不要求去沫。说明去沫不是针对葛根，而是针对麻黄。蜀漆在蜀漆散中的炮制要求是烧去腥；在桂枝救逆汤中的炮制要求是洗去腥，不要求去沫；在《外台》牡蛎汤中没有炮制要求，但要求煎后去沫，说明此时的去沫其实是一个去腥的过程。同时先煎蜀漆是否也可以理解为是去腥过程的一个延续。

　　再说苇茎，《说文解字》释苇："大葭也。"又释葭："苇之未秀者。"又《广韵》释葭："芦也。"这说明苇茎就是芦苇的茎，而且是嫩茎。有书上说苇茎可以用芦根代替，我觉得两者还是不一样的。根在地下，往下走，茎在地上，往上走。至于苇茎在这里为什么要先煎，而且时间还这么久，在我有限的资料里没有找到答案。但我相信仲景这么做，一定有他的道理。

　　仔细阅读《伤寒杂病论》里面对煎煮法的描述，可以有这样的体会，书里对汤剂煎煮的时间普遍要比我们现代长。拿小青龙汤为例："以水一斗，煮取三升。"2000mL 的水差不多煮去了 1400mL。具体的时间由于火的大小很难定性，会有些不一致，但有一点可以肯定，这绝不是我们现在 30 分钟的煮药时间可以解决的事。大家可以去做个试验，把 1400mL 的水放在药罐里用武火煮开，然后用文火煮，看看需要多少时间水会接近干。

　　（三）跟师学《伤寒论》论解（王佳伟）

1.《伤寒论》论解一——太阳伤寒证兼证

　　读了很久的伤寒论，接下来想把自己对某些条文的一些体会和感悟给大家讲解一下。下面我们看太阳伤寒证兼证。太阳伤寒证兼证有三个，葛根汤证、大青龙汤证、小青龙汤证。葛根汤证和前面条文桂枝加葛根汤证均有"项背强几几"，故学习时要注意鉴别，而大青龙汤证、小青龙汤证仅从方名我们就可以看出两者有共同之处，前者是外寒内热证，而后者是外寒内饮证，两者可以联系起来记。

　　我们首先来看葛根汤证，原文第 31 条："太阳病，项背强几几，无汗恶风，葛根汤主之。"本条为太阳伤寒证兼经输不利的证治，条文中"项背强几几"与桂枝加葛根汤证的"项背强几几"相同，即项背拘急不舒，转动俯仰不利，不同之处在于本证无汗而桂枝加葛根汤证有汗出，故治疗应不同。细心的学者已经发现，在教材上两个方剂药物和剂量完全相同，只是顺序不同，这不是刊印错误，原文就是这样，但是大家想一想，临床症状一个有汗出一个无汗出，治疗的方剂名称也不同，方剂会完全一样吗？所以，通常认为桂枝加葛根汤中无麻黄，而葛根汤证是无汗的，发汗力量需要加大，故加麻黄增强其发汗之力。我们总结一下，葛根汤证的病机为风寒束表，卫阳闭遏，经输不利，治法为发汗解表，升津舒经，主方葛根汤。

　　下面第 32 条仍是"葛根汤主之"，但所见症状不是"项背强几几"，而是"下利"。我们来看原文 32 条："太阳与阳明合病者，必自下利，葛根汤主之。"本条为太阳与阳明合病下利的治法。太阳与阳明合病，是不是既有太阳病也有阳明病呢？用葛根汤，应该有太阳病，而阳明病的表现及治疗又在哪里呢？下利是阳明病吗？葛根汤中既无清阳明热的药物，也无下阳明实的药物，故本条的阳明并不是指后面的阳明病，而是因为下利这一症状的病位在手阳明大肠，故曰太阳与阳明合病。我们总结一下，本证的病机为寒束肌表，内迫大肠，治法为发汗解表，升清止利，主方葛根汤，方中葛根有升清止利的作用。

　　第 33 条是葛根加半夏汤证，原文："太阳与阳明合病，不下利但呕者，葛根加半夏汤主之。"本条为外邪不解，内迫阳明而致呕的证治。本条仍旧有"太阳与阳明合病"之说，但并没有阳明热证或阳明实证，所以此阳明同样不是指后面所讲阳明病，而仅仅由于"呕"属足阳明胃经的病变而言。我们总结一下，本证病机为寒束肌表，胃失和降，气逆于上，治法为发汗解表，降逆止呕，主方葛根加半夏汤，方中半夏降逆止呕。

　　后世有葛根汤治三症"项背强几几，下利，呕"之说。

　　下面我们来看大青龙汤证、小青龙汤证。首先来看大青龙汤证，大青龙汤证涉及两个条文——38 条和 39 条。38 条是典型的大青龙汤证，而 39 条是大青龙汤证的不典型表现。我们来看 38 条原文："太阳中风，脉浮紧，发热恶寒，身疼痛，不汗出而烦躁者，大青龙汤主之。若脉微弱，汗出恶风者，不可服之，服之则厥逆，筋惕肉𤌴，此为逆也。"本条为太阳伤寒兼里热证的证治及大青龙汤的禁例。"太阳中风，脉浮紧"，大家一看，有点儿疑惑，太阳中风证，不是脉浮缓吗？后面结合 39 条"伤寒，脉浮缓"一块儿来讲。我们先看后面的两组症状，第一组"脉浮紧，发热恶寒，身疼痛，不汗出"，第二组"烦躁"，显然，前者是太阳伤寒证的临床症状，而烦躁则是邪热内郁，扰乱心神的表现，故本证病机即风寒外束，阳热内郁，治法当辛温解表，兼清里热，方用大青龙汤。条文最后为大青龙汤的禁例，脉微弱者，即里阳虚，汗出恶风者，即表阳虚，在此指表里虚者，不可服用大青龙汤，若误用大青龙汤，因阳气外散，则厥逆，津液耗伤不能濡养筋脉，则筋惕肉𤌴，仲景在条文结尾告诫后世医家"此为逆也"。大青龙汤方中麻黄用六两，比麻黄汤中麻黄的用量多一倍，可知本证风寒束闭较重，本方发汗力量也较大，故方后服法强调应取微似汗，若汗出多者，温粉扑之以止汗，并且"一服汗者，停后服"，与桂枝汤方后"一服汗出病差，停后服"不同，桂枝汤为汗出病愈才停药，而大青龙汤为汗出即停药，并未提及病愈与否的问题。

　　39 条与 38 条用对照的写作手法，我们来看原文："伤寒，脉浮缓，身不疼但重，乍有轻时，无少阴证者，大青龙汤发之。"前面 38 条"太阳中风，脉浮紧"，而本条"伤寒，脉浮缓"，此处不是错简，"中风"指被风邪所中，"伤寒"为被寒邪所伤，与第 2 条、第 3 条的"中风""伤寒"病名不同，这里的"中"和"寒"都是动词，指风寒之邪不可截然分开，感风邪可致脉浮紧的郁闭重症，感寒邪也可致脉浮缓的轻症。39 条虽郁闭较轻，故身不疼，但是也有郁闭之象，故见身重，乍有轻时，本条仍用大青龙汤治疗，显然临床当见烦躁之症。无少阴证者，要与少阴病身重鉴别，言外之意即若是少阴证则不可用大青龙汤。38 条脉症属大青龙汤证的典型表现，故曰"大青龙汤主之"，即非此方莫属，而 39 条外寒内热都有所减轻，故曰"大青龙汤发之"，有因势利导之意，临床可适当调整用量。我们看两个条文中提出里虚、表虚、少阴病等不可用大青龙汤，并且大青龙汤方后服法、护理也提示，虽然目的是取微汗，但有汗多的可能，故临床时需注意，一是大青龙汤证多见于体质盛实的年轻人，二是服后需严密观察其汗出情况加以护理。

这是大青龙汤证，外寒内热证，而小青龙汤证为外寒内饮证，条文有 40 条、41 条。

我们先来看第 40 条，"伤寒表不解，心下有水气，干呕，发热而咳，或渴，或利，或噫，或小便不利，少腹满，或喘者，小青龙汤主之。"本条为太阳伤寒兼水饮内停的证治。伤寒表不解，指太阳表实证不解，心下有水气，指内有停饮，句首首先点明病机为外寒内饮证。"干呕，发热而咳"，指出了本证的特点，为本证的主症，饮邪犯胃，胃气上逆，则干呕，风寒外束，正邪交争则发热，外寒之饮邪犯肺，肺气不利，失于宣降则咳喘。由于水饮变动不居，随处为患的特点，故本证可见各种或然证，方后有相应的药物加减。本证病机为外有寒邪，内有停饮，治法辛温解表，涤化水饮，主方小青龙汤。我们再看第 41 条，原文"伤寒，心下有水气，咳而微喘，发热不渴。服汤已渴者，此寒去欲解也。小青龙汤主之。"本条为伤寒兼水饮内停的证治及服药后的疗效判断。"伤寒，心下有水气"，指出本证的病机为外寒内饮，"咳而微喘，发热不渴"，指出本证的症状特点，"小青龙汤主之"，当接在"发热不渴"的后面，此处为倒装语法。这些都是 40 条中都有的内容，而后面"服汤已渴者，此寒去欲也"，为本条的重点难点，服小青龙汤后，出现口渴现象，通常在临床上患者服药后出现口渴，作为医生首先想到的是用药有失误，但是仲景言"此寒去欲解也"，指出这是饮邪祛除后疾病欲解除的征象，提示临证不可错误地见口渴即认为需要改变用方，此处口渴是疾病痊愈的征兆。这是温解之时，寒饮虽去，但津液一时无法上承所致口渴。

大青龙汤证和小青龙汤证，前者为外寒内热证，后者为外寒内饮证，前者内热可见烦躁，后者内饮常见咳喘，可以联系起来记忆，其实两者在临床上并不容易混淆，大青龙汤中麻黄六两，重在解表寒，而小青龙汤证表寒可有可无。

2.《伤寒论》论解二——太阳病变证

接下来，我们一起学习一下太阳病变证。简单来说，我们前面学的都属于

"太阳之为病，脉浮，头项强痛而恶寒"的太阳病，而太阳病变证是由太阳病变化而来，且发生了质变，已经不再属于太阳病。太阳病变证有热证，如热郁胸膈的栀子豉汤类证，热邪壅肺的麻杏石甘汤证，肺热壅盛的白虎汤证和白虎加人参汤证，热在肠中而下利的葛根芩连汤证等；还有虚证，如心阳虚的桂枝甘草汤证，脾阳虚水停的苓桂术甘汤证，肾阳虚的干姜附子汤证等；太阳病变证还包括虚实错杂的半夏泻心汤证等。可见太阳病可以转变为虚、实、寒、热不同的变证。为什么同为太阳病可以转变为不同的结果呢？当然和患者的体质密切相关。

我们下面来看变证纲要的几条原文，首先看 16 条上半条原文："太阳病三日，已发汗，若吐、若下、若温针，仍不解者，此为坏病，桂枝不中与之也。观其脉证，知犯何逆，随证治之。"本条为太阳病误治而成坏病的治则。用汗、吐、下、温针后，疾病仍然没有解除，这里不是说太阳病没有解除，而是指仍旧是疾病状态，"此为坏病"，坏病就是变证，指太阳病因失治或误治而致病情恶化，证候错综复杂，难以用六经证候称其名者，"桂枝不中与之"，桂枝即指桂枝汤，已经不是太阳病，故不能再用桂枝汤治疗。后面"观其脉证，知犯何逆，随证治之"，是变证的十二字治疗原则。"观其脉证"，观，用四诊的方法诊察，不是单指望诊，"脉证"指脉象和症状，用四诊的方法诊察患者的脉象和症；"知犯何逆"，然后判断疾病的病机；"随证治之"，依据病机进行施治。

第 70 条，我们看原文："发汗后，恶寒者，虚故也，不恶寒，但热者，实也，当和胃气，与调胃承气汤。"本条为汗后虚实的两种不同的转归。疾病的发生、发展、转化虽与治疗得当与否有着密切的关系，但人体体质的差异也起着重要的作用。体质阳虚之人，往往因过汗而致阳气更虚，形成"恶寒"的阳虚证，体质阳旺之人，过汗伤津化燥，易形成"不恶寒但热"的阳明病，当用调胃承气汤和胃气。

第 90 条，我们看原文："本发汗，而复下之，此为逆也；若先发汗，治不为逆。本先下之，而反汗之，为逆；若先下之，治不为逆。"本条为太阳病兼里实证时，汗下当先后有序，"本"就是本应当发汗，"复"是反的意思，本应当先发汗的，你反而先用了下法，这是错的。如果先发汗，就不错。本应当先攻下的，你反而先用了汗法，这是错误的。如果先攻下，就不错。本条就是讲太阳病兼里实证，在治疗上有两种情况，当先发汗的不能先攻下，当先攻下的不能先发汗。

第 91 条，我们看原文："伤寒，医下之，续得下利，清谷不止，身疼痛者，急当救里；后身疼痛，清便自调者，急当救表。救里宜四逆汤，救表宜桂枝汤。"

本条为少阴肾阳虚见下利清谷兼太阳病时当先里后表。本来是太阳病，医生误用下法后，患者出现下利清谷不止，下利清谷是少阴肾阳虚的表现，同时太阳病"身疼痛"的表现仍在，此时治疗当先用四逆汤温肾阳，大便正常后，只剩下太阳病的身疼痛时，再用桂枝汤解表。条文中"身疼痛"，有的学生认为乃肾阳虚所致，大家想想，假如是肾阳虚所致，则应当用后面的附子汤；假如是肾阳虚所致，条文中用过四逆汤后，大便正常，肾阳恢复了，身疼痛也应当消失，而身疼痛仍在，说明四逆汤不能治疗此身疼痛，文中是用桂枝汤治疗的，当然就是太阳病的症状了。本条中用了两个"救"字，"救里宜四逆汤"之"救"字，体现了"少阴急温如救溺然"，少阴病有死证，见下利清谷则当急温肾阳，以防死证出现，无药可救，"救表宜桂枝汤"之"救"字，强调里虚刚恢复，表邪容易入里，故当赶快驱邪外出，以防入里传变。

我们再看 92 条，仍旧是一个少阴病兼太阳病的条文，原文："病发热头痛，脉反沉，若不差，身体疼痛，当救其里。宜四逆汤。"本条论述了少阴肾阳虚兼太阳病时的一种治疗原则。患者发热头痛，脉应当浮，现在患者反见沉脉，为太阳表证兼少阴肾阳虚，"若不差"，"差"是病愈的意思，就是疾病没有痊愈，"若"即如果的意思，显然前面有前提条件，此处省略了一段话，后面有 301 条和 302 条太少两感证，第一天用麻黄细辛附子汤双解表里，第二天、第三天当用麻黄细辛附子汤，表里同治，治偏于里，"若不差"即如果用过表里双解的治法，病仍旧没好，则当用四逆汤急温里阳，道理与 91 条相同，以防少阴肾阳虚发展为死证。

大家注意一个问题，90 条和 91 条中"当救其里"前均为表证之身体疼痛，意思为即使现在有表证，也应当急救回阳，强调肾阳虚见下利清谷或者肾阳虚的时间较长时，即便有表证，也应当以救里阳为先的思想。

58 条和 59 条强调人体正气的重要性。我们看原文，58 条："凡病，若发汗，若吐，若下，若亡血，亡津液，阴阳自和者，必自愈。"本条论述阴阳自和者病即愈。"凡病"，泛指各种疾病，"若"假设之词，如果用汗、吐、下各种驱邪的方法，导致亡血、亡津液，只要阴阳自和，亦即阴阳自己恢复了，疾病即愈。提示了人体有强大的自我恢复能力。

原文 59 条："大下之后，复发汗，小便不利者，亡津液故也。勿治之，得小便利，必自愈。"本条论述汗、下后津伤，小便不利者的证治。大下伤津液，如果再发汗，则津液损伤更严重，此时见到小便量少，为体内津液少的缘故，此津液少不是津液化生有问题，而是治疗过程中损伤津液了，故不用治疗，人体有自我恢复的机能，见到小便正常了，疾病即痊愈了。

　　这两条都提到自愈，提示人体有自我修复的能力，但是在临床上如果机体不能自我恢复时，当然应该用药物治疗。

3.《伤寒论》论解三——心阳虚证治

　　上次我们学习了变证的热证部分，现在我们共同学习一下虚证，虚证有心阳虚证、脾虚证、肾阳虚证和阴阳两虚证。我们首先来看心阳虚证。

　　心阳虚证有五个方证：心阳虚的桂枝甘草汤证，出现心神浮越而烦躁的桂枝甘草龙骨牡蛎汤证，有痰浊扰心的桂枝去芍药加蜀漆牡蛎龙骨救逆汤证，还有两个是奔豚证和欲作奔豚证。

　　第一个桂枝甘草汤证，我们来看第 64 条原文："发汗过多，其人叉手自冒心，心下悸，欲得按者，桂枝甘草汤主之。"本条为发汗过多，损伤心阳的证治。发汗过多以后，患者两手交叉按在自己的心胸部，"心下悸，欲得按者"，患者心中悸动不安，想要按住才舒服，这是心阳不足，心无所主，欲得外护的表现。故本证的病机是心阳不足，心无所主。治法为温通心阳。主方桂枝甘草汤，方药组成：桂枝四两（去皮），甘草二两（炙）。本方采用一次顿服的方法，是因为本证是过汗后引起的心阳骤虚，顿服意在急复心阳。桂枝甘草汤在临床上经常用于治疗心脏病属于心阳虚者。

　　第二个是桂枝甘草龙骨牡蛎汤证。我们来看原文，第 118 条："火逆下之，因烧针烦躁者，桂枝甘草龙骨牡蛎汤主之。"本条是心阳虚，心神浮越而烦躁的证治。烧针，指将针烧热针刺的方法。对于句首的三种治法——火逆、下之、烧针的认识有不同的见解，有人认为是经过三次误治，即先火法，后用下法，又加烧针。也有人认为是经过两次误治，烧针即火逆，烧针与下法是两次误治。还有人认为烦躁是火逆的后果，"下之"两字是衍文，应删去。误治后出现了烦躁症状，此烦躁很显然不是热扰心神所致，因为方中并无清热之药，这是心阳进一步虚损，出现了心神浮越不能潜敛的证候，因此治疗当温通心阳的同时，加龙骨、牡蛎潜镇安神。但是大家注意，本来出现心神浮越是心阳虚的进一步加重才会形成的，可是本方桂枝的量反而由前面桂枝甘草汤中的四两减为一两，温心阳的力量小了？这是因为本证的烦躁是由于心阳浮越，而桂枝辛温主散，用量偏大反而会加重心阳浮越，故当减量。我们总结一下，本证病机为心阳虚损，心神浮越。治法为补益心阳，镇潜安神。主方桂枝甘草龙骨牡蛎汤，方药组成：桂枝一两（去皮），甘草二两（炙），牡蛎二两（熬），龙骨二两。

　　第三个是桂枝去芍药加蜀漆牡蛎龙骨救逆汤证。我们来看原文 112 条："伤寒脉浮，医以火迫劫之，亡阳必惊狂，卧起不安者，桂枝去芍药加蜀漆牡蛎龙骨救逆汤主之。"本条为心阳不足，痰浊扰心的证治。"伤寒脉浮"，本来是太阳病，"医以火迫劫之"，指医生用火法强发其汗，"劫"有打劫的意思。亡阳，指由于火法强发其汗而损伤了阳气。患者出现了"惊狂，卧起不安"的临床表现，结合后面方剂中有蜀漆，蜀漆是常山的幼苗，具有涤痰开结散邪之功，当为心阳不足，加之有痰浊扰心，而形成"惊狂，卧起不安"。由于是太阳表证火法发汗后所得，所以在桂枝汤的基础上加减药物，仍具解表之力；有心阳虚，芍药酸敛有碍阳气的恢复，故去之；加蜀漆涤痰，加龙骨、牡蛎潜镇安神。故本证病机为心阳不足，痰浊扰心，治法补益心阳，涤痰镇惊安神，主方桂枝去芍药加蜀漆牡蛎龙骨救逆汤。方药组成：桂枝三两（去皮），甘草二两（炙），生姜三两（切），大枣十二枚（擘），牡蛎五两（熬），蜀漆三两（洗去腥），龙骨四两。

下面两个是奔豚证和欲作奔豚证。

首先来看奔豚，桂枝加桂汤证，117 条原文："烧针令其汗，针处被寒，核起而赤者，必发奔豚。气从少腹上冲心者，灸其核上各一壮，与桂枝加桂汤，更加桂二两也。"本条是心阳虚致发奔豚的证治。"烧针令其汗"指用烧针发汗，针处被寒，"寒"为广义的寒，指邪气，针处被邪气侵袭，"核起而赤"，局部红肿如核，也就是针眼处被感染了，"必发奔豚"，会发生奔豚证，奔豚的症状是"气从少腹上冲心"，"豚"指小猪，"奔豚"是以小猪奔跑的样子来形容本病的症状，形容有气从上腹上冲于心就像小猪奔跑一样，这是由于汗出伤了心阳，心阳不足，不能下蛰于肾温暖肾水，下焦水寒之气乘虚上逆所致。下面是治疗，"灸其核上各一壮"，即起到热敷的作用，使肿块消散，另外用桂枝加桂汤温心阳降冲逆，治疗奔豚证。我们总结一下，奔豚证的病机为心阳不足，水寒之气上逆。治法为温通心阳，平冲降逆，主方桂枝加桂汤，方药组成：桂枝五两（去皮），芍药三两，生姜三两（切），甘草二两（炙），大枣十二枚（擘）。

65 条是欲作奔豚证，我们来看原文："发汗后，其人脐下悸者，欲作奔豚，茯苓桂枝甘草大枣汤主之。"本条论述欲作奔豚的证治。发汗后同样形成心阳虚，但不像奔豚有气从少腹上冲于心，而仅在脐下悸动不安，文中说欲作奔豚，形容想冲但没有冲上来，我们看方中有茯苓可知，这是有水饮，有水饮就和单纯的气上逆不同，它是有形的，不像无形的气容易冲上去，所以仅在脐下悸动不安，叫欲作奔豚。我们总结一下，欲作奔豚证的病机为心阳不足，下焦水饮欲动，辨证要点是脐下悸动不安，治法是温通心阳，化气行水，方剂是茯苓桂枝甘草大枣汤，方药组成：茯苓半斤，桂枝四两（去皮），甘草二两（炙），大枣十五枚

（擘）。本方是用甘澜水煎药，取其性兼而势急为引，用取类比象之义。李中梓的《伤寒括要》中说："用甘澜水者，取其动而不已，理停滞之水也。"

心阳虚的五个证候我们学习完了，大家可以前三个证候联系起来学习记忆，后两个一块儿来学习记忆。

4.《伤寒论》论解四——脾阳虚证

上一篇我们一起学习了心阳虚证，我们下面来看脾阳虚证。脾阳虚证有三个方证：苓桂术甘汤证、厚朴生姜半夏甘草人参汤证、小建中汤证。

首先来看第一个，苓桂术甘汤证，67 条原文："伤寒若吐若下后，心下逆满，气上冲胸，起则头眩，脉沉紧，发汗则动经，身为振振摇者，茯苓桂枝白术甘草汤主之。"本条为脾虚水停证的证治及禁忌。"茯苓桂枝白术甘草汤主之"应接"脉沉紧"后，这属于倒装语法。原本是太阳伤寒证，经过吐法、下法后，出现"心下逆满，气上冲胸，起则头眩，脉沉紧"，这是由于吐下之法损伤脾阳，脾失健运、水饮内停所致，水饮停积，气机不利则见心下逆满，浊阴上逆，则见气上冲胸，水饮上犯清窍，清阳不得上荣于清窍，则见头眩，"脉沉紧"，沉主病在里，"紧"就是弦脉，《伤寒论》中的脉象并不是后世定义下的脉象，我们想一下，第一部脉学专著《脉经》是西晋王叔和所写，张仲景见过吗？但是张仲景在诊病时是要切脉的，所以《伤寒论》中的脉象是张仲景在用自己的语言描写的，而我们现在所说的弦脉是如按弓弦，如果紧张度不高能是弦脉吗？所以此处的脉沉紧，即是脉沉弦，为里有水饮的脉象。病机为脾阳虚水饮内停，当用茯苓桂枝白术甘草汤温脾阳化水饮的方法来治疗，若误用发汗的方法会怎么样呢？阳加于阴谓之汗，没有表邪用汗法只会伤正气，原来什么虚就会更虚，所以就造成脾阳虚的加重，脾阳虚进一步加重会发展为什么呢？发展为肾阳虚，文中说"发汗则动经"，"动"即伤的意思，即发汗的话就会伤经中的阳气，阳气更虚，再加上有水饮的干扰，出现了后面的"身为振振摇"，就是站立行路摇摆不稳的症状，这与 82 条真武汤证的"身瞤动，振振欲擗地"是一个意思，也就是如果苓桂术甘汤证误用发汗的方法治疗，就会形成真武汤证。我们来总结一下，本证的病机是脾阳不足，水饮内停。治法是温运脾阳，利水降冲。主方为茯苓桂枝白术甘草汤。方药组成：茯苓四两，桂枝三两（去皮），白术、甘草（炙）各二两。有医家认为方中有桂枝甘草汤，当有心阳虚的成分，并且气上冲也是与心阳虚有关的，本方目前在临床上也经常用于治疗心脏病。

第二个是厚朴生姜半夏甘草人参汤证，我们来看第 66 条原文："发汗后，腹胀满者，厚朴生姜半夏甘草人参汤主之。"本条论述脾虚气滞腹胀满的证治。本条仅有"腹胀满"一个症状，而腹胀满既可见于实证，如大承气汤证"腹满不减，减不足言"，也可见于虚证，"太阴之为病，腹满而吐"，那么本条的病机又是什么呢？没有别的症状，所以只能以方测证，方中厚朴、半夏、生姜化湿消胀除满，人参、炙甘草补脾益气，但是用量差别很大，前者重用，而后者用量轻，故可知本证是脾虚为本，脾虚不能运化，气滞湿阻而致腹胀满，虽然腹胀满是标，但是阻滞较重，当以治标为主。

本条仅有一个症状"腹胀满"，看似表述不明确，其实仲景正是在强调本证的重点。仲景的很多条文都是在强调临床的重点和难点，而不是罗列症状，比如我们前面讲的第176条的白虎汤证，当太阳病传变为阳明里热证时，重点是患者仍旧发热，但是邪气已经由表入里了，此处不是强调邪气是热邪，而是强调邪气的病位已经入里了，不能再用汗法治疗了，故不说"里有热"而说"里有寒"。而白虎汤证的另一条条第350条"伤寒脉滑而厥者，里有热，白虎汤主之"，临床见到手足逆冷时，通常医生的第一感觉是肾阳虚，但这个患者脉象是滑脉，自然不是阳虚的寒证，而是相反的热邪所导致的，此时仲景强调的是邪气的性质，故说"里有热"。还有前面讲的第41条小青龙汤证，患者原本不渴，服药后口渴，医生的第一感觉是我用错药了，应该调方，其实此处口渴是水饮欲解的征象，仲景强调"欲解"二字，故不曰"此水气欲解也"，而说"此寒去欲解也"。

本证虽然脾虚是本，但重点是气滞腹胀满，故当以理气除满为主。厚朴生姜半夏甘草人参汤是个补三消七的方子，有方歌：厚朴半斤姜半斤，一参二草也须分，半夏半升善除满，脾虚腹胀此方真。条文中仅有"腹胀满"正是强调了本证的重点问题——气滞为主。试想条文中如果有脾虚的症状，大家可能不会把腹胀满作为要解决的主要问题，而本证在临床上如果以补脾为主，反而不能解决腹胀满的问题，曾经我有一个同学腹胀满，辨为脾虚证，我首先想的就是用理中丸，但他说吃过理中丸，腹胀还加重，想到当是脾虚气滞腹胀满，故用本方治疗，党参仅用3g，3剂后腹胀满减轻，减厚朴、半夏、生姜用量，党参加量，又加白术而治愈。

我们总结一下，本证病机为脾虚不运，气机壅滞。治法为消滞除满，健脾温运。主方厚朴生姜半夏甘草人参汤脉，方药组成：厚朴半斤（炙，去皮），生姜半斤（切），半夏半升（洗），甘草二两（炙），人参一两。

第三个小建中汤证，我们来看原文102条："伤寒二三日，心中悸而烦者，小建中汤主之。"本条是里虚又感伤寒，出现心中悸而烦的证治。太阳伤寒证没有经过误治，得病两三天后出现心中悸而烦，这是由于素体气血不足，当得太阳病后，正气抗邪于表，原来的气血不足加重，不能荣养心神，而出现心中悸而烦。本证病机为中焦虚损，气虚血少，心失所养。治法为建中补脾，调和气血。主方小建中汤，方药组成：桂枝三两（去皮），甘草二两（炙），大枣十二枚（擘），芍药六两，生姜三两（切），胶饴一升。

5.《伤寒论》论解五——肾阳虚证

我们上次谈到了脾虚证，现在和大家一起谈谈肾阳虚证。肾阳虚证有两个：干姜附子汤证和真武汤证。

第一个干姜附子汤证，原文61条："下之后，复发汗，昼日烦躁不得眠，夜而安静，不呕不渴，无表证，脉沉微，身无大热者，干姜附子汤主之。"本条是肾阳虚烦躁的证治。先用下法又用汗法，反复损伤阳气，患者出现了"昼日烦躁不得眠，夜而安静"，烦躁首先要想到阳证，而后面紧跟不呕不渴无表证，就是说不是少阳病，不是阳明病，也不是太阳病的兼证大青龙汤证，不是三阳病而脉象见沉微，"少阴病之为病，脉微细""少阴病，脉沉者，急温之"，这是阳衰阴盛，无力鼓动血脉的脉象，故病机当为少阴肾阳虚，"身无大热"，若阴邪内盛格阳于外，可见身大热，现在身无大热，说明阳虚没有达到阳气外亡的程度，"昼日烦躁不得眠，夜而安静"也是肾阳虚不重的表现，白天阳气用事，虚阳得自然界阳气的资助而能与阴邪相争，故见烦躁，夜属阴，虚阳无力与阴邪相争而无烦躁，故说"安静"，若是肾阳虚重证，即便是白天得自然界阳气的资助，也无力与阴阳抗争。本证虽然不重，但属误治后的急症，故药需顿服，意在急回其阳。本证病机为肾阳损伤，阴寒内盛。治法为急救回阳。主方为干姜附子汤，方药组成：干姜一两，附子一枚（生用，去皮，切八片）。需要注意服法，为顿服。

第二个是真武汤证。我们来看第82条原文："太阳病发汗，汗出不解，其人仍发热，心下悸，头眩，身𥆧动，振振欲擗地者，真武汤主之。"本条是肾阳虚水泛的证治。太阳病虽然用发汗的方法治疗，但是汗后疾病没有痊愈，患者仍发热，对于这个症状解释说法不一，我们放在最后解释，"心下悸"，少阴阳虚，不能化气行水，水气上逆凌心；"头眩"，水饮上犯清窍，清阳不得上荣于清窍；"身𥆧动"，指身体筋肉跳动，因阳虚不能温养筋脉，水气又浸渍于肌肉经脉之间，而致"身𥆧动""振振欲擗地"，形容身体站立不稳，而欲扑倒在地。对于"其人仍发热"的理解，通常有两种，一个是太阳表证未解，一个是虚阳外越，但是考虑到最后是"真武汤主之"，本证当是真武汤的适应证，非此方莫属，而真武汤中并没有解表的药，故不当有表邪，而当虚阳外越，阳虚较重时才会出现，此时一般用生附子，比如后面四逆汤证没有虚阳外越，而通脉四逆汤证才会见到，真武汤中用的是炮附子而不是生附子，故不应理解为虚阳外越。我认为，此发热当理解为水饮郁滞所致发热，桂枝去桂加茯苓白术汤治疗水郁发热，而这两个方剂中有四味药相同，茯苓、白术、芍药、生姜，由于本证是肾阳虚水泛，故用炮附子温肾阳。我们总结一下，本证病机为肾阳虚水泛，治法为温肾阳利水气，主方真武汤，方药组成：茯苓、芍药、生姜（切）各三两，白术二两，附子一枚（炮，去皮，破八片）。

接下来我们来学习阴阳两虚证——甘草干姜汤证、芍药甘草汤证。原文第29条："伤寒脉浮，自出汗，小便数，心烦，微恶寒，脚挛急，反与桂枝汤，欲攻其表，此误也。得之便厥，咽中干，烦躁吐逆者，作甘草干姜汤与之，以复其阳。若厥愈足温者，更作芍药甘草汤与之，其脚即伸；若胃气不和谵语者，少与调胃承气汤；若重发汗，复加烧针者，四逆汤主之。"甘草干姜汤：甘草（炙）四两，干姜二两。上二味，以水三升，煮取一升五合，去滓，分温再服。芍药甘草汤：芍药、甘草（炙）各四两。上两味，以水三升，煮取一升五合，去滓，分温再服。

文载"脉浮，自汗"，这是卫阳虚弱的表现？好像是桂枝汤证，但是患者还有"小便数，心烦，微恶寒，脚挛急"，这些都不是表证。综合判断，这是里阳虚、里气虚，故有气不摄津小便频；阳虚不温而恶寒；筋脉失于温养濡润而拘挛。那么"脉浮，自汗"应该是虚阳不固津气外散的虚弱证候。用桂枝汤治其表是不恰当的，更应该济养虚弱的里阳，固摄津气。

服桂枝汤后必定要汗出，折损已经虚弱的阳气阴津。四肢厥冷乃是阳损；"咽中干，烦躁"乃是阴伤津液不足（阴阳相生，阴阳互根）；"吐逆"，乃中阳虚寒，阴阳不和，里气逆乱，胃气上逆所致。用干姜、甘草先回中焦虚弱的阳气；以芍药、甘草再还其阴津。阴阳合则病渐安。

如果，服桂枝汤变证为阳明热盛、神昏谵语、呕逆心烦等可攻之热证，就用调胃承气汤。

若再误作表证予以汗剂，再用火针治疗就会进一步损阴伤阳（阳生于阴），伤及肾阳，生机将灭。急与四逆汤回阳救逆为要，挽性命于倾覆之际。

甘草干姜汤由炙甘草和干姜组成，取甘草之甘，干姜之辛，甘辛化阳，旨在复中焦之阳。芍药甘草汤由芍药和炙甘草汤组成，取芍药之酸，甘草之甘，酸甘以化阴，既能滋补阴血，且能舒挛缓急。而辛甘化阳在小建中汤、桂枝汤、苓桂术甘汤中有所体现；酸甘化阴在小建中汤中也有所体现。大家一起回忆一下吧。

6. 《伤寒论》论解六——太阳病变证

之前我提到过太阳病变证纲要，接下来我们就具体聊聊变证的内容。

首先是热证。热证中有热郁胸膈的栀子豉汤证、热邪壅肺的麻杏石甘汤证、胃热壅盛的白虎汤证、热在肠中的葛根芩连汤证、胆热迫肠的黄芩汤证、热入血室证等，可见太阳病可以转变为上中下各个部位的里热证，这仍旧是由于体质的关系。

热证的第一个证候是栀子豉汤类证，栀子豉汤类证包括五个方证，我们看原文，第76条："发汗后，水药不得入口为逆，若更发汗，必吐下不止。发汗吐下后，虚烦不得眠，若剧者，必反复颠倒，心中懊㑊，栀子豉汤主之；若少气者，栀子甘草豉汤主之；若呕者，栀子生姜豉汤主之。"本条论述发汗后虚、实两种转归，而以论述实证栀子豉汤证为主。"发汗后，水药不得入口为逆，若更发汗，必吐下不止。"前面这一段，指出汗后可致中焦阳虚而呕吐，若再发汗，中阳更虚，则会吐下不止。后面则是变为热证的转归，是本条的重点。太阳病经过汗、吐、下后，形成了"虚烦不得眠"，"虚"不是指正气虚，而是指无形的邪气，是和"实"相对而言的，"实"指有形的邪气，比如后面的热实结胸，即热和有形的邪气结于胸膈，病机一目了然，而现在仅有热邪，属无形邪气，没有有形邪气，故曰"虚烦"，其实此处有与热实结胸鉴别的意义，若患者本来胸膈有痰饮邪气，则外邪入里化热与痰饮相结会形成热实结胸证，现在患者原本没有痰饮邪气，只有外邪入里化热的热邪。"虚烦不得眠"，指由于心烦而睡不着，"剧者，必反复颠倒，心中懊㑊"，如果严重的话，则翻来覆去，越发烦躁，"心中懊㑊"，自觉心中烦乱不宁，难以用语言表达，是烦躁的重症。这是热邪郁于胸膈所致，故治疗当清宣郁热，用栀子清热，豆豉宣散，一清一宣组成栀子豉汤。若进而见热邪耗气的少气症状，则原方加炙甘草补气，若热邪影响到胃导致呕吐，则加生姜降逆止呕。如果热郁胸膈进一步加重，则会见到胸中窒闷或心中结痛，我们看77条和78条，77条原文："发汗，若下之，而烦热胸中窒者，栀子豉汤主之。"本条为热郁胸中，气机不畅的证治。汗、下后邪热留扰胸中而烦热，热邪壅迫，胸中痞塞不通，气机失于畅达，则胸中有窒塞感，较心中懊㑊程度重。78条原文："伤寒五六日，大下之后，身热不去，心中结痛者，未欲解也，栀子豉汤主之。"本条进一步补充热郁胸膈更重而心中结痛，太阳病大下后，外寒入里化热郁于胸膈，阻塞心中气机，不通则痛，则见心中结痛，仍用栀子豉汤清宣郁热。

下面79条和80条是栀子豉汤证的另外两个兼证。

79条原文："伤寒下后，心烦，腹满，卧起不安者，栀子厚朴汤主之。"本条论述热扰胸膈兼腹满的证治。邪热留扰胸膈，心神不安则心烦，气机壅滞于腹，则见腹满，当用栀子厚朴汤清热除烦，宽中除满，方中栀子味苦性寒，既能导火热下行，又能清心除烦；厚朴苦温，既能下气消满，又能行气除胀；枳实味苦性寒，善破泄胃肠结气，本证见腹满，病位波及下焦，故不再用豆豉宣发。

80 条原文："伤寒，医以丸药大下之，身热不去，微烦者，栀子干姜汤主之。"本条为热扰胸膈兼脾阳虚的证治。丸药，是当时具有较强泻下作用的一种成药，患者本来是太阳病，而医生误用大下的治疗方法，这种治法不仅使外邪内陷入里化热留扰胸膈，而且伤了脾阳，条文中只有上热的症状"身热不去，微烦"，而无下寒的症状，但从方中用干姜可知，临床当见脾虚的下利症状。此时当用栀子干姜汤清上热，温下寒。

81 条为栀子豉汤禁例，我们看原文："凡用栀子汤，病人旧微溏者，不可与服之。""病人旧微溏"，指患者平素大便稀溏。平素大便稀溏之人多属脾胃阳虚或脾肾阳虚。栀子汤即指栀子豉汤，栀子豉汤是治疗邪热留扰胸膈的方剂，其性苦寒，故平素脾胃阳虚之人，服用栀子豉汤会使里阳更虚，加重病情，故曰"不可与服之"。但是后世提出，此时可用上面的栀子干姜汤治疗，可作参考。

栀子豉汤类证小结：栀子豉汤证，病因为太阳病汗吐下后表寒入里化热，病机热郁胸膈，临床表现为虚烦不得眠，心中懊恼，反复颠倒，烦热，胸中窒或心中结痛，治法为清宣郁热，方剂用栀子豉汤，方药组成：栀子十四个（擘），香豉四合（绵裹）。栀子豉汤兼证有四个，若少气者，中气损伤，加炙甘草益气和中，方用栀子甘草豉汤，清宣郁热，益气和中，方药组成为栀子豉汤加炙甘草二两；若呕者，郁热内扰于胃，胃气上逆，加生姜降逆和胃止呕，方用栀子生姜豉汤，清宣郁热，降逆止呕，方药组成为栀子豉汤加生姜五两；若见腹满者，为邪热留扰胸膈，气机壅滞于中，方用栀子厚朴汤，清热除烦，宽中除满，方药组成为栀子十四个（擘），厚朴四两（炙，去皮），枳实四枚（水浸，炙令黄）；若见下利者，热扰于上，脾阳虚于下，方用栀子干姜汤，清热除烦，温运脾阳。方药组成为栀子十四个（擘），干姜二两。栀子豉汤禁例，若平素大便溏者，不可服用栀子豉汤，以免苦寒之性使脾阳更虚。

我们往下看热证的第二个证候麻杏石甘汤证。

原文有 63 条和 162 条两个条文。63 条原文："发汗后，不可更行桂枝汤，汗出而喘，无大热者，可与麻黄杏仁甘草石膏汤。"162 条原文："下后，不可更行桂枝汤，汗出而喘，无大热者，可与麻黄杏子甘草石膏汤。"这两条是汗下后，邪热壅肺作喘的证治。两条中只是前面汗、下的不同，发汗若汗不得法，则余邪未尽，入里化热，若误用下法，则表邪内陷入里化热。后面症状、治法都一样，

"不可更行桂枝汤"，是指应当与桂枝加厚朴杏子汤证相鉴别，两者有寒、热的不同；"汗出而喘"意指当与麻黄汤证、小青龙汤证鉴别；"无大热者"则指当和阳明里大热、大实证的喘相鉴别。我们看，文中不是在罗列症状，而是把别的喘证都排除了，范围就越来越小了，处处都是鉴别。

这两条指出，不同的病因可以导致相同的结果，外因是变化的条件，内因是变化的根据，外因是通过内因而起变化。本证症状可见肺热郁蒸、迫津外泄所致汗出、发热，肺失宣降而喘。病机为邪热壅肺，肺失宣降。治则为清宣肺热。主方麻杏甘石汤。方药组成：麻黄四两（去节），杏仁五十枚（去皮尖），甘草二两（炙），石膏半斤（碎，绵裹）。

7.《伤寒论》论解七

上次我们聊到了热郁胸膈的栀子豉汤类证和麻杏石甘汤证。下面我们来学习第三个证候类型，胃热壅盛的白虎汤证及白虎加人参汤证。

我们首先来看白虎汤证，第176条原文："伤寒，脉浮滑，此以表有热，里有寒，白虎汤主之。"本条论述阳明胃热壅盛的证治。本来是太阳伤寒证，脉象为浮脉，但是现在脉象变为浮滑，这时发热已经不是表邪所致，而是外寒化热入里的缘故，当用白虎汤辛寒清热。本条中的"里有寒"，有些医家认为当改为"里有热"，我认为此处不存在错谬，我发表过一篇文章《读伤寒，重医理——读〈伤寒论〉第176条》，大家可以看看。寒有广义和狭义之分，狭义的寒是与热邪相对的寒邪，而广义的寒指一切邪气，此处"里有寒"而不说"里有热"是因为重点强调邪气由表入里，病位发生了变化，而不是强调疾病的寒热属性，因为白虎汤治里热证是显而易见的，但是临床上区分太阳表寒证和阳明里热证却有困难，在《伤寒论》中"寒"指广义的邪气还有两处，一是41条，小青龙汤证本不渴，服小青龙汤后出现口渴，乃"寒去欲解也"，由于多数医生见到口渴会认为当进一步治疗，而此时的口渴其实是疾病欲解的征兆，仲景在此处强调服药后的预后问题，而不是服药前的病性问题，故不说此"水气欲解"，而说"此寒去欲解"；还有一处是166条瓜蒂散证，"此为胸有寒也，当吐之，宜瓜蒂散"，本来是胸有痰邪，但文中没有说"胸有痰"，而说"胸有寒"，因为此处仲景强调的是病位，因为病位在上故当用吐法。通过这三条，我们可以看出，仲景在用"寒"字指邪气时，条文中另有重点要强调，切不可简单地认为是错谬，而忽视了重点内容。其实我们看《伤寒论》中很多条文，都不是在罗列症状，而是在强调临床时的重点以及难点。

好，我们来总结一下白虎汤证，本条中仅有脉浮滑，没有症状，后面阳明病篇还有白虎汤证的条文，提到了其他的症状，病机为胃热壅盛，治法是辛寒清热，主方白虎汤，方药组成：知母六两，石膏一斤（碎），甘草二两（炙），粳米六合。

176 条中太阳病转变为阳明里热证不是误治所致，而下面第 26 条，则是汗不得法所致。我们看原文："服桂枝汤，大汗出后，大烦渴不解，脉洪大者，白虎加人参汤主之。"本条是服用桂枝汤大汗出致热盛津气两伤的证治。桂枝汤虽不属峻汗剂，但用之不当，亦可导致大汗出。桂枝汤方服后，指出服后应絷絷微似有汗者佳，现在患者服桂枝汤大汗出，说明汗不得法，其后出现大烦渴不解，则是内热壅盛，灼伤津液，津不能上承所致。故本证病机是胃热炽盛，气津两伤。治以清热益气生津。方用白虎加人参汤，方药组成：知母六两，石膏一斤（碎，绵裹），甘草二两（炙），粳米六合，人参三两。

8.《伤寒论》论解八

下面是热证的第四个方证，黄芩汤证和黄芩加半夏生姜汤证，我们来看原文 172 条："太阳与少阳合病，自下利者，与黄芩汤。若呕者，黄芩加半夏生姜汤主之。"本条是太阳少阳合病下利或呕的证治。本条虽云"太阳与少阳合病"，但病无太阳之症，方无太阳之药，病偏重于少阳，为少阳邪热内迫阳明而下利，此下利当伴见少阳胆热的口苦、胁痛、脉弦等症状，病机为少阳邪热内迫阳明。治法清热坚阴止利，方用黄芩汤，方药组成：黄芩三两，芍药二两，甘草二两（炙），大枣十二枚（擘）。若胃气上逆而呕者，加半夏、生姜降逆和胃止呕，即黄芩加半夏生姜汤，方药组成：黄芩三两，芍药二两，甘草二两（炙），大枣十二枚（擘），半夏半升（洗），生姜一两半（一方三两，切）。

病案 1 患者林某，男，8 岁。高热、呃逆，无恶寒、无汗，舌淡苔薄白，脉浮弦细数，初步判断为太阳阴虚少阳有热，给予黄芩汤，黄芩 9g，白芍 9g，炙甘草 6g，大枣 12 个。一剂热退身安。

病案 2 患者，女，31 岁。自幼孤僻，厌见于人，婚后婆媳不睦，忧郁烦闷，彻夜不眠。夜卧惊恐，白日欲悲，喜呵欠，背冷肢麻，头皮发作。

刻诊：面痴寡言，心情忧郁，容悲沉默，喃喃呓语，舌红苔薄，脉左弦右涩，忽大忽小，节律不稳。

辨证：忧郁伤肝，胆热忧心，神不守舍，虚烦不宁。

治法：疏肝解郁，温胆除烦，安神定志，甘以缓急。

处方：黄芩加半夏生姜汤加味。黄芩 15g，白芍 15g，甘草 30g，大枣 10 枚，淮小麦 40g（先煎 30 分钟），竹茹 30g，枳实 15g，半夏 12g，茯苓 30g，龙骨 30g，牡蛎 30g，石菖蒲 12g，郁金 15g。1 剂/日，分早晚 2 次煎服。

复诊：药服 7 剂，呵欠消失，惊恐神安，夜寝入寐，梦少，面见悦色，背寒肢冷消失，继服上方 10 剂，病痛若失。后服逍遥丸、天王补心丹调治而安。

热证的第五个方证是葛根黄芩黄连汤证。我们看原文第 34 条"太阳病，桂枝证，医反下之，利遂不止，脉促者，表未解也。喘而汗出者，葛根黄芩黄连汤主之。"本条为里热夹表邪下利的证治。太阳病桂枝汤证，医生反而误用下法治疗，其后出现下利不止，若伴见脉促，是邪欲陷而正气尚能抗邪于表，故曰"表未解也"，若伴见"喘而汗出"，则是肠中有热的下利，热迫津外泄，则汗出，肺与大肠相表里，肠热影响到肺则喘，当用葛根黄芩黄连汤清热止利。病机是热迫胃肠，治则为清热止利，主方葛根黄芩黄连汤，方药组成：葛根半斤，甘草二两（炙），黄芩三两，黄连三两。

病案 3 患者 7 岁，主诉大便稀薄 1 天。

患儿昨日下午起大便稀薄，渐转为蛋花汤样，至今晨已泻 8 次，泻下急迫，量多，见少许黏液，腹痛时作，食欲不振，伴呕恶，烦闹，口渴，小便短黄。现症见神疲乏力，舌红，苔黄腻。大便气味秽臭。脉滑数。

辨证：湿热泄泻。

治法：清肠解热，化湿止泻。

处方：葛根黄芩黄连汤加减。葛根 9g，黄芩 9g，黄连 3g，炙甘草 3g，地锦草 6g，豆卷 6g。

病案 4 患者罗某，女，5 岁，2016 年 1 月 29 日来诊。其奶奶代诉，患儿反复腹痛 1 年余，3 天前又出现腹痛、呕吐，有时呕饭有时呕清水，胃口差、大便结。服西药未见明显效果。

查体见舌淡红，苔薄黄，脉细滑。腹软，脐周轻微按压痛，无反跳痛。彩超提示肠系膜淋巴结稍肿大。

辨证：腹痛（气虚湿热食积）。

处方：小柴胡汤加减。柴胡 12g，黄芩 3g，制半夏 6g，白芍 9g，生姜 5 片，炙甘草 6g，大枣 15g，山楂 6g，莱菔子 5g。3 剂，水煎服。

复诊述痊愈，嘱患儿喝粥调养脾胃。

热证的最后一个方证是热入血室证。涉及三条原文，第 143 条、144 条、145 条。

我们来看 143 条原文："妇人中风，发热恶寒，经水适来，得之七八日，热除而脉迟身凉，胸胁下满，如结胸状，谵语者，此为热入血室也，当刺期门，随其实而取之。"本条为热入血室的证治。"妇人中风，发热恶寒"，指女性得太阳中风证，"经水适来"，恰逢月经来潮，"得之七八日"，到了七八天的时候，"热除、脉迟、身凉"，外表的邪气乘虚而入于子宫，邪不在表故热除、身凉，血结脉道，故脉迟。"胸胁下满，如结胸状"，本证胸胁下满与结胸证病位相同，但其病理完全不同。一是水热相结于胸膈，一是热入血室。血室即胞宫、子宫，胞宫为肝所主，今因血室热郁，肝脉受阻，而肝之经脉循两胁，故胸胁下满。血热上扰，神明不安，则"谵语"。"此为热入血室"，指出病机，外邪化热入里乘胞宫之虚而入于血室。治法为刺期门，期门为肝经的募穴，可以泄肝经瘀热。

第 144 条原文："妇人中风，七八日续得寒热，发作有时，经水适断者，此为热入血室。其血必结，故使如疟状，发作有时，小柴胡汤主之。"本条为热入血室寒热如疟的治法。女性得太阳病七八天时，寒热发作有时，经水初来又止，这是热入血室的表现。此为瘀血与邪热搏结。由于血室瘀阻，气血流行不畅，正邪纷争，故寒热发作有时。当以小柴胡汤和解枢机，扶正祛邪。邪去血行，寒热自止。

第 145 条原文："妇人伤寒，发热，经水适来，昼日明了，暮则谵语，如见鬼状者，此为热入血室，无犯胃气及上二焦，必自愈。"这条是热入血室的证治及鉴别。女性外感初作，恰好赶上月经来，则邪热乘虚而入血室，气分无病，故白昼神志清楚；血属阴，血分有热，上扰心神，故夜间神志昏糊，谵言妄语，好像见到鬼一样。"无犯胃气及上二焦"，谵语乃因热入血室上扰心神所致，并非阳明热盛的谵语，也和热郁胸膈的栀子豉汤证的心中懊侬不同，意指需要和上焦中焦的热邪壅盛鉴别。"必自愈"，若月经没有停止，邪气随血而去，病可自愈。当然在临床上，如果没有自愈，则应当用药物治疗了。

我们来总结一下热入血室证，女性患太阳中风证时月经来潮，出现发热恶寒，发作有时，或见昼日明了，暮则谵语，病机为热与邪热结于血室，治法有三，一是针刺肝经的募穴以泄肝经瘀热；二是用小柴胡汤，和解少阳，清泻胆火；三是热随经血而出，可自愈。小柴胡汤方药组成：柴胡半斤，黄芩三两，人参三两，半夏半升（洗）、甘草（炙）、生姜（切）各三两，大枣十二枚（擘）。

（四）自选《伤寒论》精读有感（许兆红）

伤寒表不解，心下有水气，干呕发热或渴或利或噎或小便不利，少腹满或喘者，小青龙汤主之。伤寒心下有水气，咳而微喘，发热不渴，服汤已渴者，此寒去欲解也，小青龙汤主之。

论太阳伤寒，兼水饮的证治。本病成因，伤寒表不解，心下有水气，外有风寒表邪，内有水饮之气，内外邪气相合而成本症。干呕为水饮犯胃，胃气上逆所致。发热是表邪未解的表现，尚应有恶寒无汗，脉浮紧等风寒表证的临床表现，本条咳或喘是由于外寒引动内饮，内外合邪，水寒射肺，肺失宣降所致，这样的咳喘临床常见，咳吐大量白色泡沫样稀痰，落盂成水或吐冷痰。

由于水饮之邪变动不居，常随三焦气机的升降出入而随处为患，或壅于上，或积于下，或滞于下，因此就出现了或渴或不渴，或利、或噫、或小便不利，少腹满等诸多的症状。

本症外有表寒，内有水饮，故以小青龙汤发汗益饮，表里同治。

其后言服汤已渴者，此寒去欲解，也就是说服小青龙汤后由"不渴"转为"渴"者，说明寒饮已消，是其病欲解的佳兆，此时口渴不过是因为发热之后温解之余，津液一时不足才出现了口渴。

组成：桂枝 9g，麻黄 9g，干姜 9g，芍药 6g，炙甘草 5g，细辛 5g，制半夏 9g，五味子 5g。

方中麻黄发汗解表，宣肺平喘又兼能利水，桂枝助麻黄增强解表，通阳散寒之功，半夏化痰饮，降逆止呕，芍药酸敛阴护阳，与桂枝相伍，有调和营卫之功，炙甘草和中护正，调和诸药。本方干姜、细辛同用，宣散水寒之邪，五味子酸收，收敛肺气之耗散，一散一收，散中有收，收中有散，对调节肺的宣发、肃降功能，治疗水寒犯肺的咳喘有极好的效果。而且五味子敛肺滋肾，与麻黄相伍，亦有宣散与收敛并举之功，诸药相合，在外解表散寒，在内温化水饮，为解表化饮，表里同治的典型方剂。

忌口：生冷点滴、石膏之品。

煎法：开盖，通风，大火煎开，小火再煎 40 分钟以上。

病案：李某，女，40 岁。咳嗽 2 月余，咳白色泡沫痰，遇冷加重，大便稀，舌苔薄白，脉浮缓，小青龙汤主之。桂枝 9g，麻黄 9g，干姜 9g，芍药 6g，炙甘草 5g，细辛 5g，制半夏 9g，五味子 5g，3 剂。二诊患者说服药即见效，照上方再取 3 剂，继续治疗。随访痊愈。

（五）自选《伤寒论》精读有感一（童红蕊）

读经典，诵经典是学中医的基础。对于《伤寒论》，每次刚翻开它，都给我一种厌烦的感觉，然而继续读下去，不仅让我惊喜，有时也让我困惑。

《伤寒论》的作者是张仲景，他在历史上的主要贡献不仅是他的成就，而且他身居高位，却愿意造福百姓，为百姓生命健康日夜寻求探索，从而留下《伤寒论》，为万千饱受病痛的人民指引了一条出路。他开创了理、法、方、药的先河。

自《伤寒论》出现，后世医家对此或有所发挥，或有所补益，多依临床。

《伤寒论》第 43 条，太阳病，下之微喘，表未解故也。桂枝加厚朴、杏子主之。第 18 条，喘家作，桂枝加厚朴、杏仁佳。这两条论述了太阳中风兼肺失宣降的证治，以方测治。临床有"太阳中风"的表现，即头痛发热，汗出恶风，脉象浮缓等症，再兼喘息症状的疾病，治疗选用桂枝汤解肌祛风，调和营卫，加厚朴、杏仁降气平喘，消痰导滞，表里同治，标本兼顾，为解表宣肺，化痰定喘的有效方剂。我理解本证相当于现代医学的感冒、慢性支气管炎、支气管哮喘，见此表现者，均可用此方。

如《伤寒论方医案选编》记载治疗外感引动宿喘案例。刘某，男，42 岁，素有痰喘之症，发作较频，春日伤风，时发热，自汗，微恶寒，头痛，引动咳喘，发作基于前，胸闷而胀，气喘待息，痰白稠量多，咳喘之时，则汗出更甚，不思食，舌苔白腻，脉浮缓，此风邪伤表引动痰喘复发，外风夹痰，浊壅滞胸脘，肺胃气上逆所致，方用桂枝加厚朴杏子汤加味。

处方：桂枝 6g，白芍 6g，甘草 4g，生姜 2 片，厚朴 9g，杏仁 9g，麻黄 1.5g，贝母 9g，紫苏子 9g，炒枳壳 9g。连用 3 剂后，表证去自汗止，痰喘亦平，疗效非常好。

这方子真的值得我们运用到临床。

《伤寒论》为四大经典之一，要多读多背多理解，里面有张仲景用经方治疗的案例，这对我们理解经方有很大帮助。在临床应用经方的确疗效非常好，医者应该经常在一起讨论。只有我们不断学习、探索，才能使我们的中医事业不断发展。

（六）自选《伤寒论》精读有感二（童红蕊）

太阳病，或已发热，或未发热，必恶寒，体痛，呕逆，脉阴阳俱紧者，名为伤寒。

"太阳病"，是指寒邪侵袭体表的初期阶段，"或已发热，或未发热"，因感邪有轻重，体质有强弱，故发热有迟早，已发热是感邪较轻，卫阳能及时达表抗邪；未发热，是感邪较重，卫阳被遏，一时未能达表抗邪，但无论发热迟早，由于寒邪束表，卫阳被遏，故恶寒为必见的症状。寒邪外束，营阴郁滞，太阳经气运行不畅，故身体疼痛，脉象则寸关尺三部俱见浮紧，寒邪束表，影响胃气失于和降，则见呕逆，因寒主收引，皮毛闭塞，必然无汗，本条虽未明言无汗，只指阴阳俱紧的脉象，可推出有无汗症在，由于无汗一症，最能反映太阳伤寒，寒束表闭，营阴郁滞的病机特点，而其余诸症的出现，又都与无汗密切相关，所以太阳伤寒一般又称为表证。

太阳病、头痛、发热、身痛、腰痛、骨节疼痛、恶风无汗而喘者，麻黄汤主之。

本条由于风寒外来，肌表受邪，卫阳被遏，故见恶风，阳气外浮与客邪相争，因而发热，寒主收引，其性凝滞，阻碍太阳经气运行不畅，故见头痛、身痛、腰痛、骨节疼痛，风寒邪气外束肌表，腠理闭塞，营阴郁滞则无汗，肺主气，外合皮毛，寒邪束于体表，肺气内郁，失于宣畅则喘，本条虽未指出脉象，但可推知脉象见浮紧，此为太阳伤寒表实证，以开表散寒的麻黄汤发汗解表，宣肺平喘。

方药：麻黄三两（去节），桂枝二两（去皮），甘草一两（炙），杏仁七十个，上四味，以水九升，先煮麻黄减二升，去上沫，内诸药，煮取二升半去滓，温服八合，覆取微似汗，不须啜粥，余如桂枝法将息。

病案 患者王某，女，40岁。主诉发热，周身疼痛，恶心两天，劳累后加重。现症见恶寒，发热，无汗，腰背酸痛，体温39℃，脉浮。

处方：麻黄15g，桂枝15g，杏仁15g，炙甘草18g，生姜10g，葱白7个，水煎服。

一剂服下后好转。二诊时改麻黄9g，桂枝9g，另加大枣。2剂后痊愈。

以上两条，"必恶寒"与"恶风"是互词，可见中风与伤寒的区别，绝不是单独以恶风或是恶寒而定，事实上风邪伤人多夹寒气，寒邪伤人常借风力，只不过轻重程度各有不同，所以伤寒和中风两证的区别，主要在于前者为无汗而喘，脉浮紧，身疼腰痛，骨节疼痛明显，后者为汗出，脉浮缓，一般不喘，身体疼痛较轻或不痛，其中又以无汗有汗区别。本方真可为张仲景的妙方，诊断准确，对症下药。

（七）谈太阳病中的"中风"和"伤寒"（李士旭）

《伤寒论》中首论太阳病，太阳病居于六经之首，在太阳病中有两个最为重要的症候群，一个是"中风"，一个是"伤寒"，在《伤寒论》中均有详细的描述和记载。"太阳之为病，脉浮，头项强痛而恶寒。"此条提出了太阳病的基本脉证，为太阳病基本提纲。此后有"太阳病，发热汗出，恶风，脉缓者为中风"，提出了中风的概念，继而有"太阳病，或已发热，或未发热，必恶寒，体痛，呕逆，脉阴阳俱紧者，曰伤寒"，提出了伤寒的概念。两者为太阳病中两个重要分支，从条文可知两者之区别在于汗出与无汗。然发病之病因病机，历来有争议，刘老（刘渡舟）沿用《医宗金鉴》的观点，认为中风为中于风邪，伤人较轻，伤寒为伤于寒邪，伤人较重，因此中风为怕风，伤寒为怕冷，两者中邪不同。但是胡老（胡希恕）认为中风和伤寒感受的外邪相同，不同在于中邪部位，中风为邪侵于肌肉、腠理，病位较深，因此风吹即怕，伤寒为邪中于肌表皮毛，病位较浅，主要以怕冷无汗为主。

高教授点评：应该将两位大家的观点结合来看。两者均为邪中于肌腠，且感邪相同，中风为病之轻浅者，伤寒为病之稍重者。出现有一定的先决条件，如体质之强弱、治疗之得当否，其中体质之强弱较为重要，体质强者正邪斗争激烈则怕冷无汗明显，体质弱者抗邪力弱，邪逼津液外泄则汗出怕风。

（八）读《金匮要略》后对大黄附子汤的认识（李士旭）

高教授在临床治疗慢性肾功能衰竭擅用大黄附子汤加减。大黄附子汤为《金匮要略·腹满寒疝宿食病篇》第 15 条："胁下偏痛，发热，其脉紧弦，此寒也，以温药下之，宜大黄附子汤。"由此条可知临床所见症状为一侧胁下疼痛，其成因为寒邪所致，治疗当用温药下之，方用大黄附子汤。本方证因寒邪与积滞互结于肠道所致，治疗以温里散寒，通便止痛为主。寒为阴邪，其性收引，寒入于内，阳气失于温通，气血被阻而致一系列病症。方中应用大辛大温之附子、细辛温里散寒以止痛，配以大寒之大黄，此种配伍大黄苦寒之性被遏制，泻下功能尚存，附子辛热之性被制，温中散寒之功尚存，进而达到祛邪散寒之功。

其中辨证关键在于一侧偏痛，同时需要见紧脉或紧弦脉。紧脉主痛，弦脉为肝脉的主脉，同时可主疼痛、寒饮。抓住辨证要点，无论身体哪部疼痛，凡是偏于一侧痛者，均可考虑应用本方。

高教授点评：大黄附子汤证多为形体壮实的患者所患，面色多为晦黯，本方药力较峻猛，多用于重症疼痛，用药时需要注意控制药物剂量。

（九）读《金匮要略》心得体会（许兆红）

半夏厚朴汤出自《金匮要略》，由半夏、厚朴、茯苓、生姜、紫苏叶组成。其功在行气散结，降逆化痰。适用于七情郁结，痰涎凝聚。症见咽中如有物阻、咯吐不出、吞咽不下、胸胁满闷、咳或呕等，苔白润或白滑，脉弦缓或弦滑。因其组方极其精炼巧妙，令后学者割舍不下而喜用之。中风病证有多种，痰湿脾虚、气郁血瘀甚为常见。笔者用此方组合新方治疗中风等，疗效显著。兹举例如下：

案例 1 患者张某，男，78 岁。2017 年 7 月 11 日，主因语言不利 2 天就诊。口渴、饮水量可，饮食吞咽顺利，胃脘胀满，咽部异物感 5 月余，双下肢稍浮肿。舌质紫黯苔白厚腻，脉滑。西医诊断为脑梗死，冠心病，高血压病。中医诊断为中风，中经络，痰瘀阻络型。予降逆化痰，活血化瘀治疗。

处方：半夏 10g，厚朴 15g，茯苓 20g，紫苏叶 10g，生姜 10g，旋覆花 10g，杏仁 15g，桃仁 20g，红花 10g，地龙 15g。日 1 剂，分 2 次水煎服。

共服 10 剂，舌象明显好转，而其余的症状好转。

案例 2 患者张某，男，75 岁。2017 年 5 月 5 日，左上肢活动不便伴麻木渐行加重 10 天就诊。10 天前，经西医治疗，左臂肌力恢复正常，左手五指完全不能活动。右侧鼻唇沟变浅，偶有头晕或头目不清。舌淡红苔白腻，脉滑弱。西医诊为脑梗死，高血压病。中医诊为中风，中经络，痰湿阻络型。予健脾气、化痰湿、行气血治疗。

处方：半夏 10g，厚朴 15g，茯苓 20g，紫苏叶 10g，生姜 10g，杏仁 15g，桃仁 30g，红花 10g，地龙 20g，白术 10g，防风 10g，泽泻 10g。日 1 剂，分 2 次水煎服。

共用药 15 剂。2 剂后，两侧鼻唇沟对称。左手先由小指，然后邻近三指，最后大拇指逐渐恢复，接近正常功能，出院带药 10 剂。

患者于 10 月 24 日因上火而前颈憋胀感前来求治，予针两手背无名穴而立刻显效，时左手功能已恢复正常。

案例 3 患者宋某，女，78 岁。2017 年 6 月 21 日，主因意识不清 4 小时就诊。头颅 CT 显示为左侧丘脑血肿破入脑室系统。既往高血压病史。双侧瞳孔不等大，右侧瞳孔直径约 5mm，左侧约 2mm，对光反射消失，颈项抵抗，左侧肢体有不自主活动，双侧巴氏征阳性。撬开口腔看舌淡红苔白腻，脉弦滑有力。西医诊为脑出血，高血压病。中医诊为中风，中脏腑，风痰闭窍型。因出血量大，积极予西医药抢救治疗。第 2 天留置胃管，中医予祛风化痰、活血通络治疗。

鼻饲中药：半夏 10g，厚朴 15g，茯苓 20g，紫苏叶 10g，生姜 10g，蝉蜕 10g，僵蚕 10g，石膏 30g，防风 10g，杏仁 15g，桃仁 20g，地龙 15g，大黄 6g，仙鹤草 60g。

很快出现中枢性高热，将石膏增为 50g，防风增为 15g，不足 2 天高热便消退。可见血分药桃仁 20g 也不会影响退热。患者住院 14 天，出院时神志清，失语，双侧瞳孔等大正圆，对光反射灵敏，左侧肢体肌力正常，右下肢肌力 3 级。已经去除胃管可以喂入饮食。

案例 4 患者宋某，女，78 岁。初诊于 2017 年 7 月 19 日。口向左侧严重歪斜 1 天，饮食外漏。右侧额纹变浅，右眼尚能闭合。舌质黯苔白腻，左脉盛、弦涩，右脉滑中带涩。未行头颅 CT、MRI 等检查，西医拟诊为周围神经性面瘫，高血压病。中医诊为真中风，证属风痰瘀阻络。以息风化痰活血法治疗。

处方：半夏 10g，厚朴 15g，茯苓 20g，紫苏叶 10g，生姜 10g，防风 10g，桃仁 20g，红花 10g，木瓜 10g，牡丹皮 10g，地龙 15g，泽泻 10g，枇杷叶 10g，石决明 30g，珍珠母 30g，生地黄、熟地黄各 20g，生麦芽 15g。

5 剂，水煎服每日 1 剂，药房暂无生麦芽，选用炒麦芽。

7 月 24 日复诊，患者面目歪斜明显减轻，饮食已显自如，左脉盛势已去，去牡丹皮，加白芍 20g。7 月 29 日复诊，病情已愈，再服 5 剂巩固治疗。

本方证多因痰气郁结于咽喉所致。情志不遂，肝气郁结，肺胃失于宣降，津液不布，聚而为痰，痰气相搏，结于咽喉，故见咽中如有物阻，咯吐不出，吞咽不下；肺胃失于宣降，还可致胸中气机不畅，而见胸胁满闷或咳嗽喘急或恶心呕吐等。气不行则郁不解，痰不化则结难散，故宜行气散结，化痰降逆之法。方中半夏辛温入肺胃，化痰散结，降逆和胃，为君药。厚朴苦辛性温，下气除满，助半夏散结降逆，为臣药。茯苓甘淡渗湿健脾，以助半夏化痰；生姜辛温散结，和胃止呕，且制半夏之毒；紫苏叶芳香行气，理肺疏肝，助厚朴行气宽胸，宣通郁结之气，共为佐药。随证加减，疗效可观。

（十）医林古籍心悟（王佳伟）

1. 读医学经典古籍有感

其实一开始上大学，我对中医学很抵触，总觉得中医深不可测，极其难懂，但是我对中国古代文化又充满了喜爱之情，急切地想要学习了解古代文化、学术思想等，它们带给我的不仅仅是清新超然的一种美感，更令我痴迷如醉。记得我刚开始对中医产生兴趣还是在自己的家乡，一位乡人问及我，你将来想要成为怎样的人，是悬壶济世的医生，还是其他的行业，我瞬间对中医学有了一个乌托邦式的幻想——中医学是不是可以将人间疾苦统统化解。可是自己没有一点中医知识，就在这样的徘徊与疑惑中，我渐渐地步入中医之路，我在网上搜集了中医相关资料，《黄帝内经》《神农本草经》《难经》等充满神奇的陌生字眼映入眼帘，于是一股浓浓的兴趣直击心底。

我买了中医四小经典《药性赋》《医学三字经》《药性歌括四百味》《汤头歌诀》，以及中医四大经典《黄帝内经》《伤寒杂病论》《神农本草经》《难经》，虽然我不知道如何学习，但是直觉告诉我，这些经典必须熟读熟背，才能对中医有一个初步的认识和了解。

"诸药赋性，此类最寒。犀角解乎心热；羚羊清乎肺肝……常山理痰结而治温疟；葶苈泻肺喘而通水气。此六十六种药性之寒者也。"一遍又一遍，从头背到尾。我就是按照这样的方式，对每一本经典进行了疯狂的打磨，一学就是五年。

都说中华民族传承下来的文化博大精深，到此刻，我才有一点点感触和体会，中华文化千姿百态，数不胜数，单单中医这一种就需要过半的人生来钻研，来探索。

中医入门，需要的是耐心和毅力，理解和记忆需要不断促进。但仔细想想，上下五千年传承的医学必定是经典，因此，我们必须尊重经典，深读经典，重点要投入到理解历代医学大家的学术思想，以及他们精湛的医技、诊断技艺等。尽最大可能将自己的知识与作者之本意相契合，博览群书，广参经方。医家流派甚多，每一个医学大家都是伟大的，他们的学术思想给了我们很多启示和灵感，告诉我们学习中医文化，需要传承和创新，相投为妙。

中医法于自然、天地、人道，医理源于此，亦深于此，众人深爱研究古籍，却难于真正的领悟，并在临床中运筹帷幄。更需要靠我们这一代年轻人继承和发展。不只是死磕理论，万事法于实践，源于实践。只有不断地与疾病相接触，才能在医学的道路上不断体会和得到新的领悟。

趋于个人理解，浅谈中医经典之法，中医经典之理，谈谈古人如何对待天灾人祸，如何发扬和运用。《黄帝内经》简称《内经》，它代表着秦汉以前的医学贡献，是中医学的奠基和向导。类似于佛教的《佛经》，道教的《道经》，对之后的医学大家都有着巨大影响。不可想象的是，《内经》中包含了当代医学的很多研究项目与课题，如生命科学、医学心理学、气象学、哲学、气功学等。《内经》包括《素问》和《灵枢》各九卷，有人问是不是亦有《黄帝外经》，我认为是有的，但没有保存下来。《内经》是古代医家托轩辕黄帝之名而作，一般认为成书于春秋战国时期。该书中黄帝、岐伯、雷公以问答来阐述病机病理，在此基础上，提出超前的医学养生思想：主张不治已病，而治未病。

阴阳学说、五行学说、精气津液学说、藏象学说、邪正理论、病因、病机、疾病传变、病症等，这些内容在《内经》中占了很大的篇幅，而病因又讲到六淫、七情、饮食、劳伤治病等。针对诊法，望、闻、问、切深于此理，取之不尽，意深难详。治则治法则提及治病求本、扶正祛邪、阴病治阳、阳病治阴、调整阴阳等治疗原则，以及针灸、推拿、按摩、外敷、放血等，都传承至今，被众多医家广泛运用。养生篇最重视的是天人合一、形神合一之法。《内经》中亦强调饮食有度、起居有常、协调阴阳、恬恢虚无、精神内守等预防疾病、养生健身的方法。

2. 自修《难经》心悟

上篇谈到自学《黄帝内经》的心得。与《素问》及《灵枢》相比，《难经》的内容和思想都更贴切生活、自然。当然，对于历代医家来说，《难经》与《黄帝内经》同样重要。那么，《难经》又是如何引导医学大家来治病救人的呢？

《难经》原名《黄帝八十一难经》。清代吴承恩写的《西游记》家喻户晓，其中的唐玄奘师徒亦经历了九九八十一难，才取得了真经。文学和医学是相通的吗？我估计吴承恩略懂医学，中医的一个非常重要的思想就是类比取向，拿《难经》中的"八十一难"作为《西游记》的核心。将中医学和文学巧妙地结合在一起。《难经》是以问答方式来编排的，从第一难至八十一难，每一难都阐述了医学的经典理论。

《难经》由论脉、论经络、论脏腑、论病、论穴位、论针法六部分组成。

第一难：曰：十二经皆有动脉，独取寸口，以决五脏六腑死生吉凶之法，何谓也？

然：寸口者，脉之大会，……寸口者，五脏六腑之所终始，故法取于寸口也。

无论是《黄帝内经》《难经》还是《伤寒论》，都是以古汉语来撰写的，所以对于我们，学习古汉语知识甚是重要。第一难讲了脉诊的位置"独取寸口"，以及按脉的时间，"一难指出"，左右两侧脉中，每侧脉搏跳动的次数不应少于50次。脉象是指医生所感受到患者脉搏跳动的征象，健康人的脉象一般是一息4~5至。而在"人一日一夜，凡一万三千五百息，脉行五十度，周于身"这一句中不难看出，这是对人体生理活动的观察，是几千年实践总结出来的经验。"十二经皆有动脉，独取寸口"，寸口是在手腕部腕横纹下方，桡骨茎突内侧，桡动脉搏动明显之处，是进行脉诊的部位，这是医生给患者进行切脉的重要标志，脉诊部位包括了寸、关、尺三部。

脉诊是什么？它又是如何操作的呢？下面我来简单地讲讲。

脉诊又称为切脉、持脉、把脉、候脉等，是医生用手指对患者身体某些特定部位进行切按，体验脉动应指的形象，以了解身体状况，辨别病症的一种诊察方法。其依靠医者手指的灵敏触觉加以体验而识别。如果想要准确切脉，除了要熟悉脉穴的基本理论和基本知识，更要按照切脉的基本要求和方法，反复训练，仔细体会，才能逐渐识别各种脉象，真正掌握切脉基本技能，并有效地运用于临床，使脉诊在诊断中发挥重要作用。人体的血脉贯通全身，内连脏腑，外达肌表，运行气血，周流不休，所以，脉象能够反映全身脏腑功能、气血、阴阳的综合信息。脉象的搏动与心脏的搏动、心气的盛衰、脉管的通利和气血的盈亏及各脏腑的协调直接相关。

我第一次接触《难经》，源于这样一段话："《难经》非经也。以经文之难解者，设为问难以明之，故曰《难经》，言以经文为难而释之。是书之旨，盖欲推本经旨，发挥至道，剖晰疑义，垂示后学，真读《内经》之津梁也。"这段话形象地解释了《难经》，最后一句话又将《内经》和《难经》充分地联系起来。

我们看《第二十三难》：

曰：手足三阴三阳，脉之度数，可晓以不？

然：手三阳之脉，从手至头，长五尺，五六合三丈……终者，三阴三阳之脉绝，绝则死。死各有形，故曰终也。

广读医书的朋友很容易发现，上述文段源于《灵枢·脉度》，讲述手足三阴经、三阳经的长短尺寸，即所谓的十二经脉和奇经八脉中的督脉、仁脉、跷脉的长度，该长度是用来计算营卫气血在人体中运行度数的依据。而古代医家就是按照脉搏的搏动次数和呼吸次数，来推算营卫之气和经脉之气，在全身上下的流动情况。

而《论脏腑》和《论病篇》均和《内经》中的思想相近：五脏六腑之间的生理病理关系，营卫气血与脏腑之间的关系，以及它们之间相互影响；病因中七情与脏腑精气的关系及致病特点，还有饮食失宜（饮食不节、饮食不洁、饮食偏嗜）、劳逸失度（过劳、过逸）、病理产物（痰饮、瘀血、结石），以及外伤、诸虫、药邪等；各种中医疾病如何辨别，如"手三阳之脉，受风寒，伏留而不去者，则名厥头痛。"与古代名医通过脉诊及望闻问诊结合而得知患者病情情况，通过用药，得知病情的发展阶段相吻合，所以，医术的精湛是源于对经典，特别是《难经》《内经》的熟练掌握，由此我们学医的方向自然就有了。固而对《难经》言："望而知之谓之神，闻而知之谓之圣，问而知之谓之工，切脉而知之谓之巧。"有了更深刻的领悟和理解。

二、理论学习与方药应用心得

（一）浊毒理论、CRF 中医病因病机体会（李玉范）

浊毒是近些年提出的一个中医概念，具有鲜明的学术特色，我们对于浊毒证进行了深入的研究以及学习。

浊毒的含义有广义和狭义之分，广义的浊毒泛指一切对人体有害的不洁物质，而狭义的浊毒既是致病因素，又是病理产物。浊毒既是一种对人体造成严重损害的致病因素，同时也是体内化生的病理产物。

浊毒病邪胶结作用于人体，导致人体细胞、组织和器官的浊化，即致病过程；浊化的结果导致细胞、组织和器官的浊变，即形态结构的改变，包括现代病理学中的肥大、增生、萎缩、化生和癌变，以及炎症、变性、凋亡和坏死等变化。浊变的结果是毒害细胞、组织和器官，使之代谢和机能失常，乃至机能衰竭。

浊毒为病理产物，又为致病因素，与脾胃病关系甚为密切。湿浊之邪致病，有内外之分，外感湿浊由外受湿邪引起，内生湿浊由脾胃功能减退或失调，不能正常运化以致湿浊从中生引起。内外湿浊之邪相互关联，外感湿浊困脾，必致脾失健运，胃失和降；内生湿浊停滞，又常易招致外感湿浊侵袭。胃属阳土，胃病易于化热化火，即阳道实；或初为湿盛，湿盛则浊聚，久郁化热，湿浊化热蕴毒，故毒由温热转化而来，亦可由湿浊演变而生，即热为毒之渐，毒为热之极，毒寓于热，热由毒生，变由毒起。因此认为浊毒是脾胃病的主要病机之一，并以此为理论依据，制定了以"化浊""解毒"为主治疗脾胃病的一整套治则、治法。

浊毒证是指以浊毒为病因使机体处于浊毒状态，从而产生特有临床表现的一组或几组症候群。浊有浊质，毒有毒性。浊质黏腻导致浊邪为病，多易结滞脉络，阻塞气机，缠绵耗气。胶着不去而易酿毒性；而毒邪伤人，其性烈善变，损害气血营卫。两者相合则毒借浊质，浊夹毒性，多直伤脏腑经络。浊毒可侵犯上中下三焦，但以中焦最为常见，在中焦中以脾胃最为常见。

高教授根据慢性肾功能衰竭（CRF）病因病机和长期临床验证，指出 CRF 属于中医学水肿、癃闭、淋证、关格等范畴，提出本病的主要病因病机为脾肾虚衰、浊毒瘀阻。脾虚生湿，湿久为"浊"，浊久生"毒"，久病多"瘀"，湿浊毒瘀，壅阻于内，是本病的主要病理因素。故而其病状为正虚邪实、本虚标实，且以标实为重。治当祛邪为先，邪去正自安。下面我们结合以上理论再次学习其机理！

水肿病病因病机：①水湿内侵：久居湿地，或冒雨涉水，水湿内侵，脾为湿困，不能制水，水渍于肠胃而溢于体肤，发为水肿。②饮食失调：饮食不足，脾气日渐亏损；或饮食不节，过食肥甘、生冷，损伤脾胃，以致脾虚失运，水湿内停，溢于肌肤，以上各种原因，有单一原因而致病者，亦有兼杂而致病者，使病情颇为复杂。此外，起居失常、劳欲过度、感受外邪、饮食过咸、情志不遂等，均可诱发或加重本病。病位在肺、脾、肾，联系紧密。本病多属本虚标实之证。以肺、脾、肾虚损为本，以风、寒、湿、热、毒、瘀、气滞、水液为标。阳水以标实为主，阴水以本虚为主，病情反复，可出现阴阳寒热虚实错杂，本虚标实之虚实夹杂之证。

癃闭病因病机：癃闭是由于肾和膀胱气化失司导致的以排尿困难，全日总尿量明显减少，小便点滴而出，甚则闭塞不通为临床特征的一种病证。①湿热蕴结：过食辛辣肥腻，酿湿生热，湿热不解，下注膀胱，或湿热素盛，肾热下移膀胱，或下阴不洁，湿热侵袭，膀胱湿热阻滞，气化不利，小便不通，或尿量极少，而为癃闭；②肺热气壅：肺为水之上源。热邪袭肺，肺热气壅，肺气不能肃降，津液输布失常，水道通调不利，不能下输膀胱；又因热气过盛，下移膀胱，以致上下焦均为热气闭阻，气化不利，而成癃闭；③脾气不升：劳倦伤脾，饮食不节，或久病体弱，致脾虚清气不能上升，则浊气难以下降，小便因而不通，而成癃闭。故《灵枢·口问》曰："中气不足，溲便为之变。"④肾元亏虚：年老体弱或久病体虚，肾阳不足，命门火衰，气不化水，是以"无阳则阴无以化"，而致尿不得出；或因下焦炽热，日久不愈，耗损津液，以致肾阴亏虚，水府枯竭，而成癃闭。

淋证病因病机：①膀胱湿热：多食辛热肥甘之品，或嗜酒太过，酿成湿热，下注膀胱；或下阴不洁，秽浊之邪侵入膀胱，酿成湿热，发而为淋。若小便灼热刺痛者为热淋；若湿热蕴积，尿液受其煎熬，日积月累，尿中杂质结为砂石，则为石淋；若湿热蕴结于下，以致气化不利，无以分清泌浊，脂液随小便而去，小便如脂如膏，则为膏淋；若热盛伤络，迫血妄行，小便涩痛有血，则为血淋。②脾肾亏虚：久淋不愈，湿热耗伤正气，或年老、久病体弱，以及劳累过度，房事不节，均可导致脾肾亏虚。脾虚则中气下陷，肾虚则下元不固，因而小便淋沥不已。如遇劳即发者，则为劳淋；中气不足，气虚下陷者，则为气淋；肾气亏虚，下无不固，不能制约脂液，脂液下泄，尿液混浊，则为膏淋；肾阴亏虚，虚火扰络，尿中夹血，则为血淋。③肝郁气滞：恼怒伤肝，气滞不宣，气郁化火，或气火郁于下焦，影响膀胱的气化，则少腹作胀，小便艰涩而痛，余沥不尽，而发为气淋，此属气淋之实证；中气下陷所致气淋，是气淋的虚证。所以《医宗必读·淋证》指出："气淋有虚实之分。"综上所述，可见淋证病在膀胱和肾，且与肝脾有关。其病机主要是湿热蕴结下焦，导致膀胱气化不利。

关格病因病机：关格是指由于脾肾阴阳衰惫，气化不利，湿浊毒邪犯胃而导致的以小便不通与呕吐并见为临床特征的一种危重病证。本病多由水肿、癃闭、淋证等病证发展而来。关格的病机往往表现为本虚标实，寒热错杂，病位以肾为主，肾、脾、胃、心、肝、肺同病，其基本病机为脾肾阴阳衰惫，气化不利，湿浊毒邪上逆犯胃。由于标实与本虚可以互相影响，使病情不断恶化。

综上所述，水肿、癃闭、淋证等病证在反复感邪、饮食劳倦等因素作用下，或失治误治，使其反复发作，迁延不愈，以致脾肾阴阳衰惫，气化不行，湿浊毒邪内蕴，气不化水，肾关不开，则小便不通；湿浊毒邪上逆犯胃，则呕吐，遂发为关格。脾肾阴阳衰惫是本，湿浊毒邪内蕴是标，故关格病理表现为本虚标实。在病变过程中，湿浊内阻中焦，脾胃升降失司，可致腹泻或便秘；湿浊毒邪外溢肌肤，可致皮肤瘙痒，或有霜样析出；湿浊毒邪上熏，可致口中臭秽，或有尿味，舌苔厚腻；湿浊上蒙清窍，可致昏睡或神志不清。随着病情的发展，正虚不复，可由虚致虚损病。关格的病机往往表现为本虚标实，寒热错杂，病位以肾为主，肾、脾、胃、心、肝、肺同病，其基本病机为脾肾阴阳衰惫，气化不利，湿浊毒邪上逆犯胃。由于标实与本虚之间可以互相影响，使病情不断恶化，最终可因正不胜邪，发生内闭外脱，阴竭阳亡的极危之候。

体会：水肿、癃闭、淋证、关格等病既有轻重之别，又有由轻到重发展之势；病机大多为正虚邪实、本虚标实，根据以上机理辨证为脾肾亏虚，气化失司；脾肾虚损，气化失司；脾肾虚衰，浊毒瘀阻。

（二）高老应用逍遥散经验体会（李士旭）

逍遥散方出自《太平惠民和剂局方》，原文记载："治血虚劳倦，五心烦热，肢体疼痛，头目昏重，心悸颊赤，口燥咽干，发热盗汗，减食嗜卧，及血热相搏，月水不调，脐腹胀痛，寒热如疟，又疗室女血弱阴虚，荣卫不和，痰嗽潮热，肌体羸瘦，渐成骨蒸。"由条文可知逍遥散治疗范围较广，主要治疗以血虚肝郁脾虚为病机的各类疾病。尤其在治疗妇科疾病方面效果较佳。

现代多化散剂为汤剂，广泛用于治疗各类疾病。方中柴胡辛微寒，薄荷辛凉，均入肝经，肝经特点为易郁，易化火，因此应用两个辛凉之品，凉能清肝利胆，辛可疏肝解郁，当归性温善补血，能制柴胡之寒，白芍酸寒，配当归以补血养血，配柴胡以防其辛散伤阴，"见肝之病，知肝传脾，当先实脾"。茯苓、白术健脾益气，以防肝郁横逆克脾，全方蕴含了清补兼备，疏肝健脾，未病先防之治则。

高教授在临床中应用逍遥散涉及妇科、内科、男性病等。高教授将逍遥散应用情况总结如下：现在社会工作强度大、生活压力大，大部分人处于高压状态，因此产生多种精神紧张性疾病，如神经官能症、神经衰弱、抑郁症、躁狂症、更年期综合征等，高教授称此为逍遥散病症群。发病人群中大学生较多，此类人群因为学习紧张，自我调节能力差，以及青春期出现遗精、失眠、记忆力减退、性格孤僻、易偏激等。另一部分人群以更年期女性多见，此类人群多表现为烦躁易怒，失眠多梦、月经不调等。还有一部分为家庭关系不和睦者，多表现为沉默寡言，怨声载道等。另有一部分人群以消化系统疾病为主，表现为纳差、消化不良、唉声叹气等。

临床应用时如果有此类症状、此类发病人群，结合舌淡或红，脉弦，面色青黄无泽者，可考虑逍遥散加减应用。另外逍遥散所治疗的病症多以功能性疾病为主，临床辨证当抓住肝郁和脾不运化两个方面。

（三）呋塞米肾毒性思考

跟高教授学习治疗肾病，离不开利尿剂的应用，高教授在临证应用中根据电解质情况随证选取，每每疗效显著，并反复强调呋塞米注射液有致肾毒性的副作用。我临床应用高教授的方法调整利尿剂收获甚大，患者受益颇深，待随后慢慢整理。前段时间在我们病房用呋塞米注射液治疗肾功能衰竭病案中再次用反面事实印证高教授理念之正确，高教授理念有丰富的理论支持，更是其在多年临床实践中积累的宝贵经验的总结，非常值得后人继承和学习，同时也避免了许多药源性损害，给广大肾病患者带来无尽的福音！

我细细品读了呋塞米注射液说明书，现就其治疗水肿及肾功能衰竭的用量、禁用慎用等阐述如下。

适应证：治疗充血性心力衰竭、肝硬化、肾脏疾病引起的水肿。该品是高效能利尿药，可用于其他利尿药疗效不好而急需利尿的临床情况。成人、儿童和婴儿均可应用。注射剂可用于不能口服的患者或急需利尿的临床情况。水肿性疾病包括充血性心力衰竭、肝硬化、肾脏疾病（肾炎、肾病及各种原因所致的急慢性肾功能衰竭），尤其是应用其他利尿药效果不佳时，应用本类药物仍可能有效。与其他药物合用治疗急性肺水肿和急性脑水肿等。预防急性肾功能衰竭，用于各种原因导致的肾脏血流灌注不足，例如失水、休克、中毒、麻醉意外以及循环功能不全等，及时应用可减少急性肾小管坏死的机会。

用量：①水肿性疾病：起始剂量为一次20~40mg，每日1次，必要时6~8小时后追加20~40mg，直至出现满意利尿效果。1日最大剂量可达600mg，但一般应控制在100mg以内，分2~3次应用。部分患者可减少至一次20~40mg，隔日1次（或每日20~40mg，每周连续服药2~4日）；必要时每2小时追加剂量，直至出现满意疗效。维持用药阶段可分次给药。②慢性肾功能不全：1日剂量一般为40~120mg。

禁用慎用：

1. 交叉过敏。对磺胺药和噻嗪类利尿药过敏者，对本药可能亦过敏。

2. 本药可通过胎盘屏障，孕妇尤其是妊娠前 3 个月应尽量避免应用。对妊娠高血压综合征无预防作用。动物实验表明该品可致胎盘肾盂积水，流产和胎儿死亡率升高。

3. 本药可经乳汁分泌，哺乳期妇女应慎用。

4. 本药在新生儿的半衰期明显延长，故新生儿用药间隔应延长。

5. 老年人应用本药时发生低血压、电解质紊乱，血栓形成和肾功能损害的机会增多。

6. 下列情况慎用：①无尿或严重肾功能损害者，后者因需加大剂量，故用药间隔时间应延长，以免出现耳毒性等副作用；②糖尿病；③高尿酸血症或有痛风病史者；④严重肝功能损害者，因水电解质紊乱可诱发肝昏迷；⑤急性心肌梗死，过度利尿可促发休克；⑥胰腺炎或有此病史者；⑦有低钾血症倾向者，尤其是应用洋地黄类药物或有室性心律失常者；⑧红斑狼疮，本药可加重病情或诱发活动；⑨前列腺肥大。

低血钾症，超量服用洋地黄，肝昏迷患者禁用，晚期肝硬化慎用。高剂量对高血尿酸者的眼毒性极大。

7. 少尿或无尿患者应用最大剂量后 24 小时仍无效时应停药。

8. 与噻嗪类利尿药不同，本药存在明显的剂量-效应关系，治疗剂量范围较大。随访检查：①血电解质，尤其是合用洋地黄类药物或皮质激素类药物、肝肾功能损害者；②血压，尤其是用于降压，大剂量应用或用于老年人；③肾功能；④肝功能；⑤血糖；⑥血尿酸；⑦酸碱平衡情况；⑧听力。

现举例如下。吕某，女，56 岁，于 2017 年 11 月 14 日入院，以"间断口干多饮 13 年，双下肢水肿半年余，加重 1 月余"为主诉入院。

入院诊断：

（1）中医诊断：消渴病，肾阳虚衰证。

（2）西医诊断：①2 型糖尿病，糖尿病肾病 V 期，糖尿病性视网膜病变，糖尿病性周围神经病变；②冠状动脉粥样硬化性心脏病，心力衰竭，心功能 III 级；③慢性肾功能衰竭，慢性肾脏病（CKD）5 期；④高血压病 3 级，很高危；⑤肾性贫血，重度贫血；⑥高钾血症；⑦心肌酶异常查因：心肌梗死？肌肉损伤？⑧右肺炎症；⑨双侧胸腔积液。

入院检查：实验室检查示：血常规：中性粒细胞百分比 86.80%↑，淋巴细胞百分比 9.10%↓，中性粒细胞 $7.21×10^9/L$↑，淋巴细胞 $0.75×10^9/L$↓，红细胞 $2.52×10^{12}/L$↓，血红蛋白 70.0g/L↓，红细胞比容 22.300%↓，平均血红蛋白浓度

315g/L↓，C反应蛋白11.79mg/L↑。提示患者存在重度贫血，感染征象不能排除；尿常规：尿蛋白（+++），尿糖（+），隐血（±），尿白细胞（±），提示患者尿常规改变与肾功能恶化相关。尿微量白蛋白277.56mg/L↑，提示患者肾小球滤过功能损害。生化：碱性磷酸酶126.00U/L↑，γ谷氨酰转肽酶60.89U/L↑，白蛋白33.4g/L↓，球蛋白30.2g/L↑，白球比1.11↓，核苷酸酶11.26U/L↑，尿素30.74mmol/L↑，肌酐707.00μmol/L↑，尿酸526μmol/L↑，胱抑素C 4.610mg/L↑，β_2微球蛋白18.42mg/L↑，总胆固醇6.53mmol/L↑，低密度脂蛋白胆固醇3.79mmol/L↑，脂蛋白a457.90mg/L↑，α-羟丁酸脱氢酶257.00U/L↑，肌酸激酶测定758.00IU/L↑，肌酸激酶同工酶29.00U/L↑，乳酸脱氢酶272.00IU/L↑，钾6.13mmol/L↑，钙2.03mmol/L↓，磷2.14mmol/L↑，葡萄糖8.09mmol/L↑。心肌标志物：肌酸激酶同工酶28.00U/L↑，肌红蛋白1045.00ng/mL↑，肌钙蛋白10.310ng/mL。患者血肌酐升高达到透析标准，建议患者行透析治疗；患者心肌酶升高不能排除心梗、甲状腺功能低下、肾功能衰竭相关，可予复查。凝血功能：部分凝血活酶时间42.90s↑，纤维蛋白原5.58g/L↑，D-二聚体533.00ng/mL↑。甲功三项：游离三碘甲状原氨酸2.20pg/mL↓，游离甲状腺素0.95ng/dL，人促甲状腺激素2.65μIU/mL。提示患者存在T_3低下，考虑为基础疾病导致。N端脑钠肽前体161.00pg/mL↑，根据患者症状及各项检查考虑患者存在心脏衰竭。糖化血红蛋白5.6%，提示患者近期血糖控制可。复查生化心肌酶电解质示：尿素30.81mmol/L↑，肌酐714.00μmol/L↑，尿酸530μmol/L↑，胱抑素C4.430mg/L↑，β_2微球蛋白18.04mg/L↑，α-羟丁酸脱氢酶207.00U/L↑，肌酸激酶576.00IU/L↑，肌酸激酶同工酶26.00U/L↑，乳酸脱氢酶测定236.00IU/L↑，肌红蛋白871.10ng/mL↑，钾6.09mmol/L↑，钙2.08mmol/L↓，磷2.30mmol/L↑。心电图：窦性心律，正常心电图。胸片示：①右肺炎症；②心影改变，考虑心力衰竭，建议结合临床其他检查；③双侧胸腔少量积液。

入院治疗：入院即给予呋塞米注射液40mg，12小时静推，中药治以温阳健脾，化瘀利水为主，方选五苓散汤合五皮饮加减治疗（遵从口服中药透析疗法），同时采用高位结肠透析点滴（方中酒大黄通腑降浊，红花化瘀，生槐花、蒲公英解毒，炮附子温振阳气，海螵蛸、煅龙骨、煅牡蛎、醋艾炭吸附浊毒，加用碳酸氢钠注射液30mL）以促进浊毒排泄，纠正酸中毒。因条件受限，未采用皮肤透析治疗。11月15日患者自我感觉明显好转，精神转悦，面部晦黯较前改善。于次日请外院西医会诊，遵从专家意见，给予呋塞米注射液200mg，每4小时1次（q4h），并且停口服中药，因为可导致血钾升高，又停结肠点滴，因为其作用不如甘露醇灌肠，后复查血肌酐持续升高，至 11 月 18 日患者凌晨起身小便时开始出现头晕乏力，少气懒言，心慌缓解，气短、胸闷缓解，胁下及少腹部疼痛减轻，双下肢凹陷性水肿减轻，乏力，左眼视物可，畏寒怕冷改善，多汗，皮肤瘙痒，纳差，恶心欲呕减轻，夜寐差，半卧位，不可平躺，小便较前增多，大便色青黑，稀便，日 5 次。舌质淡无瘀点，舌苔白厚，舌底脉络色红，未见迂曲。脉沉弦涩。体温 36.6℃，脉搏 80 次/分，呼吸 18 次/分，血压 130～150/60～80mmHg；入量 820mL，出量 2960mL（出入量可观）；复查肾功能示：尿素 32.17mmol/L↑，肌酐 759.00μmol/L↑，尿酸 530μmol/L↑，胱抑素 C 4.750mg/L↑，β_2 微球蛋白 18.06mg/L↑。复查电解质示：钾 4.77mmol/L，钠 143.00mmol/L，钙 2.10mmol/L，磷 2.44mmol/L↑。复查心电图：①窦性心律；②R 波、V_2、V_3 导联递增不良。患者病情危重，出现尿毒症脑病等，不得不转入急诊科血透治疗。

转科患者也经历了不少，唯独这次心情异常沉重，因为站在患者角度思考。我了解该患者及家属对于透析有着深深的戒备心理，他们也愿意接受非透析疗法方案，他们认为透析就是死路一条，选择应用保守治疗也是其基本权利的一种体现，他们宁愿自愿承担风险，也不要透析，可我们用临床数据告诉他们不透析也是死路一条，硬是把患者及家属逼上悬崖。站在医者角度思考：当我们用非透析疗法稍稍取得一些成绩的时候，西医的介入使该患者出现了大多数肾病患者可以预料到的结局。

三、学习实践与医德医风心得

（一）浅谈书写跟师医案及心得的体会（李玉范）

1. 书写跟师医案及体会的益处

（1）顺应国家政策、推动中医药事业的发展：目前国家提倡并鼓励大力发展中医药事业，我们力量虽小，但也是中医药事业接班人，我们应该具有使命感，为了中医药事业发展尽一份绵薄之力，拿出我们应有的责任和义务完成各项跟师任务。

（2）有利于更好地学习和继承名老中医学术思想及理论：《三国志》中"读书百遍，其义自见"的道理使我们明白通过多读多写才能很好地巩固并掌握名老中医的学术经验。

（3）有利于整理和传承名老中医学术思想及理论：俗话说得好，也是高老常说的"好记性不如烂笔杆"，只有精心记录和整理，才能把高老丰富的临床经验和学术思想传承于后人。

（4）丰富并推动名老中医药专家传承工作室的发展：记录的医案和体会很真实地反映高老的学术思想和理论，为出版专著做充分的准备。

（5）更重要的是有利于个人医疗水平的提高和发展：高教授从事医疗事业40余年，获得的科研成果及奖项举不胜举，也是有目共睹的，我们有幸跟师学习，实际是在提高个人医疗水平的道路上走了一条捷径，这点其实是很重要的。

2. 书写跟师医案及体会的方法

（1）应积极的跟师学习，俗话说"巧妇难为无米之炊"，只有真正坐在教师身边跟师学习才能为我们提供书写的素材。

（2）重在积累和总结：其中分为纵向积累和横向积累，纵向积累主要指书写医案，比如同一位患者不同疾病阶段的病情变化，我们可以分阶段书写，并总结疾病各阶段的病因病机及治疗方法。横向积累主要偏重于通过整理医案总结出心得体会，比如各种月经病、妇科杂病、癥瘕病异病同治，我们可以灵活地运用丹栀合剂加减对症治疗，还有上一次示教的"咳喘、奔豚、胸痹、水肿、淋浊、阳痿、不育"可以应用《金匮》肾气丸加减治疗等，还比如血淋病、阳痿早泄病、消渴病等，可以应用知柏合剂加减治疗。也可以总结同病异治，比如眩晕头痛病，通过辨证后可以应用丹栀合剂或养血清脑汤或知柏地黄汤等加减治疗。通过这样不断地积累和总结，不仅为书写医案及心得体会提供了素材，也学习、掌握了高教授的学术精髓。

（3）结合实际临床体会。我们要养成"学以致用"的习惯，可以纠正既往临床之不足。比如，以前治疗肝硬化，因开始轻易地应用呋塞米注射液利尿导致肾毒性，肌酐升高，后来再次入院时就改用托拉塞米注射液减轻肾毒性症状，至今记忆犹新。这些成绩虽然不甚显著，但对于每一位患者来说是影响深远的。再比如糖尿病足患者炎症消退后期，考虑给予补肝肾合补气养血类（当归、黄芪）药物治疗，目的在于促进伤口愈合，复查尿常规后发现尿蛋白消失，这些都与我们在不断地跟师学习中明白地黄汤类加减治疗糖尿病肾病的重要性，而研究发现当归、黄芪（气血饮）可以改善肾间质，提高肾功能等，通过辨证达到治愈疾病之目的。这些都可以作为心得体会素材。

及时上交跟师医案及体会的方法。首先要端正传承态度，明确传承目的。高老把他丰富的临床经验及宝贵学术财富大公无私地传授予我们，我们不能身在福中不知福，没有理由懈怠，更没有理由不学习，我们只有怀揣一颗感恩的心，奉行积极进取的态度迎接这一切，更为了在提升业务水平的道路上走出一条捷径，为我们自身的发展提供一些良机，我们有什么理由怠慢这一项作业呢？其次敢于吃苦，勇于奉献。高教授诸多光环是与这种精神分不开的，这些大家都很明白，有人说"要想做成一件事只需一个理由，而放弃一件事情能找出无数个理由"，我想只要我们有时间睡觉，有时间吃饭，就有时间学习和整理，就有时间完成我们的医案和心得体会作业。

（二）跟师学习心得一（王佳伟）

至今为止，我作为一个医学生已经四年有余。对于中医学的基础学科早已耳濡目染，从大一刚刚接触中医基础理论，到之后的中医诊断学、中药学、方剂学，这些基础课使我对于中医学有了最基本的认知和感触，至少当时觉得学好这些学科是为以后学习临床学科打基础，才能实现到临床去治病救人的最终目标，这个过程听起来很简单，其实不然。

还记得最初学习中医基础课的时候，每天课前预习、上课做笔记、下课复习，即使不理解也硬着头皮去记忆这些琐碎的知识点，现在想想真是耗掉了不少脑细胞呢！终于接触临床课了，我才意识到自己对于学习中医学的方法早已和真正的学医之路背道而驰。因为只有理论，没有接触临床难以体会中医的真正含义，是不能学好中医学这门复杂高深的课程的。但是，在实习的阶段我有幸结识了高惠然教授，从那以后我在中医学学习上得到了很大提升，在跟着高教授临床见习的过程中，慢慢体会到正确地治疗患者的整个经过。包括从望、闻、问、切，到测量血压，再到开方、抓药、用药，注意事项，服药方法，禁忌等；从患者进入诊室到高教授给患者诊治过程的问法和态度都是值得我学习的。

这些内容是完全在课本上学不到的东西。清楚地记得高教授教导我：

1. 学医不能只局限于课本、死读课本，要结合临床去体会，更需要我们思考和领悟。课本上的知识是死的，临床上患者的病情是活的、是多变的，它不可能完全按照书上写的去发展，病邪种类那么多，不同的患者所感病邪的病因、病位、病性、病势不同，还得考虑患者的年龄、性别、体质、生活习惯、生活环境、精神因素、家族史、是否有遗传病史、患病前是否吃过什么药、是否做过手术、是否有过敏史、是否有传染病史、之前做过哪些检查、之前在哪个医院做过什么治疗、吃过什么药等。我们在对患者进行诊断的过程中一定要对患者进行全面而系统地问诊，争取将患者所有病况了解到位。

2. 在给患者治疗的过程中一定要考虑患者的情绪，时刻保持一种积极向上的心态，给患者带来积极的情绪，消除患者在诊治过程中的紧张感、畏惧感，给患者带来希望。这是为什么呢？因为中医讲七情，包括怒、喜、思、悲、忧、恐、惊，每一种情绪都会影响患者的病情发展。中医总结为五志：怒、喜、思、悲、恐，在五行当中对应的五脏分别是肝、心、脾、肺、肾。即怒太过伤肝，喜太过伤心，思太过伤脾，悲太过伤肺，恐太过伤肾。所以这些负面情绪在给患者诊治过程中一定要避免，即使是比较严重的病情也要给予患者以积极的言语，尽量让患者在整个治疗过程达到没有畏惧感、轻松的状态，耐心详细地告诉患者用药注意事项、好的饮食生活习惯、锻炼方法以及养生方法等。在这里我们更要正视医生与患者的关系，争取建立友好关系，对待患者态度温和，保持耐心、认真负责的态度，让患者对你产生信心。这样才能对患者的病情有积极的治愈作用。

3. 我们不仅要考虑病情的轻重，还要考虑患者家庭情况，制定最经济但又最有效的治疗方案给患者，这样患者既能看得起病，还能看得好病。彻底改变"用名贵药才能治得好病"的观念。用最少的钱，更有效地治疗，以防有些患者看不起病，从而导致病情恶化最终丢掉性命。这才是我们一直所遵循和追求的医德风尚。

高教授的这些教诲一直深深地记在我心里，不光要在技术上追求更加精湛的境界，医德更是我们作为一名优秀医生的精神支柱和最终目标。我现在才真正体会到医学真正的灵魂和使命：始终为患者服务，帮助患者早点脱离病痛的折磨，早点带给他们幸福的生活。

（三）跟师心得二（王佳伟）

每次随高教授出诊，都会听到他亲切地说："请坐，您叫什么名字。"我们就去高教授的病历架找这位患者的病历本，与此同时高教授会洗洗手，然后温和地对患者进行望闻问切。而我呢，给患者记录血压，高教授也会让我给患者把脉，看舌苔，让我感受到底什么是滑脉，什么是黄腻苔。我也会习惯性地将高教授给患者开的药方先输入电脑作为档案存起来，然后我将诊断经过记录在笔记本上，包括症状、主诉、药方、服用方法、注意事项、禁忌。没有患者的时候，我就认真研究高教授的医案，自己先琢磨，某个地方不懂的时候，高教授也会结合方子进行讲解。

在我跟高教授学习的过程中，深刻感觉作为一名医务工作者在日常工作中要注重以下几点。

第一，应该注意个人形象。个人形象是我们每一个人都应该注意的素养问题，不只是医生。然而，医生这一职位不仅神圣而且严肃，所以作为医生的我们，树立干净良好的个人形象，不仅是自己形象的体现，更是对职业的尊重，对患者的尊重。仔细想想，一位干净端庄的医生，不仅让共事的同事有一个好心情，而且患者看到医生干净整洁时，也会很放心地让你治疗疾病。所以，作为医护人员，要注意自己的形象，从头到脚，从里到外，干净整齐，清爽精神。

第二，不要迟到。这是个通病，有很多医生都踩着点冲进病房，不论是实习的，本院的，还是进修的。还记得我在实习的时候，高教授八点来上班，我都会七点半准时到科室，等高教授来开门，然后帮高教授打扫卫生、浇花、倒水。一来能让教授休息一会儿，解除教授一路奔波的疲乏感，再者能让教授看诊前做些准备。我们不仅要尊重这份职业，也要怀着一颗感恩的心，去对待你的工作。能早到，而不迟到。

第三，衣服口袋里的必备品。白大衣口袋里首先要放个笔记本，上面记录的是医嘱、综合征、药名和用法，还有今天要请的会诊，要开的化验单，要写的阶段小结；还有各种各样的电话，各个科室、住院部以及老师的联系方式。现在虽然可以用手机记录，但在跟随高教授查房的时候，手机要调成震动或者关机，教授查房查得正起劲的时候被你的铃声打断了思路，是非常不礼貌的，因此用笔记本记录是最方便的方式。其次可以装些不容易找到的化验单等，这样可以省下很多寻找的时间。

第四，利用边角时间记忆知识点。高教授没有病人的时候，我就把今天高教授提问但是不会的知识点复习一下，以便再遇到类似患者，我们可以得以应手地帮助高教授检查。

第五，充满自信。当然，自信的前提是要有扎实的基本功，这样做事才能得心应手。要敢于主动争取承担任务，才能得到提高的机会。在学习阶段，有许多动手的机会要靠自己争取，你的自信也会让患者更加相信你的医嘱。

第六，充满耐心。作为医生，我们需要承载的不仅仅是高超的医学技术，更多的是我们的医德是否高尚，面对患者能否像对待自己的朋友家人一样，这是我们作为医生必须做到的，患者是弱者，而我们正是他们的依靠，是拯救他们的使者，这也是我们存在的意义。

所以我认为，跟高教授学习的这些天，我的医学知识和医学精神都得到了很大的升华。古语有云，师父领进门，修行在个人，我将继续努力，争取把中医技术传承下去。

（四）心得体会二（李玉范）

作为一名住院医师也有10余年了，时刻遵循"德不近佛者不可为医，技不近仙者不可为医"的理念，从最初的理论到临床实践也累积了一点微薄的临床经验，但每当临床遇到调整了各种治疗方案仍未奏效时，真的让人苦恼，直到医院给了我们这么一个好的拜师学习机会，有幸遇到了高教授，心里算是踏实多了，跟从恩师学习已有 4 个月了，从中体会颇深，收益甚多！

一切为了患者。高教授看病没有高低贵贱之分，总是非常耐心、非常和气地对待每一位来诊患者。详尽地了解每一位患者病情，从询问病史、既往服药到伴随症状，治疗上从立法方药到指导患者的饮食、生活习惯、运动锻炼及养生理念及方法，很认真仔细地给每一位患者讲解，不厌其烦，也充分体现并继承了仲景人"有病治病，未病先防"的理念，让患者终生受益。记得诊治一位"手机综合征"的患者，高教授从手机发展、利用、辐射波原理到所导致症状讲得十分清楚，目的是为了让患者彻底认识到手机的危害性，尽量做到远离手机辐射，并对其生活习惯做了详尽的指导，还进一步提供了家庭关系和睦相处的建议，这都有利于家庭和谐乃至社会和谐，做到了为了患者的一切。另外高教授开具中药总是充分考虑患者的经济情况，贵重药材、保护类中药材不到万不得已是不用的。像这样一切为了患者的例子很多很多，我们也从中受益匪浅。

平易近人，认真负责。高教授不但对患者态度和气，对我们每一位学生也是如此，他总是不厌其烦地给我们讲每一个疾病的发生、发展、病因、病机，所用方药组成原理、用药体会及个人积累的宝贵经验，都毫无保留的分享给我们，我们在学习的过程中很清醒地认识到在医学的道路上我们差得实在太多，仍须不断努力才能游刃有余，才能为广大患者提供更好更高的服务，才能真正的继承和发扬中医。

敢于吃苦，勇于奉献。在和高教授的攀谈中，我了解到 20 世纪 80 年代高教授在上海学习期间，刚好赶上甲肝、乙肝流行，许多医生因害怕被感染而请假，是高教授依然坚守阵地，并勇于值班，这是多么难得的置自身生命于不顾的奉献精神！更不用说在多少个酷暑、严寒的夜里为患者出诊，救治患者的实例了，这对于高教授来说虽属于微不足道的事情，用他自己的话说要感谢他的恩师张天教授等，但我深深地明白他更要感谢的人是他自己，是他昨日的努力和勇于付出才取得了今日辉煌的成果！我们自己在高教授面前真的是自叹不如，自惭形秽，医院给我们提供这么好的平台和这么优秀的老师，我们竟然身在福中不知福，我们没有理由退却，更没有理由不学习，想想报师时的徘徊，我真的感到自己很幸运能成为高教授的学生。有人说"要想做成一件事只需一个理由，而放弃一件事情能找出无数个理由"。我们以后更要踏踏实实、认认真真执行跟师这项任务。只要我们有时间睡觉、有时间吃饭，就有时间学习，就有时间完成我们的跟师作业，我们要以高教授为榜样，坚信有一份耕耘就有一份收获。

治学严谨，精于临床，奉于百姓。高教授通过多年严谨的治学体会及临床实践总结出独特的理论体系，并得到长期的临床验证，提出慢性肾功能衰竭主要病因病机为脾肾虚衰，浊毒瘀阻。脾虚生湿，湿久为"浊"，浊久生"毒"，久病多"瘀"，湿浊毒瘀，壅阻于内，是本病的主要病理因素，故而其病状为正虚邪实，本虚标实，且以标实为重，治当祛邪为先，邪去正自安。治疗上以温通补益脾肾，扶正降浊解毒、活血化瘀利水为治疗大法。在此理论指导下，高教授对慢性肾功能衰竭、尿毒症、各型肾炎、肾病、糖尿病肾病、肾结石、肾绞痛等肾脏疑难病有精深研究和独特疗法。并研制出以脐疗、灌肠、药浴及口服等多种给药途径的中医药非透析疗法，用于治疗慢性肾功能衰竭，服务于肾病患者，取得了突出效果。这一切如果没有严谨的治学精神和精于临床的研究经验是很难做到的。我们绝大部分医务人员对于临床的体会就是繁琐、繁忙，大多是以继承的方式服务于临床，我们缺乏的就是这种善于研究，善于实践，善于总结，善于创新的精神，试想没有研究和创新，医学如何更好的传承？从何发展？在疾病日益变化的过程中如何能守护百姓健康？作为临床工作者如果都能像高教授一样有所奉献，医学的发展该是多么飞速呀！吾自知才学疏浅，但我愿意在今后的临床中，多付出，多研究，多动脑，多总结，为医学的发展奉献出一点绵薄之力，哪怕是一朵浪花对于大海的奉献，我也为我曾经是一朵浪花而骄傲！

高教授身上的许多闪光点值得我们终生去学习，去领悟，去奋进，去继承，去发展！

以后我们将紧紧追随高教授，以高教授为榜样，在临床中认认真真学习技能，踏踏实实服务临床，尽心尽力带好学生，在医学的道路上有所贡献，有所成就。感谢医院提供如此好的平台和机会认识了高教授，感谢高教授，能成为您的学生是我们最大的福分！

高惠然教授主要成就

一、主持完成的重点科研项目

1. 1994 年主持完成河南省重点科技项目"仲景骨刺速康外敷散治疗骨质增生的研究",仲景骨刺速康外敷散取得新药文号:豫药准字(1994)L-51110 号。

该新药转让给新乡人民药厂,大批量生产创造了巨大的社会效益和经济效益。1995 年获国家专利,专利号 ZL94217918.8.。

2. 1996 年主持完成河南省重点科技项目"非透析疗法治疗慢性肾衰的研究"。国家专利号:ZL96100977.2.。

3. "肾复康脐袋" 1998 年获国家专利,专利号:ZL97212318.8。1998 年 7 月 2 日肾复康脐袋获山东省重点推广项目。

4. 主持完成第四批全国老中医药专家师承工作重点科研项目——"中医药无创伤透析疗法治疗慢性肾衰的临床研究"成果。

5. 主持 2014 年国家自然科学基金面上项目(No 81373627)基于 Wnt/β-catenin 信号通路探讨温阳化浊通络方干预系统性硬化病纤维化的作用机制,已结题。

6. 主持 2018 年国家自然科学基金面上项目(No 81774300)基于 RORC/FOXP3 甲基化修饰探讨温阳化浊通络方调控系统性硬化病 Th17/Treg 平衡的作用机制。

7. 主持 2018 年国家自然科学基金河南省联合基金项目(No U1704191)基

于 miR-155/SOCS1/STAT3 通路调节 Th17 细胞探讨温阳化浊通络方治疗系统性硬化病的作用机制。

8. 主持 2013 年河南省科技厅项目（No 132102310172）温阳化浊通络方治疗系统性硬化病有效成分及其抗纤维化作用机制研究。

9. 主持 2012 年河南省科技厅项目（No 122300410223）温阳化浊通络方对系统性硬化症 TGF-β1/Smads 信号通路的调控作用研究。

10. 主持 2010 年河南省科技厅项目（No 102102310167）解毒活血滋阴方治疗系统性红斑狼疮的有效部位群及机理研究。

11. 主持 2010 年河南省教育厅项目（No 2010C360002）复方芩艾汤拮抗 I 型食物超敏反应的实验研究。

12. 主持 2012 年河南省教育厅项目（No 2012SJGLX267）应用型本科中医药类专业实验教学质量监控与评价体系的研究与实践。

二、获得科技成果奖励及荣誉称号

1. "骨刺速康外敷散治疗骨质增生的新药研究"——1993 年 11 月 20 日获南阳地区科技进步二等奖，1995 年获中国专利十年成就展银奖，1996 年 11 月 15 日获河南省科技进步三等奖。1995 年 10 月科研论文《骨刺外敷散的药效学研究》获南阳市自然科学优秀学术论文一等奖。

2. "非透析疗法治疗慢性肾衰的研究"——1996 年获河南省科委重点科研技术研究计划书；1997 年 11 月 13 日获南阳市科技进步二等奖；2010 年 8 月获河南省中医药科学技术进步二等奖。

3. "张仲景《金匮要略》方治疗慢性肾衰的研究"科研论文——2000 年 5 月在北京世界中医药学术大会上获"中华名医世纪高新金杯一等奖"。

4. "中医无创伤透析疗法治疗慢性肾衰的临床研究"科研成果——2010 年 5 月 9 日获南阳市科技进步二等奖；2010 年 8 月获河南省中医药科学技术二等奖；2010 年 1 月 16 日获全国名医名院北京高峰会 2009 年度优秀论文一等奖。

5. 先后被授予河南省卫生系统先进工作者（1993）；河南省跨世纪学术和技术带头人（1996）；南阳市首届十佳文明市民；南阳市优秀共产党员；南阳市专业技术拔尖人才（1997、2002）；南阳市第三届道德模范（2014）。

6. 应用型本科中医药类专业实验教学质量监控及评价体系的研究与实践，2016 年获河南省教育教学成果二等奖第一名。

7. 温阳祛瘀化痰通络法对硬皮病小鼠模型皮肤硬化的抑制作用及机理研究，

2009 年获南阳市人民政府科技进步一等奖第一名。

8. 滋阴解毒通络法治疗系统性红斑狼疮的临床及作用机理研究，2012 年获河南省中医药科学技术成果一等奖第一名。

9. 益气养阴化浊通络方治疗早期糖尿病肾病的作用机理研究，2013 年获南阳市人民政府科技进步二等奖第一名。

10. 温阳化浊通络方对系统性硬化病 TGF-β1/Smads 信号通路的调控作用研究，2014 年获南阳市人民政府科技进步二等奖第一名。

11. 解毒活血滋阴方治疗系统性红斑狼疮的有效部位群及机理研究，2015 年获南阳市人民政府科技进步二等奖第一名。

12. 一种治疗 Ⅱ 型糖尿病肾病的中成药及其制备方法，专利号：ZL 2013 10351899.7，2015 年。

13. 一种治疗系统性硬化病的中药颗粒剂及其制备方法，专利号：ZL 2013 10351880.2，2015 年。

14. 一种治疗贝赫切特病的中药颗粒剂及其制备方法，2017 年。

三、高惠然教授及学生的主要学术著作和论文

1. 高惠然．儿科疑难病临床诊治．北京：中国科学技术出版社，1994．副主编．

2. 高惠然．中西医临床肾病学．北京：中国中医药出版社，1997．副主编．

3. 高惠然．腕踝针治疗鼻炎 21 例疗效观察［J］．中国农村医学．1983（3）：31.

4. 高惠然．学用张子琳先生治顽固奔豚气一例［J］．山西中医．1985，1（3）：48.

5. 高惠然．冻疮验方［J］．中国农村医学，1986（6）：44.

6. 高惠然，陈兆兴，李怀朝，等．骨刺外敷散治疗腰椎骨质增生［J］．中医杂志，1997（4）：17.

7. 高惠然．丁素珍．冀文鹏．张仲景《金匮要略》方治疗慢性肾衰的研究［A］．全国张仲景学术思想及医方应用研讨会［C］．2001.

8. 高惠然，尹德胤，王改勤．单味中药配方颗粒为主治疗慢性肾衰竭的临床经验［A］．第十九次全国中医肾病学术交流会论文汇编［C］．2006.

9. 高惠然．中医药无创伤透析疗法治疗慢性肾功能衰竭的临床经验［A］．中华中医药学会第二十一届全国中医肾病学术会议论文汇编［C］．2008.

10. 高惠然. 高惠然老中医无创伤透析疗法治疗慢性肾衰的临床研究 [J]. 中医药学报, 2011, 39 (1)：30-34.

11. 朱进看, 高惠然, 张纾难. 张仲景方反佐药规律探讨 [J]. 中医杂志, 2018 (13)：1102-1105.

12. 朱进看, 高惠然, 张纾难. 对《伤寒论》中反佐药应用的探讨 [J]. 中国中医基础医学杂志, 2019, 25 (1)：96-97.

13. 卞华, 范永升, 楼兰花, 等. 温阳化浊通络方对系统性硬皮病成纤维细胞周期和增殖的影响 [J]. 中药材, 2009, 32 (6)：936-938.

14. 翟磊. 高惠然主任医师治疗早期糖尿病肾病的经验 [J]. 国医论坛, 2010, 25 (5)：10-11.

15. 翟磊. 高惠然主任医师治疗慢性肾功能衰竭经验 [J]. 中国中医药现代远程教育, 2010, 8 (18)：6-7.

16. 吕芹, 卞华, 陈志国, 等. 温阳化浊通络方含药血清对硬皮病成纤维细胞胶原分泌和 TGF-β 表达的影响 [J]. 中国实验方剂学杂志, 2011, 17 (16)：184-186.

17. 王志甫. 翟磊. 郝毅. 中医汗法在治疗慢性肾衰中的应用体会 [J]. 黑龙江中医药, 2011, 40 (5)：30-31.

18. 王志甫, 翟磊, 郝毅. 高惠然老中医无创透析法治疗慢性肾衰竭的临床研究 [J]. 中药医学报, 2011, 39 (1)：30-34.

19. 蔡文, 王志甫, 翟磊. 仲景系列方治疗慢性肾衰 41 例 [J]. 世界中医药, 2011, 7 (3)：217-219.

20. 张雪鹏, 张彦丽, 卞华. 针刺结合中药热敷治疗急性腰扭伤 [J]. 中国实验方剂学杂志, 2014, 20 (23)：227-229.

21. 张雪鹏, 郜中明, 卞华. 补肾活血汤结合钻孔减压术治疗股骨头缺血性坏死的临床观察 [J]. 科学技术与工程, 2014, 14 (26)：187-189.

22. 卞华, 吕芹, 黄显章, 等. 温阳化浊通络方含药血清对系统性硬化病皮肤成纤维细胞 TGF-β1/Smad 信号通路的影响 [J]. 中国中西医结合杂志, 2015, 35 (9)：1054-1059.

23. 卞华, 袁敏, 郜中明, 等. 温阳化浊通络方对系统性硬化病患者外周血 Th17/Treg 细胞平衡的影响 [J]. 中国中西医结合杂志, 2015, 35 (8)：936-941.

24. 卞华, 吕芹, 韩立, 等. 温阳化浊通络方对系统性硬化症模型小鼠 TGF-β1/Smad 信号通路的影响 [J]. 中医杂志, 2015, 56 (4)：327-331.

25. 卞华，郝鹏飞，吕芹，等. 温阳化浊通络方免疫抑制作用有效部位的筛选研究［J］. 中华中医药杂志，2015，30（9）：3353-3356.

26. 卞华，郭学军，袁敏，等. 基于 APH 法的中医药类专业实验教学质量模糊综合评价［J］. 西南师范大学学报（自然科学版），2015，40（9）：218-223.

27. 卞华，邰中明，韩立，等. 温阳化浊通络方对系统性硬化病患者血清 BAFF、PIIINP 等指标的影响［J］. 中国实验方剂学杂志，2015，21（19）：193-197.

28. 卞华，吕芹，胡久略，等. 益气养阴化浊通络方对糖尿病肾病大鼠转化生长因子 β1/Smads 信号通路的影响［J］. 中国老年学杂志，2015，35（16）：4432-4434.

29. 郝鹏飞，卞华，张瓅方，等. 解毒活血滋阴方抗炎活性有效部位的筛选［J］. 中国实验方剂学杂志，2015，21（8）：151-154.

30. 卞华，韩立，杨雷. Wnt/β-catenin 信号通路与系统性硬化病研究进展［J］. 中国新药杂志，2015，24（21）：2471-2475.

31. 徐国昌，卞华，叶松山，等. 应用型中医学实验教学示范中心体系的构建. 实验技术与管理，2015，32（10）：153-156.

32. 卞华，郝鹏飞，吕芹，等. 解毒活血滋阴方免疫抑制作用有效部位的筛选研究［J］. 中成药，2015，37（5）：943-948.

33. Jian-You Guo, Hua Bian, Ying Yao. Chronic unpredictable mild stress induces parallel reductions of 15-PGDH in the hypothalamus and lungs in rats［J］. Behav Brain Res, 2015, 286：278-284.

34. 李士旭，杨静. 肾气丸加减治疗反复发作性尿路感染临床疗效观察［J］. 医学信息，2015，28（44）：409-410.

35. Li Han, Hua Bian, Jingfeng Ouyang, et al. Wenyang Huazhuo Tongluo formula, a Chinese herbal decoction, improves skinfibrosis by promoting apoptosis andinhibiting proliferation through down-regulation of survivin and cyclin D1 in systemic sclerosis. BMC complementary and alternative medicine［J］. BMC Complement Altern Med, 2016, 16（1）：69.

36. 王宗波. 口服爱西特和大承气汤治疗急性百草枯中毒疗效观察［J］. 临床医药文献杂志，2016，3（6）：1037-1040.

37. 卞华，王帅，张翠月，等. 从肺脾肾-皮毛相关论治系统性硬化病的理论基础［J］. 中华中医药杂志，2017，32（2）：701-703.

38. Qian Wang, Wenhua Zang, Hua Bian, et al. Wenyang Huazhuo Tongluo for-

mula inhibits fbrosis via suppressing Wnt/β-catenin signaling pathway in a Bleomycin-induced systemic sclerosis mouse model [J]. Chin Med, 2018, 13: 17.

39. 王倩, 陈冬玲, 张瓅方, 等. PRRX2 通过调控 Wnt/β-catenin 信号通路促进胃癌细胞活力和迁移 [J]. 中国病理生理杂志, 2018, 34（5）: 778-784.

40. 王倩, 袁敏, 陈志国, 等. RARG 对胃癌细胞活力和迁移能力的影响 [J]. 2018, 34（5）: 778-784.

41. 杨金风. 加减辅治慢性肾小球肾炎脾肾阳虚型疗效观察. 实用中医药杂志 [J]. 2018, 34（2）: 200-201.

42. 杨金风. 中西医结合治疗狼疮性肾炎患者的临床观察 [J]. 光明中医, 2018, 33（2）: 246-248.

43. 杨金风. 养脾补肾汤治疗原发性肾病综合征脾肾两虚型疗效观察. 实用中医药杂志 [J]. 2018, 34（5）: 521-522.

44. 白富彬. 高惠然主任医师运用知柏合剂治疗早期糖尿病肾病临床观察 [J]. 云南中医中药杂志, 2019, 40（6）: 58-59.

45. 白富彬, 王小青. 知柏合剂对糖尿病肾病 G3a 期微炎症状态的影响 [J]. 山西中医, 2019, 35（9）: 14-17.

附录二

高惠然教授全国名老中医药专家传承工作室示教纪要

一、第一次学术传承示教活动纪要

评议专家：世中联肾病专委、澳大利亚中医药学会名誉顾问、中华中医学学会肾病分会首任主任委员张天教授，《健康报》高级记者李新民，《健康中国》编辑部主任谭承。

参加人员：高惠然、李士旭、白富彬、陈岩、杨金风、秦涛、李涛、杨蕊、王新、张文茜等。

活动内容：播放高惠然医师专访（数字版）、专题片《医者仁心》，学习中医药无创伤透析疗法治疗慢性肾功能衰竭相关临床研究。

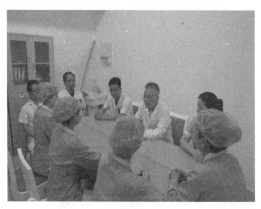

附录图 1

二、第二次学术传承示教活动纪要

评议专家：世中联肾病专委、澳大利亚中医药学会名誉顾问、中华中医药学会肾病分会首任主任委员张天教授，《健康报》高级记者李新民，《健康中国》编辑部主任谭承。

参加人员：高惠然、李士旭、王新、白富彬、李玉范、李涛、张文茜、陈岩等。

活动内容：

1. 高惠然主任对《河南省中医药继续教育项目申请表》全国名老中医经方治疗肾脏病、糖尿病、风湿病临床新技术高级研修班进行说明。

2. 根据阶段性的研究、分析、探讨李医生课题"中医治疗慢性肾功能衰竭"，陈医生课题"骨刺速康"。

3. 会诊糖尿病肾病患者。讲授西医方法治疗容易伤肝、伤肾，患者舌苔情况（舌体胖、舌头边缘红）和处方怎么开。

4. 结合经典医案讲解肾囊肿、更年期综合征的诊治方法。

5. 讲解《金匮肾气丸的立方宗旨初探与异病同治新用》，以肾气丸的配伍为主，案例：①治咳喘；②治奔豚；③胸痹；④治遗溺；⑤治水肿；⑥治淋浊；⑦治阳痿；⑧治不育。

6. 讲解补钙药物。

7. 上海疑难重症会诊，讲解 28 岁肿瘤病案、福州患者病案。

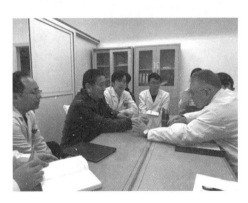

附录图 2

活动小结：本次示教，高惠然主任细致分析了课题立项的重要性和具体实施的艰巨性，金匮肾气丸的立方宗旨和病案。通过本次活动，分析课题的导向工作，布置了具体的工作任务。

三、第三次学术传承示教活动纪要

评议专家：世中联肾病专委、澳大利亚中医药学会名誉顾问、中华中医药学会肾病分会首任主任委员张天教授，《健康报》高级记者李新民，《健康中国》编辑部主任谭承。

参加人员：高惠然、李士旭、白富彬、李玉范、李涛、张文茜、陈岩、童红蕊等。

活动内容：

1. "世界肾脏日"活动工作总结。

2. 详细讲解了《伤寒论》治水十法的条文、病机、脉证和方药方解，深入浅出，临床实用。

3. 高教授讲授灵活运用仲景《伤寒论》汗法治疗慢性肾衰竭的精彩亮点。

4. 复习糖尿病肾病分型。

5. 分享痛风-高尿酸血症治验、慢性肾功能衰竭及多脏衰竭治验。

6. 分享威忍桑柳汤治痛风验案。

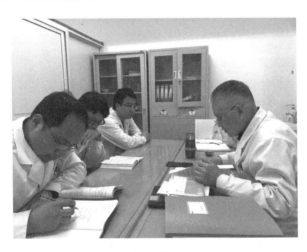

附录图 3

四、第四次学术传承示教活动纪要

评议专家：北京谭承主任，上海葛火普教授，广州杨鹏程主任，南昌王晓教授，成都聂梅芳院长。

参加人员：高惠然、王新、白富彬、张文茜、李玉范、杨蕊、李涛、童红蕊、许兆红、郭晔等。

活动内容：

1. 高主任介绍仲景科研项目。

2. 讲解大柴胡汤、小柴胡汤的临床应用。

3. 讲解《支气管感染性高热验案》一文。

4. 分享临床医案、论文写作的经验。

5. 分享肾功能衰竭患者的验案。

6. 讲解银翘散与大柴胡汤的结合应用。

7. 课题立项分配。

8. 讲解中医急救速效手法、穴位。

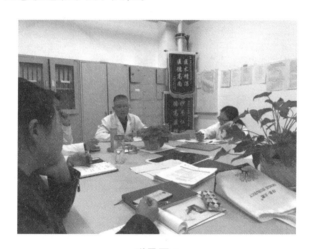

附录图 4

五、第五次学术传承示教活动纪要

评议专家：中华中医药学会肾病分会首任主任委员张天教授，《健康报》高级记者李新民，《健康中国》编辑部主任谭承。

参加人员：高惠然、李士旭、白富彬、陈岩、秦涛、李涛、梁丽果、吴蕾蕾、牛鑫、周峰、杨蕊、王新、江涛、张文茜等。

活动内容：

1. 学习《〈金匮要略〉大黄附子汤与慢性肾功能衰竭的作用机理探讨》。

2. 典型病案讨论

（1）慢性肾功能衰竭患者典型病例：王某、杨某、汤某、王某等。

（2）祁某：长期高尿酸血症、蛋白尿，最后明确诊断为左肾上盏 12.5mm 结石。

（3）史某：长期血尿，MAL↑，多家上级医院疑诊"胡桃夹"、IgA 肾病等，最后明确诊断为肾结石。

3. 上海中医药大学原肾病治疗中心主任张天教授的临床经验及学术思想简介。

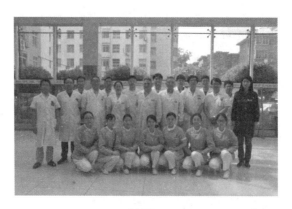

附录图 5

六、第六次学术传承示教活动纪要

评议专家：卞华、李清记、袁兵、王佳伟。

参加人员：高惠然、李士旭、白富彬、陈岩、杨金风、李玉范、李涛、梁丽果、牛鑫、周峰、杨蕊、王新、江涛、马吉元、金志、张玲、张文茜等。

活动内容：

1. 学术讲座《活说大黄——谈仲景用大黄》。

2. 分析慢性肾功能衰竭（CRF）典型病例。

3. 分享狼疮性肾炎验案。

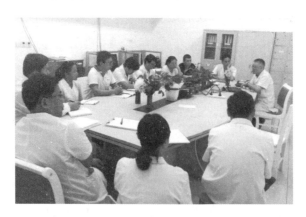

附录图 6

七、第七次学术传承示教活动纪要

评议专家：中华中医药学会肾病分会首任主任委员张天教授，《健康报》高级记者李新民，《健康中国》编辑部主任谭承。

参加人员：高惠然、李士旭、白富彬、陈岩、杨金凤、秦涛、李涛、梁丽果、吴蕾蕾、牛鑫、周峰、杨蕊、王新、江涛、张文茜等。

活动内容：

1. 学习《慢性肾功能衰竭与微量元素学说》。

2. 典型病案讨论

（1）慢性肾功能衰竭患者典型病例疗效分析。

（2）狼疮性肾炎验案。

（3）Alport 综合征等病案讨论。

3. 中华中医药学会肾病分会首任主任委员、上海中医药大学原肾病治疗中心主任张天教授的临床经验及学术思想简介。

4. 《国医国药》简介。

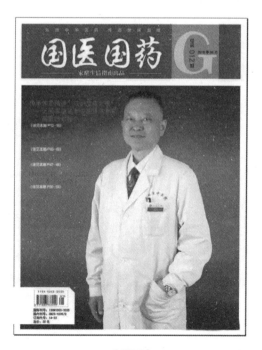

附录图 7

八、第八次学术传承示教活动纪要

评议专家：世中联肾病专委、澳大利亚中医药学会名誉顾问、中华中医药学会肾病分会首任主任委员张天教授，《健康报》高级记者李新民，《健康中国》编辑部主任谭承。

参加人员：高惠然、李林运、李士旭、白富彬、陈岩、王新、李涛、周峰、杨蕊、江涛、张文茜、张二帅、周晓育、唐毛儿、邱梦珍等。

活动内容：

1. 学习《慢性肾功能衰竭与甲壳质学说》。

2. 典型病案讨论

（1）先天性右位心脏合并慢性肾功能衰竭患者典型病例疗效分析。

（2）CRF 验案。

（3）郁证验案。

（4）厥证验案。

（5）肾病综合征低蛋白血症等病案讨论。

3. 讲解六经辨证施治头痛。

4. 讲解中医急症手法"三泉"点穴、针刺疗法（极泉——心绞痛，水泉——肾绞痛，涌泉——脑病、癫狂病，五人进针法）等。

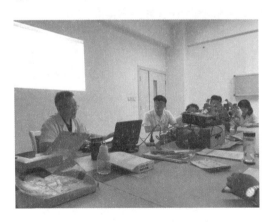

附录图 8

九、第九次学术传承示教活动纪要

评议专家：中华中医药学会肾病分会首任主任委员张天教授，《健康报》高级记者李新民，《健康中国》编辑部主任谭承。

参加人员：高惠然、李林运、李士旭、白富彬、陈岩、杨金风、王新、李涛、周峰、杨蕊、江涛、张文茜、张二帅、周晓育、唐毛儿、邱梦珍、王佳伟、马纪元、张瑞鹏、马正峰、杨军、刘民、闫长岩、陈静静等。

活动内容：

1. 学习《慢性肾功能衰竭与皮肤》。

2. 上海中医药大学（原上海中医学院）附属曙光医院著名消化病专家张羹梅老中医治疗胃脘痛临床经验传承。

3. 分享郁证验案。

4. 分享狼疮性肾炎验案。

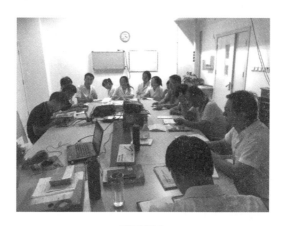

附录图 9

十、第十次学术传承示教活动纪要

评议专家：中华中医药学会肾病分会首任主任委员张天教授，《健康报》高级记者李新民，《健康中国》编辑部主任谭承。

参加人员：高惠然、李林运、李士旭、白富彬、陈岩、杨金风、王新、李涛、秦涛、周峰、杨蕊、江涛、张文茜、闫长岩、张开利、马纪元、张二帅、周晓育、唐毛儿、邱梦珍等。

活动内容：

1. 学习《慢性肾功能衰竭与结肠》。

2. 学习《浅谈张天教授治疗蛋白尿经验》。原文链接：www.drgaohuiran.com/qgmLzygzs/524.html

3. 典型医案点评分析。

4. 医院专题讲座《规范临床带教，做好教学查房》。

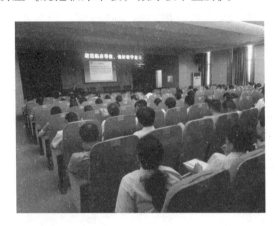

附录图 10

参 考 文 献

［1］王志甫，翟磊，郝毅，等．中医汗法在治疗慢性肾衰中的应用体会［J］．黑龙江中医药，2011，5：30.

［2］高惠然．高惠然老中医无创透析法治疗肾衰竭的临床研究［J］．中医药学报，2011，39（1）：30-34.

［3］焦文娟，蒋小敏．伍炳彩运用甘露消毒丹经验［J］．江西中医药，2011，42（11）：17-18.

［4］陈修园．陈修园医学全书［M］．太原：山西科学技术出版社，2011.

［5］朱良春．朱良春虫类药的应用［M］．北京：人民卫生出版社，2011.

［6］中华中医药学会．糖尿病肾病中医指南［J］．中国中医药现代远程教育，2011，9（4）：151-153.

［7］蔡文，王志甫，翟磊，等．仲景系列方治疗慢性肾衰41例［J］．世界中医药，2012，7（3）：217-218.

［8］王庆国．伤寒论选读［M］．北京：中国中医药出版社，2012.

［9］范永升．金匮要略［M］．北京：中国中医药出版社，2012.

［10］Deepa B, Venkatraman Anuradha C. Effects of linalool on inflammation, matrix accumulation and podocyte loss in kidney of streptozotocin-induced diabetic rats［J］. Toxicol Mech Methods, 2013, 23 (4): 223-234.

［11］张荣欣，姜枫，蔡永敏．《伤寒六经辨证治法》述要［J］．广州中医药大学学报，2014，31（3）：488-490.

［12］陈雁黎．胡希恕伤寒论方证辨证［M］．北京：中国中医药出版社，2015.

［13］谌贻璞．肾内科学［M］．2版．北京：人民卫生出版社，2015.

［14］李冀．方剂学［M］．北京：中国中医药出版社，2016.

［15］张勉之，徐英．张大宁临证医案选［M］．北京：科学出版社，2016.

［16］郑洪新．中医基础理论［M］．北京：中国中医药出版社，2016.

［17］郝万山.郝万山伤寒论讲稿［M］.北京：人民卫生出版社，2017.

［18］黄谨，黄德斌.鬼箭羽药理作用的研究进展［J］.湖北民族学院学报·医学版，2017，34（4）：48-55.

［19］郭晓玲，康丽霞，任美芳，等.黄芪多糖对糖尿病肾病肾小管上皮细胞凋亡、转分化及 ROS 含量的影响研究［J］.中国免疫学杂志，2018，34（3）：388-392.

［20］朱进看，高惠然，张纾难.张仲景方反佐药规律探讨［J］.中医杂志，2018，59（13）：1102-1104.

［21］朱进看，高惠然，张纾难.对《伤寒论》中反佐药应用的探讨［J］.中国中医基础医学杂志，2019，25（1）：96-97.

［22］吴芳，李克明，隆毅，等.丹参治疗糖尿病肾病的网络药理学研究［J］.广州中医药大学学报，2019，36（3）：402-409.

［23］李杨，王凡，贾宁.黄芪甲苷治疗糖尿病及其并发症药理作用研究［J］.黑龙江中医药，2019，43（1）：96-97.